AF568580

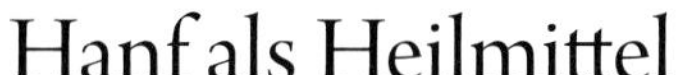

Hanf als Heilmittel

Christian Rätsch

HANF ALS HEILMITTEL

Ethnomedizin, Anwendungen und Rezepte

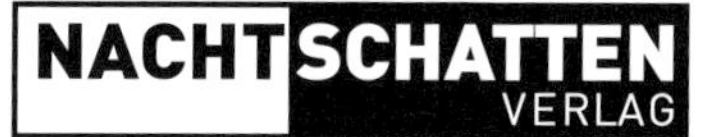

Impressum

Verlegt durch:

NACHTSCHATTEN VERLAG AG
Kronengasse 11
CH - 4500 Solothurn
Tel: 0041 32 621 89 49
Fax: 0041 32 621 89 47
info@nachtschatten.ch
www.nachtschatten.ch

2. Auflage 2018

Dieses Buch wurde zuerst 1992 unter dem Titel *Hanf als Heilmittel – Eine ethnomedizinische Bestandsaufnahme als Grüner Zweig 154* in der Jointventure-Zusammenarbeit der Medien-Xperimente (Löhrbach) und des Nachtschatten Verlages veröffentlicht. Die vorliegende Ausgabe basiert auf einer gründlich revidierten und erweiterten Ausgabe des AT-Verlages von 1998 und wurde um zwei neue Vorwörter und eine aktualisierte Bibliografie ergänzt.

Umschlaggestaltung und Ergänzungen im Inhalt: Sven Sannwald, CH - Lüterkofen
Satz der Ausgabe von 1998: AZ Grafische Betriebe AG, CH - Aarau

Druck: Druckerei & Verlag Steinmeier, D - Deiningen
Printed in Germany

ISBN 978-3-03788-390-7

Wichtiger Hinweis:
Weder Verlag noch Autor übernehmen jedwede Verantwortung für den unsachgemässen Gebrauch von Heilmitteln, die im vorliegenden Buch beschrieben sind.

Inhaltsverzeichnis

»Nicht zu vergessen:
Je höher wir uns erheben,
um so kleiner erscheinen wir denen,
welche nicht fliegen können.«

FRIEDRICH NIETZSCHE
Morgenröte (V, 574)

Wake up to find out that you are
the eyes of the world!
»Wacht auf und begreift, dass ihr
die Augen der Welt seid!«

ROBERT HUNTER/GRATEFUL DEAD
Eyes of the World

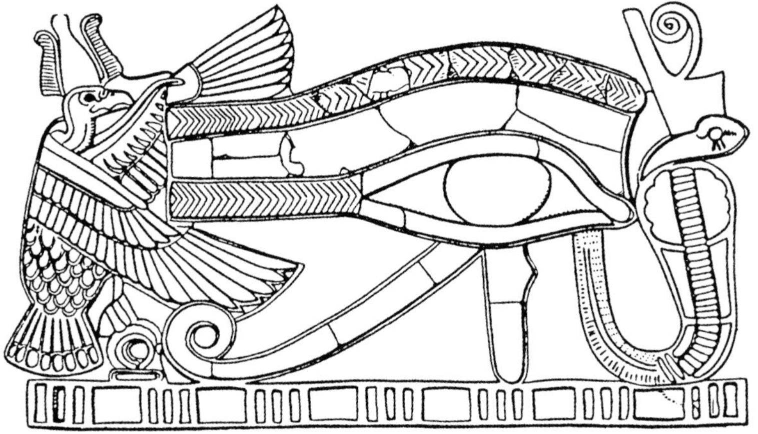

Vorwort

von Dr. med. Franjo Grotenhermen

Wir leben in einer Zeit des Aufbruchs. Immer mehr Menschen, Gesellschaften und Länder sagen Ja zu Cannabis als Medizin. Da beginnt etwas Neues. Wir spüren das weltweit und sehr stark auch in den deutschsprachigen Ländern. Es gibt eine Bereitschaft zum Wandel, ein Interesse am Thema, einen Wissensdurst, der sich in Kongressen, Veranstaltungen, einem vermehrten Zugriff auf Internetseiten und einer Nachfrage nach guten Texten und fundierter Literatur zum Thema äußert.

Dr. Christian Rätsch lässt uns mit diesem Buch an den Schätzen, die er in der Geschichte der Kulturen zur heilsamen Verwendung des Hanfes zutage gefördert hat, teilhaben. Er zeigt, dass es auch in der Vergangenheit immer wieder Veränderungen, Wandlungen und Neuanfänge gegeben hat. Wenn wir heute nur 200 Jahre zurückblicken, so sehen wir einen zarten Beginn der medizinischen Nutzung des indischen Hanfes in der westlichen Medizin Europas und Nordamerikas, die etwa 50 Jahre lang aufblühte, um dann weitere 50 Jahre später ihren vorläufigen Niedergang zu finden. Wenn wir nur 50 Jahre zurückblicken, dann sehen wir einen erneuten Anfang mit der Identifizierung und Synthese des wichtigsten psychotropen Inhaltsstoffs der Cannabispflanze, dem Delta-9-Tetrahydrocannabinol, kurz THC genannt. Was zunächst mit dem naturwissenschaftlichen und medizinischen Interesse an der Wirkung einer Pflanze und ihrer Bestandteile auf Mensch und Tier begann, mündete schließlich vor 30 Jahren in die Entdeckung der Funktionsweise eines körpereigenen Cannabinoidsystems mit seinen Endocannabinoiden und Bindungsstellen für Cannabinoide auf und in den Zellen nahezu aller Organe und Gewebe des menschlichen Organismus. Wir beginnen, die umfassende Bedeutung dieses ungewöhnlichen Neurotransmittersystems für unsere Gesundheit und eine Vielzahl von Erkrankungen zu verstehen. Es wird deutlich, warum Cannabinoide so einzigartig in ihrer Vielfalt der Wirkungen sind.

Christian Rätsch erlaubt uns den Blick in eine Jahrhunderte und Jahrtausende alte Verwendung der Hanfpflanze auf allen Kontinenten. Dabei waren die Menschen häufig gleichermaßen von den psychischen und physischen Wirkungen fasziniert und wussten diese für Heilungszwecke für Körper und Geist zu nutzen.

Es gibt kein dem THC vergleichbares Molekül, das ein so breites Wirkungs-spektrum aufweist und bei so vielen unterschiedlichen Erkrankungen von Nutzen sein kann, von Schmerzen unterschiedlicher Ursachen bis zu chronisch-entzündlichen Erkrankungen, von psychiatrischen Erkrankungen wie Depressionen und Angststörungen bis zu Appetitlosigkeit und Übelkeit unterschiedlicher Genese, von neurologischen Erkrankungen wie Epilepsie und Muskelspasmen bei multipler Sklerose bis zu Hauterkrankungen, Asthma und Glaukom, um nur einige der wichtigsten zu nennen. Seit einigen Jahren tritt ein weiteres Cannabinoid in den Fokus des Interesses, das Cannabidiol (CBD), mit seinen angstlösenden, antipsychotischen, antiepileptischen, krebshemmenden, entzündungshemmenden und weiteren, in der Erforschung befindlichen Eigenschaften.

»Wir haben Grund zu der Annahme, dass Hanf die Milch der Götter an der Wiege der Zivilisation war – Nahrung, Medizin und prophetische Pflanze; eine Pflanze, die sowohl Fasern für Stoffe und Papier lieferte wie auch den Zauberstab für schamanistische Heilungen und Harz zum Verschließen der Wunden; die Kummer dauerhaft vertreibt, Asthmakrämpfe lindert und als Beruhigungsmittel dient.«

William Emboden
(Aus dem Vorwort der 1. Auflage)

Wieso verschwand diese Pflanze mit solch erstaunlichen Wirkungen vor 100 Jahren aus dem medizinischen Repertoire? Dies beruht vermutlich im Wesentlichen auf der Tatsache, dass zu dieser Zeit die chemische Struktur der aktiven Inhaltsstoffe der Cannabispflanze nicht identifiziert werden konnten, sodass es nicht möglich war, standardisierte Zubereitungen herzustellen.

Es ist nicht schwer, sich die völlig anders verlaufende medizinische Geschichte von Cannabis und Cannabinoiden vorzustellen, wenn die chemische Struktur von THC nicht erst 1964, sondern 50 oder 100 Jahre früher ermittelt worden wäre. Der Rückgang in der Verwendung medizinischer Cannabiszubereitungen wäre sicherlich ausgeblieben, wenn ihre Standardisierung früher gelungen wäre, so wie dies für andere therapeutisch nutzbare Inhaltsstoffe von Pflanzen der Fall ist, die im 19. Jahrhundert charakterisiert werden konnten und seit dieser Zeit zur pharmakologischen Ausrüstung gehören, wie beispielsweise Morphium und andere Opiate sowie Salizylsäure und ihr synthetischer Abkömmling Acetylsalizylsäure (besser bekannt als ASS oder Aspirin).

In den vergangenen Jahrzehnten behandelten die Gesundheitsbehörden in den meisten Ländern Cannabis und einzelne Cannabinoide zunächst wie neu entdeckte Medikamente, ohne ihre lange Geschichte der therapeutischen Verwendung zu berücksichtigen. Daher müssen Cannabiszubereitungen, die von pharmazeutischen Unternehmen entwickelt werden, strenge und teure Zulassungsverfahren durchlaufen, so wie dies für völlig neue Moleküle aus den Labors der Hersteller verlangt wird. Gegenwärtig sind Gesellschaften und Staaten daher mit einer Situation konfrontiert, die als ein „Cannabisdilemma“ bezeichnet werden kann.

Auf der einen Seite profitieren Patienten, die an vielen unterschiedlichen Erkrankungen leiden, nach ihren eigenen Erfahrungen und denen ihrer behandelnden Ärzte häufig in beeindruckender Weise von Cannabis-basierten Medikamenten. Andererseits gibt es nur für wenige dieser Indikationen einen zuverlässigen Wirksamkeitsnachweis auf der Basis kontrollierter klinischer Studien.

Heute suchen Ärzte und Gesetzgeber in verschiedenen Ländern nach einem sinnvollen Umgang mit diesem Dilemma. Es gibt ein zunehmendes Bewusstsein dafür, dass schwer kranken Menschen eine wirksame Therapie mit Cannabisprodukten nicht vorenthalten werden darf, auch wenn diese nicht arzneimittelrechtlich zugelassen sind, oder wenn für entsprechende Einsatzgebiete keine für eine Zulassung ausreichenden Daten vorliegen.

Es besteht die Hoffnung, dass sich in unserer modernen westlichen Kultur, die in den vergangenen Jahrzehnten unserem Planeten einen nicht immer heilsamen, einen oft barbarischen Stempel aufgedrückt hat, eine Humanität durchsetzt, die in früheren und anderen Kulturen Kranken ganz selbstverständlich den Zugang zum Hanf und anderen Heilpflanzen ermöglicht und ermöglicht hat.

Rüthen, im März 2016
Franjo Grotenhermen

Aktualisiertes Vorwort zur Neuauflage 2016

Ich kann es kaum glauben, dass ich noch im April des Jahres 2016 so eine skandalöse Notiz im Hamburger Abendblatt lese:
»Joints gegen Arthroseschmerz
Der Hamburger Ralf C. hatte 3,4 Kilo Marihuana zu Hause aus eigenem Hanf. Nur mit Joints habe er die Arthroseschmerzen ertragen. Deswegen ist er seit Jahren arbeitsunfähig. Das Gericht verurteilte ihn trotzdem zu zehn Monaten Haft auf Bewährung.«

»Es ist eine verwünschte Sache mit dem ›Gedankenfassen‹, ... man glaubt, man bringt sie mit dem Gehirn hervor, aber in Wirklichkeit machen sie mit dem Gehirn, was sie wollen und sind selbständiger als irgendein Lebewesen.«

GUSTAV MEYRINK
Das grüne Gesicht (1916)

In was für einer Welt leben wir eigentlich? - Der Staat kriminalisiert Patienten, die sich eines ihnen bekömmlichen und zuträglichen Heilmittels bedienen. Es heißt, wir leben in einer Demokratie, und die Würde des Menschen sei unantastbar. Wo aber bleibt die Würde, wenn es um Heilmittel geht? Jeder, der Hanf als Heilmittel verwendet, tut dies, um seine Würde zu behalten. Denn zur Würde des Menschen gehört in erster Linie der freie Zugang zu wirksamen Medikamenten. Es ist völlig absurd, dass Richter entscheiden dürfen, welches Heilmittel für wen legal ist.

Als ich 1992 die erste Fassung dieses Buches publizierte, war ich felsenfest davon überzeugt, dass schon wenige Jahre später Hanfpräparate frei verkäuflich wären. Dass der Hanf längst jeden legalen Status zurückerhalten hätte. Natürlich hatte ich auch gehofft, dass mein ethnomedizinisches Buch über Hanf als Heilmittel gute Argumente für die dringende Legalisierung liefern würde. Fehl gedacht! Darum bin ich froh, dass es jetzt in neuer Auflage wieder erhältlich ist und ihm eine Stimme in den Debatten, zu denen Franjo Grotenhermen soviel beiträgt, zukommt. Denn Hanf als Heilmittel zeigt die interkulturelle ethnomedizinische Bedeutung dieser vielseitigen Heilpflanze auf. In jedem Winkel der Welt, in den der Hanf sich verbreitet hatte, wurde er von Menschen seit langem erfolgreich in der Volksmedizin, im Schamanismus, im Ayurveda usw. angewendet. Viele Indianer, auf deren Kontinent der Hanf erst mit dem »weißen Mann« erschien, sagten mir: »Das einzig Gute, was uns die Weißen brachten, war der Hanf.«

Ich möchte mich ganz herzlich bei meinem Freund und Verleger Roger Liggenstorfer bedanken, dass er auf eine Neuauflage meines vergriffenen Buches gedrungen und sie verwirklicht hat. - Bom Shankar!

Christian Rätsch
im April 2016

Einleitung

»Der wahre Wissenschaftler hört auf die Intelligenz der Natur und sieht die Natur der Sache.«

ANTHONY G. E. BLAKE
Intelligenz Jetzt!
(1990)

Die Grundvoraussetzung für eine wissenschaftliche Betrachtung ist die Überwindung von Vorurteilen und ideologisch gebundenen Paradigmen. Der Wissenschaftler muss immer ein offenes Auge bewahren, Neuem gegenüber aufgeschlossen sein und den Mut haben, alte Überzeugungen abzustreifen. Glaubt man, der Hanf sei ein furchtbares »Rauschgift«, das den Genießer »süchtig« und asozial macht, wird man kaum zu einem vertieften Verständnis der Rolle dieser ungewöhnlichen Pflanze gelangen.

Wenn man mit offenen Augen durch die Welt reist, kann man einfach nicht den Blick vor der überwältigenden Fülle medizinischer Anwendungen der Hanfprodukte verschließen. Wenn man die Medizingeschichte aufmerksam studiert, muss man zwangsläufig erkennen, dass es kaum eine andere Heilpflanze gibt, die eine solche Verbreitung und konstante Anwendung in den unterschiedlichsten medizinischen Systemen und Lehren hat.

Der Tatbestand: Seit über sechstausend Jahren wird der Hanf überall dort, wo er in der Gefolgschaft des Menschen hingelangte, als Heilmittel benutzt. Dieser Tatbestand wird hier dargestellt, ganz im Sinne einer ethnomedizinischen Bestandsaufnahme. Dieses Buch ist keine politische Kampfschrift, sondern eine kulturvergleichende Betrachtung. Die ethnomedizinischen Fakten sprechen für sich selbst.

Der Büffel unter den Pflanzen

Der Hanf hat unter den Pflanzen eine ähnliche kulturelle Bedeutung wie der Büffel bei den nordamerikanischen Indianern. Die Indianerkulturen der großen Plains und Prärien begründeten ihre Kultur alleine auf dem Büffel (*Bison bison*). Der Büffel oder amerikanische Bison lieferte den Indianern alles, was sie zum Leben brauchten. Alle Teile des Büffels wurden kulturell genutzt. Fleisch, Fett und Blut dienten der Ernährung, aus Knochen und Sehnen wurden Werkzeuge, Schmuck und Werkmaterialien geschaffen, die Häute und Felle wurden zu Kleidung verarbeitet, Hörner und Schädel wurden als Ritualobjekte verehrt oder als schamanische Tanzmasken getragen, aus den Eingeweiden wurden nützliche Küchengeräte (Blasen zum Wasserholen usw.) gearbeitet, die Hoden wurden als Aphrodisiaka zubereitet (*Rocky Mountain Oysters*), aus den Hufen und Zähnen wurden Musikinstrumente hergestellt. Jeder Teil des Büffels hatte eine besondere Verwertung. Diese vielseitige Totalverwertung eines Tieres ist einzigartig in der Kulturgeschichte der Menschheit. Der Büffel war zugleich Nahrung, Rohstofflieferant und spirituelles Zentrum der indianischen Religion (DARY 1990, MCHUGH 1979).

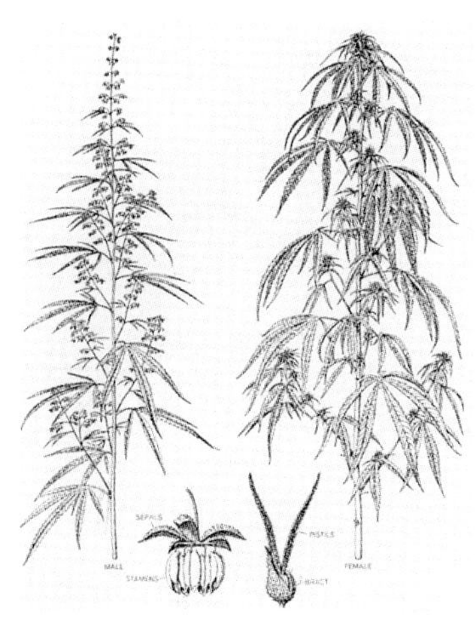

Botanische Darstellung der zweihäusigen Hanfpflanze (*Cannabis sativa*). Links die blühende männliche Pflanze, rechts die weibliche Pflanze in Blüte. (Illustration, 19. Jh.)

Ähnlich wie der Büffel ist der Hanf eine Pflanze mit vielseitiger Verwertung. Die Samen dienen als Nahrung für Mensch und Tier (Vogelhanf) und liefern vielfach verwendbares Öl, die weiblichen Blüten bilden das begehrte berauschende Harz und werden als Medizin und Aphrodisiakum genutzt. Aus den Blättern werden Pasten und Getränke gewonnen, die Stengel liefern dauerhafte stabile Fasern zur Herstellung von Seilen, Netzen, Papier, Kleidung, die Wurzeln sind medizinisch brauchbar. Aus den Blättern werden Pasten und Getränke zubereitet. Aus den Stengeln werden schamanische Ritualgegenstände (Zauberstäbe) geschnitten, Hanffasern dienen als Amulette, rituell hergestellte Hanfstricke werden als magische Schutzmittel genutzt.

Zudem ist der Hanf eine genügsame Pflanze, die den Boden nicht auslaugt, sondern auch für andere Pflanzen begünstigt (Herer 1990*[1]). Die multiple Nutzung des Hanfs als Nahrung, Rohstofflieferant, Medizin, Genussmittel und spirituelles Rauschmittel ist für viele frühe Kulturen belegt. Der Hanf wurde in dieser Weise z.B. von den alten Chinesen, den alten Indern und Germanen benutzt (Bennett et al. 1995*). Überall, wo der Hanf wächst, wird er trotz Verbot bis heute vielseitig genutzt (Behr 1995*, Haag 1995*). In manchen Gegenden überwiegt der Gebrauch als Rauschmittel, in anderen die Nutzung der Fasern. Einen medizinischen Gebrauch der Pflanze trifft man praktisch weltweit an. In den letzten Jahren wird der Hanf zunehmend als ökologisch günstige Nutzpflanze angebaut (Conrad 1993*, Herer und Bröckers 1993*, Hesch et al. 1996*, nova-Institut 1995, Robinson 1996*, Sagunski et al. 1996*, Waskow 1995*).

Botanik und Taxonomie

Die botanische und taxonomische Geschichte der Hanfpflanze ist ähnlich verwirrend wie die rechtliche Lage. Wurden von den arabischen Ärzten, den »Vätern der Botanik« und den Begründern der modernen binominalen Taxonomie verschiedene Hanfarten erkannt, so hat sich in der modernen Botanik bis in jüngste Zeit hinein die Auffassung gehalten, es gebe lediglich eine Art des Hanfes (*Cannabis sativa* L.), wohl aber lokale Variationen (Small 1978). Oft wird zwischen dem Faserhanf oder Nutzhanf und dem Indischen Hanf unterschieden. Meist heißt es, dass nur der Indische Hanf berauschend wirke. Daraus wurden auch juristische Konsequenzen abgeleitet. Der Anbau des wirkstofflosen, dh. THC-freien oder THC-armen Faserhanfes wurde erlaubt, der des »rauschgifthaltigen« indischen Hanfs verboten und strafrechtlich verfolgt (Emboden 1974b*, 1981a* und 1996*).

Im Laufe der botanischen Geschichte wurden folgende Namen für Arten oder Variäteten der Hanfpflanze publiziert:

Cannabis sativa Linné 1737
Cannabis lupulus Scopoli 1772
Cannabis indica Lamarck 1783
Cannabis foetens Gilibert 1792
Cannabis erratica Sievers ex Pallas 1796
Cannabis macrosperma Stokes 1812
Cannabis generalis Krause 1905
Cannabis americana Houghton et Hamilton 1908
Cannabis gigantea Crevost 1917
Cannabis ruderalis Janischewsky 1924
Cannabis pedemontana Camp 1936
Cannabis × intersita Sojak 1960

Nach den neueren Untersuchungen und Feldforschungen der führenden botanischen Autoritäten Richard E. Schultes und William Emboden sind nur drei Taxa valide (Schultes et al. 1975: 34*, Emboden 1974a*, 1981a*; vgl. Stearn 1975); somit hat der Hanf drei Arten:

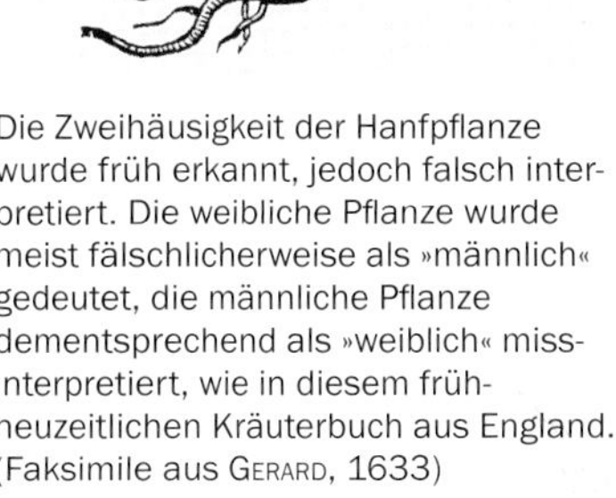

Die Zweihäusigkeit der Hanfpflanze wurde früh erkannt, jedoch falsch interpretiert. Die weibliche Pflanze wurde meist fälschlicherweise als »männlich« gedeutet, die männliche Pflanze dementsprechend als »weiblich« missinterpretiert, wie in diesem frühneuzeitlichen Kräuterbuch aus England. (Faksimile aus Gerard, 1633)

1 Die mit* gekennzeichneten Literaturangaben finden sich in der Allgemeinen Hanfbibliographie am Ende des Buches.

»Ein Narr sieht nicht denselben Baum, den ein Weiser sieht.«

William Blake
Die Hochzeit von Himmel und Hölle
(ca. 1791)

1. *Cannabis sativa* Linné 1737 – Nutzhanf

Synonyme:
Cannabis americana Houghton
Cannabis chinensis Delile
Cannabis culta Mansfield
Cannabis erratica Sievers
Cannabis generalis Kraus
Cannabis gigantea Crevost
Cannabis intersita Sojak
Cannabis lupulus Scopoli
Cannabis macrosperma Stokes
Cannabis pedemontana Camp
Cannabis sativa monoica Holuby
Cannabis sativa spp. *culta* Sereb. ex Sereb. et Sizov

Die Pflanzen wachsen sehr hoch (bis 4 m), haben einen dicken, faserhaltigen Stengel, sind wenig verzweigt und haben ein lockeres Laubwerk. Der Gehalt an psychoaktiven Wirkstoffen ist eher gering, manchmal kaum vorhanden.

Nach Clarke (1997: 201f.*) lässt sich diese Art in folgende Unterarten und Varietäten aufteilen (wobei es sicherlich keine gute Idee ist, einmal eine spp. *indica*, ein andernmal eine var. *indica* gegenüberzustellen):
Cannabis sativa var. *sativa* (der gewöhnliche angebaute Nutzhanf)
Cannabis sativa var. *spontanea* (hat kleinere Samen, kommt wild vor)
Cannabis sativa spp. *indica* (sehr reich an Cannabinoiden)
Cannabis sativa var. *indica* (sehr kleine Früchte, kleiner als 3,8 mm)
Cannabis sativa var. *kafiristanica* (kurze Früchte)

Daneben wird noch eine Einteilung in vier Phenotypen (Chemotypen) vorgenommen (vgl. Clarke 1997: 203*), die sich jedoch meiner Meinung nach nicht aufrechterhalten lässt, da es innerhalb einer Population bereits zu starken Schwankungen im Cannabinoidgehalt kommen kann (Hemphill et al. 1978, Latta und Eaton 1975). Für Afrika sind zwei Chemotypen beschrieben worden (Boucher et al. 1977).

2. *Cannabis indica* Lamarck 1783 – Indischer Hanf

Synonyme:
Cannabis foetens Gilibert
Cannabis macrosperma Stokes
Cannabis orientalis Lamarck
Cannabis sativa α-*kif* DC.
Cannabis sativa var. *indica* Lam.
Cannabis sativa ssp. *indica* (Lam.) E. Small et Cronq.

Die Pflanzen sind klein (bis 1,2 m) und sehr buschig, haben einen faserarmen Stengel, sind stark verzweigt und haben ein dichtes Laubwerk. Der Gehalt an psychoaktiven Wirkstoffen ist sehr hoch (vgl. Edes 1893*).

Der wilde oder verwilderte Indische Hanf wird manchmal als *Cannabis indica* Lam. var. *spontanea* Vavilov bezeichnet (Schmidt 1992: 641*).

3. *Cannabis ruderalis* Janischewsky 1924 – Ruderalhanf

Synonyme:

Cannabis intersita Sojak

Cannabis sativa L. ssp. *spontanea* Serebr. ex Serebr. et Sizov

Cannabis sativa L. var. *ruderalis* (Jan.)

Cannabis sativa L. var. *spontanea* Mansfield

Cannabis spontanea Mansfield

Die Pflanzen sind sehr klein (60 cm), haben einen dünnen, leicht faserigen Stengel, sind fast gar nicht verzweigt und haben nur ein lockeres Laubwerk mit verhältnismäßig großen Blättern. Der Wirkstoffgehalt ist weder gering noch hoch (vgl. Beutler und Der Marderosian 1978).

Schultes et al. (1975: 34*) erkennen auch die Kreuzung *Cannabis* × *intersita* Sojak 1960 zwischen *Cannabis sativa* und *Cannabis ruderalis* an.

Alle Hanfarten sind zweihäusig, d.h., sie bilden männliche und weibliche Pflanzen aus. Die männlichen Pflanzen sind in der Regel kleiner und weniger verzweigt als die weiblichen. Es kommt aber auch zu Zwitterbildung. Kulturell sind die weiblichen Pflanzen weitaus wichtiger. Sie bilden stärkere Fasern und mehr psychoaktive Wirkstoffe sowie die nährstoffreichen Samen aus.

Alle Hanfarten oder -variäteten sind sehr variabel und lassen sich kreuzen (vgl. Anderson 1980, Meijer 1994, Small et al. 1975, Van der Werf 1994). Durch Zuchtauswahl läßt sich der Wirkstoffgehalt generell stark erhöhen (Starks 1981*, Wolke 1995*).[2]

Ursprünglich platzierte man den Hanf in die Familie *Urticaceae* (Nesselartige). Der Hanf gehört aber nach neueren botanischen Erkenntnissen in die Familie der *Cannabaceae* (Hanfartige) [= *Cannabinaceae*, auch: *Cannabiaceae*, *Cannabidaceae*], eine Unterabteilung der *Moraceae* (Maulbeergewächse). Der nächste Verwandte des Hanfs ist der Hopfen *Humulus lupulus* L., der ebenfalls in die Familie *Cannabaceae* gehört. Weitere Verwandte sind bisher nicht beschrieben worden (Schultes et al. 1975*).

Der Hanf stammt vermutlich aus Zentralasien. Von dort hat er sich durch menschliches Zutun weltweit verbreitet. Möglicherweise haben sich die drei Arten durch Zucht und menschliche Selektion entwickelt (Abel 1980*, Merlin 1972*). In der Geschichte der Hanfpflanze unterscheiden Schultes et al. (1975*) drei Phasen: Die Wildform, die Kulturform und die verwilderte Form. In den Gebieten, wo unkultivierte Hanfpflanzen auftreten, z.B. in Afghanistan, Nepal, Nordchina und am Kaspischen Meer, lässt sich nicht entscheiden, ob es sich um echte Wildformen oder verwilderte Nachkommen ehemals kultivierter Pflanzen handelt. Heutzutage werden in vielen Labors und Gärtnereien der Welt Hanfpflanzen gezüchtet, die entweder wirkstofffrei sind (so in Japan) oder extrem harzhaltig und dafür samenlos (so in Holland und Kalifornien). Die samenlosen, THC-reichen Züchtungen werden meist *Sinsemilla* genannt und gelten als »Königin des Cannabis« (Mountain Girl 1995*).

Aufgrund der chaotischen taxonomischen Geschichte der Hanfpflanze können im vorliegenden Buch bei der Darstellung des Hanfs in den verschiedenen Medizinsystemen oft keine genauen Speziesangaben gemacht werden. Wenn es

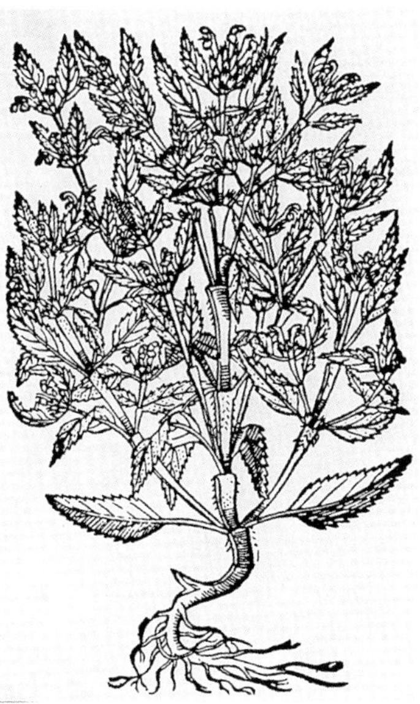

Der Wasserhanf (*Eupatorium cannabinum* L.), auch Weißes Hanfkraut, Wasserdost oder Kunigundenkraut genannt, wurde früher als wilder Verwandter des echten Hanfes angesehen. Diese Pflanze hat allerdings keine cannabisähnlichen Wirkungen. (Holzschnitt aus Tabernaemontanus)

2 Es gibt eine reiche Literatur zu den Anbaumethoden von allen Hanfarten, -sorten und Kreuzungen: Anonym 1981, Behrens 1996, Bòcsa und Karus 1997, Clarke 1997*, Coffman und Gentner 1979, Frank und Rosenthal 1980, Hai 1981*, Marquart 1919, Mountain Girl 1995*, Rosenthal 1990*, Sagunski et al. 1996*, Starks 1981*, Stevens 1980, Waskow 1995*. Für die Indoor-Zucht gibt es besondere Verfahren der Hydrokultur (de Jardin 1997, Storm 1994). Der illegale Anbau ist sehr amüsant in einem Roman von Coraghessan Boyle beschrieben (1990*).

eindeutige Belege für die botanische Spezifizierung gibt, so werden diese angeführt. Andernfalls bleibt es zukünftiger Forschung überlassen, die tatsächlich genutzten Spezies zu bestimmen.

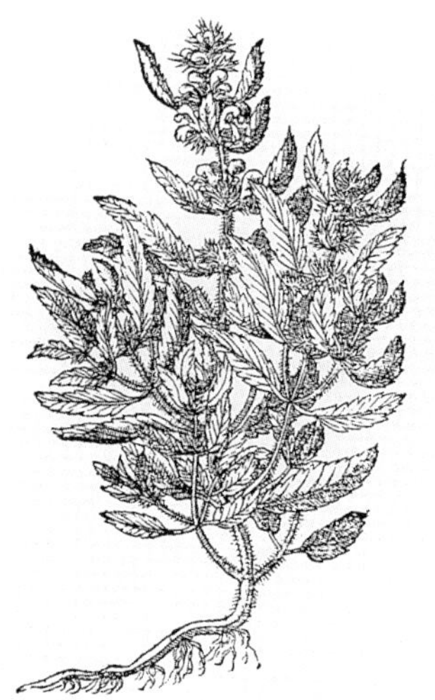

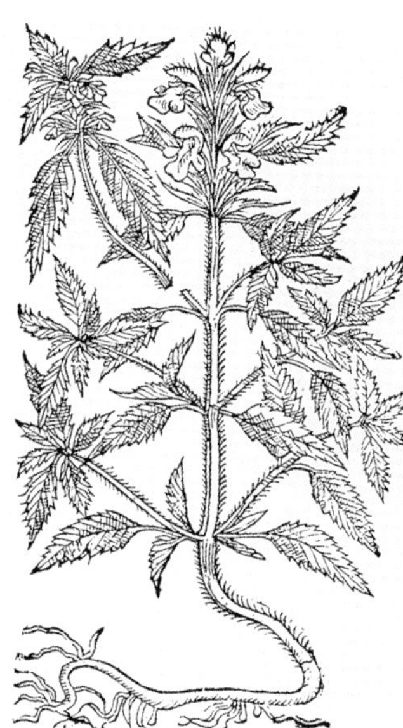

In der frühen Neuzeit wurden verschiedene Pflanzen als »Wilder Hanf« bezeichnet. Diese Pflanzen sind weder botanisch noch pharmakologisch mit dem echten Hanf *(Cannabis)* vergleichbar.
(Holzschnitt aus GERARD, 1633)

Chemie und Pharmakologie

Die Chemie von *Cannabis* ist sehr komplex, aber recht gut aufgeklärt worden (LEHMANN 1995). Die Hanfpflanze bildet in unterschiedlichem Maße mit unterschiedlicher Wirkstoffkonzentration ein Harz aus, das besonders an den weiblichen Blütenständen ausgeschieden wird, aber auch in allen anderen Pflanzenteilen, außer den Samen und Wurzeln, unterschiedlich verteilt vorkommt. Die chemische Zusammensetzung des Harzes ist inzwischen sehr gut bekannt.

Das reine Harz (Haschisch) enthält vier Hauptkomponenten, die Cannabinoide Δ^1-Tetrahydrocannabinol (THC) mit drei Varianten, von denen zwei erst bei der Lagerung des Harzes als Artefakt entstehen, das Cannabidiol (CBD) und das Cannabinol (CBN).[3] Diese Stoffe sind für die psychoaktive Wirkung des Hanfes verantwortlich (MURPHY und BARTKE 1992).[4] Es sind noch die Strukturen weiterer ca. 60 Cannabinoide mit schwacher oder keiner psychoaktiven Wirkung aufgeklärt worden (BRENNEISEN 1986, CLARKE 1981*, HOLLISTER 1986*, MECHOULAM 1970*, SCHMIDT 1992*). Zudem kommen im Harz noch eine Reihe von ätherischen Ölen (Caryophyllen, Humulen, Farnesen, Selinen, Phellandren, Limonen), verschiedene Zucker, Flavonoide, Alkaloide (Cholin, Trigonellin, Piperidin, Betain, Prolin, Neurin, Hordenin, Cannabisativin) sowie Chlorophyll vor, die für die psychoaktive Wirkung der Droge bedeutungslos sind (BINDER 1981*, BRENNEISEN 1996, HAI 1981: 13*).

Die Struktur, pharmakologische Bedeutung und die Struktur-Wirkungs-Beziehungen des THC wurden von Raphael Mechoulam und dessen Team aufgedeckt. Sie fanden ebenso den Syntheseweg des THC (MECHOULAM 1973*; vgl. COMPTON et al. 1993).

Der THC-Gehalt ist in verschiedenen Hanfpflanzen, -sorten und -züchtungen extrem variabel. Er kann bei einigen Pflanzen gleich Null sein, bei anderen bis zu 25% des Harzes ausmachen (HEMPHILL et al. 1978, LATTA und EATON 1975, STARKS 1981*). Zudem können die verschiedenen Darreichungsformen und Zubereitungen die Wirkstoffkonzentration erheblich beeinflussen (SEGELMAN et al. 1975*). Die Cannabinoide bauen sich nur langsam bei der Lagerung ab. Selbst bei langer Lagerung oxydiert das THC nur sehr langsam zu dem viel weniger aktiven CBN, wie Untersuchungen an alten Materialien gezeigt haben (HARVEY 1990).

Die psychoaktiv wirksame THC-Dosis liegt bei 4 bis 8 mg. »Auf die psychotrope Dosis bezogen, ist die Toxizität von THC sehr niedrig. Die akute Lethaldosis bei oraler Verabreichung liegt bei der Ratte bei 600 mg/kg, ist also etwa 6000fach höher als die am Menschen wirksame Dosis« (LAATSCH 1989: 42*). Allerdings ist kein einziger Todesfall des Menschen durch Hanfüberdosierung bekannt geworden (SCHMIDT 1992: 650f.*). Laut juristischen Gutachten und richterlichem Beschluss gibt es »keine lethale Dosis für Haschisch« (NESKOVIC zit. in RIPPCHEN 1992: 16*). Hanfprodukte gelten nach dem neuesten wissenschaftlichen Forschungsstand als die harmlosesten bekannten Rauschmittel (ebd.).

3 THC bzw. Metabolite wurden in ägyptischen Mumien aufgefunden (BALABANOVA et al. 1992*).
4 Nur *trans*-THC ist psychoaktiv, nicht aber das Isomer *cis*-THC (SMITH und KEMPFERT 1977).

Das THC bewirkt in der Dosis von 4 bis 8 mg (entspricht etwa einem Joint mit 0,5 g Haschisch oder 1 g Marijuana) einen »etwa drei Stunden dauernden Rauschzustand, der durch ein Gefühl von Losgelöstheit charakterisiert ist, das eine meditative Versenkung oder eine Hingabe an sensorische Stimuli erlaubt. Der Zustand ist im Allgemeinen frei von optischen und akustischen Halluzinationen, die beim Vier- bis Fünffachen dieser Dosis auftreten können. Subjektiv gesteigert wird die Gefühlsintensität beim Hören von Musik, beim Betrachten von Bildern, bei Essen und Trinken und bei sexueller Aktivität.« (BINDER 1981: 120*)

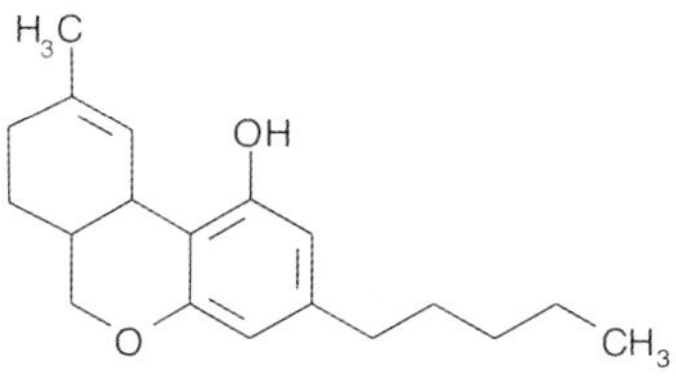

Das THC wird im Blut in das aktive Metabolit 11-Hydroxy-Δ^9-THC umgewandelt. Dieser Stoff wird nach ca. 30 Minuten vom Fettgeweben aufgenommen und danach wieder ins Blut gegeben, metabolisiert und ausgeschieden. Nach kurzer Zeit (nur wenige Tage!) ist die Substanz völlig ausgeschieden. Bei chronischem Gebrauch lagert sich das 11-Hydroxy-THC im Fettgewebe und in der Leber an und kann über längere Zeit nachgewiesen werden (Urintest! Vgl. RIPPCHEN 1996*).

Das THC hat eine strukturelle Ähnlichkeit mit dem endogenen Neurotransmitter Anandamid (von Sanskrit *ananda*, »Glückseligkeit«).[5] THC und Anandamid besetzen dieselben Rezeptoren im Nervensystem (DEVANE et al. 1988, PERTWEE 1995).[6] Anandamid ist anscheinend der Botenstoff wohliger und euphorischer Gefühle (DEVANE et al. 1992, DEVANE und AXELROD 1994, GROTENHERMEN 1996*, KRUSZKA und GROSS 1994, MESTEL 1993*). Normalerweise binden sich die körpereigenen Neurotransmitter, die Anandamide, an diese Rezeptoren. Wenn der Körper nicht genug Anandamide produziert, kann es zu Nervenkrankheiten kommen. Solche Krankheiten (wie Multiple Sklerose) können vermutlich bei Anandamidmangel erfolgreich mit THC therapiert werden (MECHOULAM et al. 1994).

Als wichtigste medizinische Wirkung gilt die »eigenständige analgetische Wirksamkeit von THC« (GESCHWINDE 1990: 33*). Zudem bewirkt THC eine Senkung des Augeninnendruckes und ist deshalb bei der Behandlung des Glaukom von herausragender Bedeutung (ROFFMAN 1982*).

Das synthetische THC ist besser unter dem Namen Marinol bekannt. 20 bis 45 mg Marinol ergeben nur ein ca. 1- bis 1½-stündiges *high*. Viele US-amerikanische Patienten, die Marinol einnehmen, beklagen sich, dass das Medikament im Vergleich zum gerauchten oder gegessenen Marijuana wirkungslos sei oder anders, irgendwie unangenehm wirke (mündliche Mitteilung Jack Herer).

Die wichtigsten Hanfwirkstoffe

Das Harz des Hanfes enthält neben ätherischem Öl und anderen Stoffen vor allem Cannabinoide, von denen bereits über 60 strukturell und pharmakologisch bekannt sind (GROTENHERMEN und KARUS 1998: 13ff.*).

Der Hauptwirkstoff ist das **Delta-9-Tetrahydrocannabinol** (Δ^9-THC, entspricht dem Δ^1-THC, kurz THC genannt). Das THC hat euphorisierende, stimulierende, muskelentspannende, antiepileptische, brechreizmindernde, appetit-

5 Anandamid (= Arachidonylethanolamid) bindet sich an den THC-Rezeptor im Hirn und ist das natürliche im Körper vorkommende THC-Analog, obwohl es von seiner inneren Struktur ganz anders aufgebaut ist. Kürzlich wurde Anandamid in der Schokolade bzw. der Kakaobohne *(Theobroma cacao)* sowie im Rotwein nachgewiesen (GROTENHERMEN 1996*).

6 Wissenschaftler am Medical College von Virginia konnten Rezeptoren im Nervensystem nachweisen (SAD-Meldung im HAMBURGER ABENDBLATT, Nr. 192, S. 5, 1991); vgl. COMPTON et al. 1993, DEVANE et al. 1988, MATSUDA et al. 1990, MECHOULAM et al. 1994.

steigernde, bronchienerweiternde, blutdrucksenkende, stimmungsaufhellende und schmerzhemmende Wirkungen.

Das **Cannabidiol** (CBD) hat keine psychoaktive Wirkung, ist dafür sedierend und schmerzhemmend.

Cannabinol (CBN) ist leicht psychoaktiv, aber vor allem augeninnendrucksenkend und antiepileptisch wirksam.

Cannabigerol (CBG) ist nicht psychoaktiv, dafür beruhigend, antibiotisch und augeninnendrucksenkend.

Cannabichromen (CBC) wirkt beruhigend und fördert die schmerzhemmende Wirkung des THC.

In den Hanfsamen kommen neben dem lignan-reichen Öl Proteine und das Enzym Edestinase vor (St. Angelo und Ory 1970). Auch wurde in unreifen Früchten das Wachstumshormon Zeatin gefunden (Rybicka und Engelbrecht 1974). Die Samen enthalten ebenfalls die Alkaloide Cannabamine A-D, Piperidin, Trigonellin und L-(+)-Isoleucin-Beatin (Bercht et al. 1973) sowie das seltene Vitamin K und Mineralstoffe. Kürzlich wurde neben den *gamma*-Linolsäuren auch die «*omega*-3»-Stearinsäure nachgewiesen (Callaway, Tennilä und Pate 1997).

Das Hanfsamenöl, das durch Kaltpressung der Samen gewonnen wird, ist sehr reich an ungesättigten Fettsäuren (»Vitamin F«). Im Hanfsamenöl kann auch THC vorkommen, was sich sogar im Urin des Konsumenten nachweisen lässt (Callaway, Weeks et al. 1997).

»Das aus den Hanfsamen gewonnene Hanföl – nicht zu verwechseln mit Haschischöl – besitzt einen ungewöhnlich hohen Gehalt an ein- und mehrfach ungesättigten Fettsäuren (ca. 90%), die von großer Bedeutung für die menschliche Ernährung sind. Hier sind besonders die essenziellen Fettsäuren Linolsäure (50 bis 70%) und Alpha-Linolensäure (15 bis 25%), eine Omega-3-Fettsäure, hervorzuheben. 10 bis 20 Gramm Hanföl genügen, um den Tagesbedarf eines Menschen an diesen beiden Fettsäuren zu decken.«

Franjo Grotenhermen und Michael Karus
Cannabis als Heilmittel
(1998: 21*)

In den Pollen konnten Δ^9-THC sowie THCA, eine alkaloidartige Substanz, Flavone und phenolische Stoffe nachgewiesen werden (Paris et al. 1975).

Die Blätter von *Cannabis sativa* enthalten Cholin, Trigonellin, Muscarin, ein nichtidentifiziertes Betain, die Cannabamine A-D und erstaunlicherweise ein Alkaloid, das in vielen Kakteen vorhandene β-Phenethylamin Hordenin (El-Feraly und Turner 1975). Daneben kommen in den Blättern thailändischer und afrikanischer Populationen wasserlösliche Glykoproteine, Serin-*O*-galactosid und Hydroxyproline vor (Hillestad und Wold 1977, Hillestad et al. 1997).

In der Wurzel von *Cannabis sativa* wurden neben Friedelin, Epifriedelinol, *N*-(*p*-Hydroxy-β-phenethyl)-*p*-hydroxy-*trans*-cinnamamid, Cholin und Neurin die Steroide Stigmast-5-en-3β-ol-7-on (= 7-keto-β-Sitosterol), Campest-5-en-3β-ol-7-on und Stigmast-5,22-dien-3β-ol-7-on entdeckt (Slatkin et al. 1975).

Das charakteristisch duftende ätherische Öl, das sozusagen das Bukett der Hanfdrogen ausmacht, enthält u.a. Eugenol, Guaiacol, Sesquiterpene, Caryophyllen, Humulen, Farnesen, Selinen, Phellandren, Limonen.

Das in der Pflanze, vor allem im Haschisch vorhandene ätherische Öl enthält auch Caryophyllenoxid, ein Sesquiterpen. Auf diesen Duftstoff werden die Polizeihunde im Dienste der Drogenverfolgung dressiert (MARTIN et al. 1961, NIGAM et al. 1965). Caryophyllenoxid kommt auch in den ätherischen Ölen anderer Pflanzen vor, z.B. im Beifuß (*Artemisia vulgaris* L.) oder der Gewürznelke (*Syzygium aromaticum* [L.] MERR. et PERRY).[7] Das ätherische Hanföl ist meist frei von THC oder enthält lediglich Spuren.

THC konnte bisher nur in den drei Arten oder Variäteten des Hanfes nachgewiesen werden. Im Hopfen (*Humulus lupulus* L., *Humulus* spp.) hat man bisher kein THC oder andere Cannabinoide entdeckt (WOHLFART 1993). Angeblich soll Hopfen dann THC ausbilden, wenn er auf Cannabis gepfropft wird (CROMBIE und CROMBIE 1975). Es kam auch die Hypothese auf, dass beim Räuchern mit Olibanum, dem echten Weihrauch (Harz von *Boswellia sacra* FLÜCKIGER, syn. *Boswellia carteri* BIRDW.), durch pyrochemische Reaktionen THC entstünde (MARTINETZ et al. 1989: 138). Leider konnte diese Hypothese, die oft als Tatbestand zitiert wird, bisher nicht bestätigt werden (KESSLER 1991). Dennoch ist der Olibanum-Rauch psychoaktiv und berauschend wirksam (RÄTSCH 1996* und 1998: 93*).

Es sind bisher kaum Naturstoffe bekannt geworden, die THCartige oder ähnliche Effekte haben. Pharmakologisch hat Thujon, das chemisch nahe mit Kampfer und Pinen verwandt ist, eine sehr ähnliche Wirkung wie THC (CASTILLO et al. 1975). Thujon ist ein Bestandteil der ätherischen Öle vieler Pflanzen. In hohen Konzentrationen kommt es im Wermut (*Artemisia absinthium* L.), im Rainfarn (*Tanacetum vulgare* L.) und in den Lebensbäumen (*Thuja occidentalis* L., *Thuja orientalis* L., *Thuja plicata* D. DON) vor. Thujon ist auch in den ätherischen Ölen der Schafgarbe (*Achillea millefolium* L.), der Gartensalbei (*Salvia officinalis* L.), der Muskatellersalbei (*Salvia sclarea* L.), des Sadebaumes (*Juniperus sabina* L.), der Atlaszeder (*Cedrus atlantica* [ENDL.] MANETTI) und des Beifußes (*Artemisia vulgaris* L.) vorhanden (ALBERT-PULEO 1978). Es wundert wenig, dass viele Thujonhaltige Pflanzen als Marijuana-Ersatz genutzt werden. Thujon ist auch der Hauptwirkstoff im Absinthschnaps (»Grüne Fee«), einer legendären Künstlerdroge des 19. Jahrhunderts (CONRAD 1988).

Es herrschen in der offiziellen, staatlich akzeptierten und geförderten Psychiatrie die seltsamsten Vorstellungen und Vorurteile über die Langzeitwirkungen von häufigem oder chronischem Cannabisgebrauch, z.B. die Hypothese von der »Einstiegsdroge« und das sogenannte amotivationale Syndrom (TÄSCHNER 1981*, CUTRUFELLO 1980*). Diese »psychiatrischen Symptome« sind reine Erfindung und entbehren jeder Empirie (HESS 1996*, vgl. BAUMANN 1989*). Über die Langzeitwirkung von chronischem Hanfgenuss hat eine politisch unabhängige, sozialwissenschaftliche Studie ein interessantes Bild ergeben: »Mit zunehmender Hanferfahrung wächst die Chance, dass man unter Hanfeinfluss kreativ und produktiv denkt und arbeitet« (ARBEITSGRUPPE HANF und FUSS 1994: 103*). Viele Studien zum Langzeitkonsum beweisen, dass Cannabis-Produkte die harmlosesten psychoaktiven Genussmittel sind, die der Mensch bisher entdeckt hat (vgl. BLÄTTER 1992*, GRINSPOON 1971*, HESS 1996*, MICHKA und VERLOMME 1993*, SCHNEIDER 1984* und 1995*, TART 1971*).

In der letzten Zeit wird der Einfluss von *Cannabis* bzw. THC auf das Fahrverhalten im Straßenverkehr diskutiert. Der Gesetzgeber hält skurrilerweise die Wirkung des Hanfes für gefährlicher als die von Alkohol – obwohl mehrere Stu-

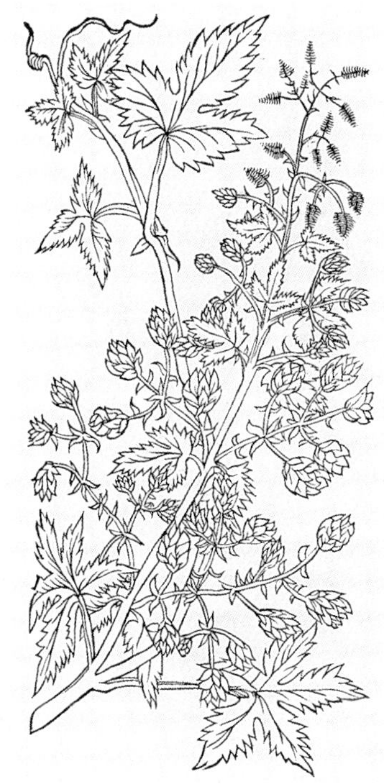

Der Hopfen *(Humulus lupulus)* ist botanisch der nächste Verwandte des Hanfes. Beide Gattungen sind die einzigen Vertreter der Familie Cannabaceae. Der Hopfen hat allerdings eher eine dem Hanf gegenteilige Wirkung: Hopfen beruhigt, dämpft, macht schläfrig und wirkt anaphrodisisch. Andererseits ist es beim Hopfen wie beim Hanf: nur die weibliche Blüte ist brauchbar.
(Holzschnitt aus BRUNFELS, *Kräuterbuch*, 1532)

7 D.h., man kann durch die Reaktion der Polizeispürhunde auf diesen Duftstoff in mitgeführten Gewürzen als Haschischkonsument verdächtigt werden.

»Die wohl älteste Droge der Menschheit ist mit Sicherheit ihre umstrittenste und vielleicht gerade deshalb. In Ländern, wo Hanf über Jahrhunderte seine Tradition hat und in das tägliche Leben integriert ist, wird über die Droge kaum geredet, und sie hat auch noch kein Problem geboren.«

HANS-GEORG BEHR
Von Hanf ist die Rede
(1995: 14*)

dien zeigen, dass bekiffte Fahrer wesentlich langsamer und umsichtiger fahren als nüchterne oder betrunkene Autofahrer (BÖLLINGER 1997: 169–184*, KARRER 1995, ROBBE 1994 und 1996).

Es wird nach wie vor diskutiert, ob Haschisch, Marijuana oder THC süchtig machen (»Haschischsucht«) oder zur Abhängigkeit führen können (CUTRUFELLO 1980*, STRINGARIS 1939, TOSSMANN 1987*, WOGGON 1974*). Meist wird die Position eingenommen, dass es zu einer psychischen Abhängigkeit[8] kommen kann (vgl. BÖLLINGER 1997*, GROTENHERMEN und HUPPERTZ 1997: 99f.*, GROTENHERMEN und KARUS 1998: 39f.*). Es wird hin und wieder sogar von »Entzugserscheinungen« gesprochen. In den USA scheint dieses Problem größer als in anderen Ländern zu sein; dort gibt es analog zu den anonymen Alkoholikern die *Marijuana Anonymus* (KINGSTON 1998).

Literaturlage und Forschungsstand

Die vorhandenen historischen Quellentexte, die aus verschiedenen Zeiten und Kulturen stammen, sind in der medizingeschichtlichen Literatur recht gut aufgearbeitet und jedem zugänglich. Die Literatur, die aus ethnomedizinischer oder ethnobotanischer Forschung resultiert, ist in ihrem Wert und Gehalt recht unterschiedlich. Mit nur wenigen Ausnahmen gibt es keine spezielle ethnomedizinische Literatur, die Hanf als Heilmittel zum Gegenstand hat. Meist findet man ihn nur am Rande erwähnt oder aus persönlichen Vorbehalten der jeweiligen Autoren gänzlich vernachlässigt. Viele Ethnologen haben Angst, den Gebrauch illegaler Drogen bei anderen Völkern zu untersuchen. Sie könnten ja in den Verdacht geraten, heimliche Sympathisanten oder gar stille Kiffer zu sein. Die wenigsten Ethnologen verfügen über Primärdaten zum Hanfgebrauch. Oft haben sie auch Angst, einheimische Drogen an sich selbst auszuprobieren, und reproduzieren nur Kolportiertes (»Man sagt... Mir wurde berichtet... Ich habe gehört...«). Aus diesen Gründen ist die Qualität der ethnomedizinischen Literatur sehr schwankend. Aber ich habe mich bemüht, aus der bestehenden Literatur einen brauchbaren Extrakt zu produzieren. Zudem habe ich immer versucht, die mir gelieferten Daten durch Selbstexperimente zu überprüfen, um den einheimischen Standpunkt besser verstehen oder nachvollziehen zu können. Viele Daten aus eigener Forschung in vielen Ländern der Welt (Nord-, Mittel- und Südamerika, Nepal, Indien, Südostasien, Japan) sind in dieses Buch eingeflossen.

Die medizinische Literatur ergibt auch kein einheitliches Bild. Da gibt es Artikel, in denen nur die von Seiten des Staates offiziell zu glaubenden Vorurteile reproduziert werden. Die Literatur, die auf tatsächlich durchgeführten Experimenten an Menschen basiert, ist extrem dünn gesät. Es gibt zwar Tausende von Artikeln in der medizinischen Fachliteratur, doch nur eine Handvoll echtes empirisches Material. Auf diesen grotesken Missstand hat Andrew WEIL in seinem revolutionären Buch *The Natural Mind* (1972* und 1986*; zu Deutsch: *Das erweiterte Bewußtsein*) hingewiesen. Weil war nämlich der erste Arzt, der einen wissenschaftlich korrekten Test im Jahre 1968 durchgeführt hat (WEIL et al. 1968*). Bis heute sind nur noch wenige Arbeiten dazugekommen (HESS 1973*, TART 1971*, ZINBERG 1984*). Häufiger sind die Fragebogenaktionen der Medizinsoziologen, Soziologen und Psychologen (GRUPP 1971*, SCHNEIDER 1984*, SHIK et al. 1968*).

8 So heißt es in *Hagers Handbuch der pharmazeutischen Praxis*: »Cannabiskonsum führt zu psychischer Abhängigkeit. Die Tendenz zu physischer Abhängigkeit ist nur schwach oder gar nicht vorhanden, denn nach Absetzen treten nur milde oder keine Entzugssymptome auf. Die Abhängigkeitscharakteristika werden von der WHO als ein eigener Abhängigkeitstyp, als sog. Cannabistyp geführt« (SCHMIDT 1992: 651*).

Sehr umfangreich ist die chemische und pharmakologische Literatur zum Cannabis. Wahrscheinlich deshalb, weil sie nicht so sehr mit gesellschaftlichen oder politischen Tabus behaftet ist.

Ich habe am Ende eines jeden Kapitels die in ihm zitierte Spezialliteratur angeführt. Im Anhang gibt es noch eine allgemeine Bibliographie zu verschiedenen Aspekten des Hanfs. Darin sind auch Publikationen angegeben, die von erbitterten Gegnern des Hanfgebrauchs stammen (z. B. NAHAS 1979*, TÄSCHNER 1981*). Diese Arbeiten können im Lichte der modernen wissenschaftlichen Forschung nur noch als historische Kuriosa betrachtet werden. Ebenfalls sind mehrere juristische und politische Publikationen angeführt, da diesen beiden Aspekten in diesem Buch kein Platz eingeräumt wurde (z.B. BURIAN und SZARA 1976*, HELLMANN 1975*, HOMANN 1972*, KAPLAN 1971*, LIGGENSTORFER 1991*, RIPPCHEN 1992* und 1994*, SCHERER und VOGT 1989*). Außerdem sind einige »Klassiker« genannt (z.B. BAUDELAIRE 1972*, JÜNGER 1980*, LUDLOW 1981*, MOREAU DE TOURS 1973*).

»Es macht den *Homo sapiens* hungrig, geil, schläfrig und glücklich – oder ängstlich. Es dämpft Schmerzen, hemmt Bewegungen, senkt die Körpertemperatur und führt zum Verlust des Zeitgefühls. Es beeinflusst das Gedächtnis und verdreht Denk- und Wahrnehmungsprozesse. Warum?
Über die Frage, wie Menschen durch Marihuana high werden, gab es jahrzehntelang so viele Theorien, wie es Forscher gab, die sich für die 421 Substanzen in den gezackten Marihuanablättern interessieren.«

JACK HERER und MATTHIAS BRÖCKERS
Die Wiederentdeckung der Nutzpflanze Hanf
(1993: 415*)

Literatur

ALBERT-PULEO, Michael
1978 »Mythobotany, Pharmacology, and Chemistry of Thujone-Containing Plants and Derivatives« *Economic Botany* 32: 65–74.

ANDERSON, Loran C.
1980 »Leaf Variation among *Cannabis* Species from a Controlled Garden« *Botanical Museum Leaflets* 28(1): 61–69.

ANONYM
1981 *Das Handbuch für den Selbstanbau.* Linden: Volksverlag.

BEHRENS, Katja
1996 *Leitfaden zum Hanfanbau in Haus, Hof und Garten.* Frankfurt/M.: Eichborn.

BERCHT, C.A. Ludwig, Robert J.J. Ch. LOUSBERG, Frans J.E.M. KÜPPERS und Cornelis A. SALEMINK
1973 »L-(+)-Isoleucine Betaine in *Cannabis* Seeds« *Phytochemistry* 12: 2457–2459.

BEUTLER, John A. und Ara H. DER MARDEROSIAN
1978 »Chemotaxonomy of Cannabis I. Crossbreeding Between *Cannabis sativa* and *C. ruderalis*, with Analysis of Cannabinoid Content« *Economic Botany* 32(4): 387–394.

BÓSCA, Iván und Michael KARUS
1997 *Der Hanfanbau: Botanik, Sorten, Anbau und Ernte.* Heidelberg: C.F. Müller (Umwelt Aktuell).

BOUCHER, Françoise, Michel PARIS und Louis COSSON
1977 »Mise en évidence de deux types chimiques chez le *Cannabis sativa* originaire d'Afrique du sud« *Phytochemistry* 16: 1445–1448.

BRENNEISEN, Rudolf
1996 »Cannabis sativa – Aktuelle Pharmakologie und Klinik« *Jahrbuch des Europäischen Collegiums für Bewußtseinsstudien* 1995: 191–198.

BLAKE, Anthony G. E.
1990 *Intelligenz Jetzt!* Südergellersen: Verlag Bruno Martin.

CALLAWAY, J.C., T. TENNILÄ und D.W. PATE
1997 »Occurence of «*omega*-3» Stearidonic Acid (*cis*-6,6,12,15-octadecatetraenoic Acid) in Hemp (*Cannabis sativa* L.) Seed« *Journal of the International Hemp Association* 3(2): 61–63.

CALLAWAY, J.C., R.A. WEEKS, L.P RAYMON, H.C. WALLS und W.L. HEARN
1997 »A Positive THC Urinalysis From Hemp *(Cannabis)* Seed Oil« *Journal of Analytical Toxicology* 21: 319–320.

CASTILLO, J.D., M. ANDERSON und G.M. RUBBOTON
1975 »Marijuana, Absinthe and the Central Nervous System« *Nature* 253: 365–366.

COFFMAN, C. B. und W. A. GENTNER
1979 »Greenhouse Propagation of *Cannabis sativa* L. by Vegetative Cuttings« *Economic Botany* 33(2): 124–127.

COMPTON, David R., Kenner C. RICE, Brian R. DE COSTA, Raj K. RAZDAN, Lawrence S. MELVIN, M. Ross JOHNSON und Billy R. MARTIN
1993 »Cannabinoid Structure-Activity Relationships: Correlation of Receptor Binding and *in Vivo* Activities« *The Journal of Pharmacology and Experimental Therapeutics* 265: 218–226.

CONRAD, Barnaby, III
1988 *Absinthe: History in a Bottle.* San Francisco: Chronicle Books.

CROMBIE, Leslie und W. Mary L. CROMBIE
1975 »Cannabinoid Formation in *Cannabis sativa* Grafted Inter-Racially, and With Two *Humulus* Species« *Phytochemistry* 14: 409–412.
DARY, David A.
1990 *The Buffalo Book.* Swallow Press/Ohio University Press.
DE JARDIN, Raphael
1997 *Hanfanbau mit Hydrokultur.* Solothurn: Nachtschatten Verlag.
DEVANE, William A. und Julius AXELROD
1994 »Enzymatic Synthesis of Anandamide, an Endogenous Ligand for the Cannabinoid Receptor, by Brain Membranes« *Proceedings of the National Acadamy of Science, USA* 91: 6698–6701.
DEVANE, William A., Francis A. DYSARZ III, M. Ross JOHNSON, Lawrence S. MELVIN und Allyn C. HOWLETT
1988 »Determination and Characterization of a Cannabinoid Receptor in Rat Brain« *Molecular Pharmacology* 34: 605–613.
DEVANE, William A., Lumir HANUS, Aviva BREUER, Roger G. PERTWEE, Lesley A. STEVENSON, Graeme GRIFFIN, Dan GIBSON, Asher MANDELBAUM, Alexander ETINGER und Raphael MECHOULAM
1992 »Isolation and Structure of a Brain Constituent That Binds to the Cannabinoid Receptor« *Science* 258: 1946–1949.
EL-FERALY, Farouk S. und Carlton E. TURNER
1975 »Alkaloids of *Cannabis sativa* Leaves« *Phytochemistry* 14: 2304.
FRANK, Mel und Ed ROSENTHAL
1980 *Das Handbuch für die Marihuana-Zucht in Haus und Garten.* Linden: Volksverlag.
HARVEY, D. J.
1990 »Stability of Cannabinoids in Dried Samples of *Cannabis* Dating from Around 1896–1905« *Journal of Ethnopharmacology* 28: 117–128.
HEMPHILL, John K., Jocelyn C. TURNER und Paul G. MAHLBERG
1978 »Studies on Growth and Cannabinoid Composition of Callus Derived from Different Strains of *Cannabis sativa*« *Lloydia* 41(5): 453–462.
HILLESTAD, Agnes und Jens K. WOLD
1977 »Water-Soluble Glycoproteins from *Cannabis sativa* (South Africa)« *Phytochemistry* 16: 1947–1951.
HILLESTAD, Agnes, Jens K. WOLD und Thor ENGEN
1977 »Water-Soluble Glycoproteins from *Cannabis sativa* (Thailand)« *Phytochemistry* 16: 953–1956.
JANISCHEWSKY
1924 »Cannabis ruderalis« *Proceedings Saratov* 2(2): 14–15.
KARRER, Barbara
1995 *Cannabis im Straßenverkehr.* Achen: Verlag Shaker.
KESSLER, Michael
1991 *Zur Frage nach psychotropen Stoffen im Rauch von brennendem Gummiharz der Boswellia sacra.* Basel: Inaugural-Dissertation.
KINGSTON, Stephen
1998 »Insane in the Brain« *Sky Magazine* No. 139 (March): 48–52.
KRUSZKA, Kelly K. und Richard W. GROSS
1994 »The ATP- and CoA-independent Synthesis of Arachido-noylethanolamide: A Novel Mechanism Underlying the Synthesis of the Endogenous Ligand of the Cannabinoid Receptor« *The Journal of Biological Chemistry* 269(20): 14345–14348.
LATTA, R.P. und B.J. EATON
1975 »Seasonal Fluctuations in Cannabinoid Content of Kansas Marijuana« *Economic Botany* 29: 153–163.
LEHMANN, Thomas
1995 *Chemische Profilierung von Cannabis sativa L.* Bern: Dissertation (MS).
MCHUGH, Tom
1979 *The Time of the Buffalo.* Lincoln und London: University of Nebraska Press.
MARQUART, Benno
1919 *Der Hanfbau, seine Verbreitung, seine Bedeutung und sein Betrieb.* Berlin: Paul Parey.
MARTIN, L., D. SMITH und C.G. FARMILO
1961 »Essential Oil from Fresh *Cannabis sativa* and Its Use in Identification« *Nature* 191(4790): 774–776.
MARTINETZ, Dieter, Karlheinz LOHS und Jörg JANZEN
1989 *Weihrauch und Myrrhe.* Stuttgart: WVG.
MATSUDA, Lisa A., Stephen J. LOLAIT, Michael J. BROWNSTEIN, Alice C. YOUNG und Tom I. BONNER
1990 »Structure of a Cannabinoid Receptor and Functional Expression of the Cloned cDNA« *Nature* 346: 561–564.

Mechoulam, Raphael, Zvi Vogel und Jacob Barg
1994 »CNS Cannabinoid Receptors: Role and Therapeutic Implications for CNS Disorders« *CNS Drugs* 2(4): 255–260.
Meijer, Etienne de
1994 *Diversity in Cannabis.* Thesis Wageningen (Distributed by the International Hemp Association [IHA], Postbus 75007, 1070 AA Amsterdam, the Netherlands).
Murphy, Laura und Andrzej Bartke (Hg.)
1992 *Marijuana/Cannabinoids: Neurobiology and Neurophysiology.* Boca Raton usw.: CRC Press.
Nigam, M.C., K.L. Handa, I.C. Nigam und L. Levi
1965 »Essential Oils and Their Constituents XXIX. The Essential Oil of Marihuana: Composition of Genuine Indian *Cannabis sativa* L.« *Canadian Journal of Chemistry* 43: 3372–3376.
nova-Institut (Hg.)
1995 *Biorohstoff Hanf: Reader zum Symposium.* Köln: Nova-Institut.
Paris, M., F. Boucher und L. Cosson
1975 »The Constituents of *Cannabis sativa* Pollen« *Economic Botany* 29: 245–253.
Pertwee, Roger (Hg.)
1995 *Cannabinoid Receptors.* New York: Harcourct Brace Jovanovich.
Robbe, H.W. J.
1994 *Influence of Marijuana on Driving.* Maastricht: Institute for Human Psychopharmacology, University of Limburg.
1996 »Influence of Marijuana on Driving« *Jahrbuch des Europäischen Collegiums für Bewußtseinsstudien* 1995: 179–189, Berlin: VWB.
Rybicka, Hanna und Lisabeth Engelbrecht
1974 »Zeatin in *Cannabis* Fruit« *Phytochemistry* 13: 282–283.
Slatkin, David J., Joseph E. Knapp und Paul L. Schiff, Jr.
1975 »Steroids of *Cannabis sativa* Root« *Phytochemistry* 14: 580–581.
Small, Ernest
1975 »The Case of the Curious ›*Cannabis*‹« *Economic Botany* 29: 254.
1978 »The Species Problem in Cannabis« *Science and Semantics* (2 Bde.). Toronto: Corpus.
Small, Ernest, H.D. Beckstead und Allan Chan
1975 »The Evolution of Cannabinoid Phenotypes in *Cannabis*« *Economic Botany* 29: 219–232.
Smith, R. Martin und Kenneth D. Kempfert
1977 »Δ^1-3,4-*cis*-Tetrahydrocannabinol in *Cannabis sativa*« *Phytochemistry* 16: 1088–1089.
St. Angelo, Allen J., Robert L. Ory und Hans J. Hansen
1970 »Properties of a Purified Proteinase from Hempseed« *Phytochemistry* 9: 1933–1938.
Stearn, William T.
1974 »Typification of *Cannabis sativa* L.« *Botanical Museum Leaflets* 23(9): 325–336.
1975 »Typification of *Cannabis sativa* L.« in: V. Rubin (Hg.), *Cannabis and Culture*, S. 13–20, The Hague: Mouton.
Stevens, Murphy
1980 *Marihuana-Anbau in der Wohnung.* Linden: Volksverlag.
Storm, Daniel
1994 *Marijuana Hydroponics: High-Tech Water Culture.* Berkeley: Ronin.
Stringaris, M. G.
1939 *Die Haschischsucht.* Berlin: Springer.
Taura, Futoshi, Satoshi Morimoto und Yukihiro Shoyama
1995 »Cannabinerolic Acid, a Cannabinoid from *Cannabis sativa*« *Phytochemistry* 39(2): 457–458.
Van der Werf, Hayo
1994 *Crop Physiology of Fibre Hemp (*Cannabis sativa *L.).* Proefschrift Wageningen (ISBN 90-9007171-7).
Wohlfart, Rainer
1993 »Humulus« in: *Hagers Handbuch der pharmazeutischen Praxis* (5. Aufl.) Bd.5: 447–458, Berlin: Springer.
Zeeuw, Rokus A. de und Jaap Wijsbeek
1972 »Cannabinoids with a Propyl Side Chain in Cannabis: Occurence and Chromatographic Behavior« *Science* 175: 778–779.

»Das Geheimnis liegt im Gebrauch von Haschisch.«

Fitz Hugh Ludlow
Der Haschisch Esser
(1981: 15*)

Bum Shankar!
Am Anfang waren die Schamanen

»Der Schamane verbindet die Vergangenheit mit der Zukunft und erschafft daraus die Gegenwart.«

Amélie Schenk

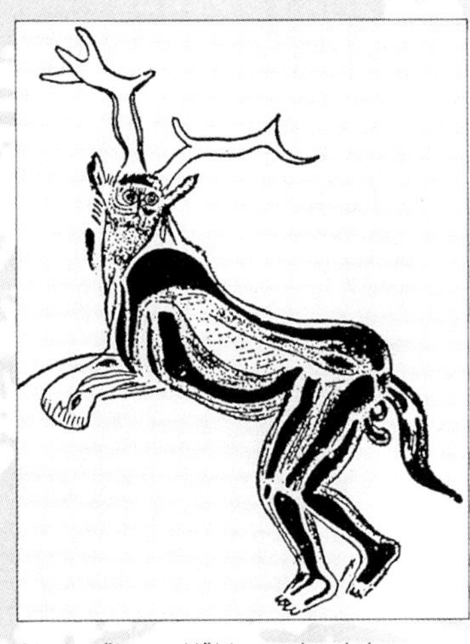

Die berühmte Höhlenmalerei des »Zauberers« mit Hirschgeweih von Les Trois Frères in den französischen Pyrenäen deuten Archäologen als künstlerisches Produkt einer psychedelischen Trance. Dass steinzeitliche Schamanen tatsächlich Hirschmasken getragen haben, wurde durch prähistorische Funde bei Hohen Viecheln, Kreis Wismar, bestätigt. Die heute im Museum Schwerin ausgestellte Hirschschädelmaske stammt genauso wie der älteste Hanffund aus dem 6. Jahrtausend v. Chr. und weist auf einen neolithischen »Hirsch-Hanf-Schamanen«-Komplex hin. Der Alchemist Agrippa von Nettesheim (1486–1535) schreibt: »Der *Hirsch* heilt die Verrückten und Wahnsinnigen.« (*Die magischen Werke* II, 37)

Schamanismus oder Schamanentum ist keine Religion, sondern eine an besondere Individuen geknüpfte Bewusstseinstechnik, die besonders in polytheistischen, naturverehrenden Religionen, wie Animismus, Taoismus, Shintoismus, Hinduismus und Buddhismus (Lamaismus), funktioniert (Scharfetter 1985, Gottwald und Rätsch 1998).

Schamanen sind Personen, die aufgrund der Berufung durch Götter, Geister, Dämonen oder Ahnen und ihrer besonderen Begabung, in Trance und Ekstase zu fallen, immer kulturelle und gesellschaftliche Sonderstellungen einnehmen (Eliade 1975*, Halifax 1983). Schamanen können die gesellschaftlichen Funktionen von Ärzten, Priestern, Orakeln, Wahrsagern, Zauberern, Hexern, Hebammen, Kräuterkundigen, Naturwissenschaftlern, Mysterienschauspielern, Rhapsoden und Bewahrern der oralen Traditionen erfüllen (Lommel 1980).

Es gibt männliche und weibliche Schamanen. Alle Schamanen teilen ein Weltbild, in dem es möglich ist, in verschiedene Welten oder andere Wirklichkeiten zu reisen. Diese gewöhnlich nicht sichtbaren Wirklichkeiten werden Himmel, Paradies, Unterwelt, Hölle, Geisterwelt, Schattenreich, Blaue Zone, unsichtbare Welt, wahre Wirklichkeit usw. genannt. In diesen Welten leben Götter, Geister, Ahnen, Dämonen, Ungeheuer, Monster, Tier- und Pflanzenseelen. Mit diesen unsichtbaren Wesen kommuniziert der Schamane. Von ihnen erfährt er die Geheimnisse des Universums, erlangt genaue Kenntnisse über die Anwendung von Heilpflanzen und gewinnt die Macht zu heilen oder Schaden anzurichten.

Im schamanischen Universum werden Krankheiten meist als Verlust der Seele, von verschiedenen Seelenteilen oder des Bewusstseins definiert. Die Seele eines Kranken wird manchmal, aus verschiedenen Gründen (Hexerei, Tabubruch, Vergehen), von negativen Wesen in die unsichtbare Welt verschleppt. Dort wird die Seele von Ungeheuern und Monstern malträtiert, gefoltert und gefangen gehalten: Liegt ein derartiger Krankheitsfall vor, so muss der Schamane in jene Welt reisen und die gestohlene Seele befreien. Oft reist der Schamane in der Gestalt eines Tieres, eines Adlers, Tigers oder Jaguars, seltener als Schnecke oder Glühwürmchen.

Um in die unsichtbare Welt reisen zu können, muss der Schamane in Trance fallen und die gewöhnliche Welt verlassen. Zur Induktion dieser notwendigen Trance benutzen die meisten Schamanen verschiedene psychoaktive Drogen (Furst 1990, Harner 1973, Rosenbohm 1991). Dabei macht aber nicht die Droge einen Menschen zum Schamanen. Der Schamane benutzt die Droge als Katalysator, um seine eigenen Fähigkeiten zum Ausdruck zu bringen und zu nutzen. Die meisten Schamanen gebrauchen Trommeln oder Rasseln als »Reittiere«. Ihr monotoner Rhythmus wird zur Brücke in die andere Wirklichkeit. Der Schamane trägt oft als äußeres Zeichen seiner inneren Wirklichkeit Tierkostüme, Masken und Umhänge.

Der Schamanismus ist sehr alt. Es gibt Hinweise, dass er bereits dem Menschen im Paläozoikum, der Altsteinzeit, bekannt war. Viele Höhlenmalereien zeigen Menschen in Tierkostümen; vielleicht Portraits von Steinzeitschamanen (Biedermann 1984: 69–89). Viele europäische Höhlenmalereien werden inzwischen als Darstellungen von Schamanen, schamanischen Bewusstseinszuständen und entsprechenden Mythen interpretiert (Clottes und Lewis-Williams 1997, Devereux 1997). Der Schamanismus ist aber keine skurrile Erscheinung von gestern, er ist auch heute noch, besonders in Südostasien, lebendig (Heinze 1991); er hat gerade im letzten Viertel des 20. Jahrhunderts eine besondere Faszination und Anziehungskraft (Zinser 1991).

»Der Schamane bewegt sich zwischen den beiden Wirklichkeiten aus freien Stücken und mit ernster Absicht hin und her. Ganz gleich, welche die Wirklichkeit ist, der Schamane denkt und handelt auf die entsprechende Art und hat als Ziel die Meisterung sowohl seiner nichtalltäglichen als auch seiner alltäglichen Aktivitäten. Nur wer seinen Einsatz in beiden Gebieten erfolgreich meistert, ist ein Meisterschamane.«

Michael J. Harner (1994: 76f.*)

»Wir Schamanen stammen aus der Zeit vor der Religion. Religionen sind für die, die nicht *sehen* können.«

INDRA B. GURUNG (8/98)

Seit alters her ist auch der Hanf eine Schamanendroge (ELIADE 1975: 376ff.*, dazu besonders FURST 1990: 212f.; KNOLL-GREILING 1950, SEEBODE und PFEIFFER 1988: 16). Die Entdeckung pharmakologisch wirksamer Pflanzen wird im Allgemeinen den Schamanen zugeschrieben, so auch die Entdeckung des Hanfes und dessen multipler Verwertbarkeit (MERLIN 1972*). Er wurde schon im Neolithikum in Zentral- und Ostasien benutzt. Von dort stammt auch unser Wort »Schamane«. In der tungusischen Sprache bezeichnet *shaman* den heilenden und prophezeienden Bewusstseinskünstler (SEBODE und PFEIFFER 1988: 7). Der früheste literarische bzw. ethnohistorische Beleg für Hanf findet sich in schamanistischen Texten aus dem alten China (LI 1974). Dort gibt es zahlreiche prähistorische Darstellungen von Schamanen:

»Die Dramatik des Eintritts in die transzendenten geistig-göttlichen Himmelssphären mit dem nichtkörperlichen Teil der eigenen Person führte die derart initiierten *saman* in einen Zustand tiefster Seligkeit oder Ergriffenheit. Die menschlichen Grenzen und gewöhnlichen Maßstäbe überwindend, rangen sie nach der Rückkehr von ihren visionären Reisen um adäquaten Ausdruck für den unbeschreiblichen Eindruck. Neben den Skulpturen und Höhlenmalereien entstanden, meist an hochgelegenen Kultplätzen, zahlreiche Petroglyphen, Gravuren und Ritzungen in Felsgestein, die in ihrer Schlichtheit eine oftmals beeindruckend klare Sprache sprechen. So zeigt eine bronzezeitliche Petroglyphe aus den Gebirgsregionen Südostkasachstans die wahre Herkunft und Heimat eines Irdischen: der Mensch in der Plazenta der Gestirne.« (ADRIAN 1994: 76)

Der älteste archäologische Beleg für die kulturelle Verwendung von Hanf deutet ebenfalls auf einen schamanischen Gebrauch. In den neolithischen Bandkeramik-(LBK)-Schichten von Eisenberg in Thüringen (Deutschland) wurden Hanfsamen, die als *Cannabis sativa* bestimmt werden konnten, gefunden (RENFREW 1973: 163, WILLERDING 1970: 358). Die Schichten werden auf zirka 5500 v. Chr. datiert. Hanfsamen wurden auch bei den Ausgrabungen anderer, etwas jüngerer neolithischer Schichten entdeckt, so in Thainigen (Schweiz), in Voslau (Österreich) und in Frumusica (Rumänien) (RENFREW 1973: 163). Diese Funde stammen aus einer Zeit friedlicher, ackerbauender, vorindogermanischer Kulturen, die besonders die Göttin verehrten (GIMBUTAS 1989) und sehr wahrscheinlich den Schamanismus kannten (PROBST 1991: 239). Die Bandkeramik, die dieser steinzeitlichen Kulturepoche den Namen verlieh, ist mit graphischen Zeichen verziert, die archetypische Motive und Muster halluzinatorischer oder psychedelischer Themen wiedergeben (STAHL 1989). Überhaupt gibt es viele Hinweise auf einen neolithischen Gebrauch psychoaktiver Substanzen in ganz Europa (SHERRATT 1991).

In Bayern wurden bereits vor 3500 Jahren Hanfprodukte, möglicherweise zusammen mit Schlafmohn oder Opium (*Papaver somniferum*), geraucht, wie prähistorische Funde von Tonpfeifenköpfen mit hölzernen Saugrohren bei Ausgrabungen der Hügelgräber von Bad Abbach-Heidfeld belegen (PROBST 1996: 174).

In Nepal, dem traditionsreichen hinduistischen Königreich inmitten des Himalayagebirges, ist der Schamanismus immer noch von großer Bedeutung für viele einheimische Völker, die noch recht wenig mit der westlichen Medizin in Berührung gekommen sind. Bei den meisten Völkern Nepals herrscht eine Mischreligion vor. Elemente aus dem Bön, aus dem tibetischen Lamaismus *(vajrayana)* und verschiedenen hinduistischen Ausrichtungen sind hier zu einer harmonischen Einheit verschmolzen. Schamanen gibt es in fast jedem Dorf. Meist werden sie *jakri* genannt; das Wort hat die Bedeutung »Zauberer« oder »Zauberin«. Diese Schamanen leben in einem polytheistischen Kosmos, in dem Buddha genauso zuhause ist wie die alten Bön-Dämonen sowie die vedischen und hinduistischen Götter. Von den Schamanen wird der auf den vedischen Rudra zurückgehende Shiva verehrt. Er gilt ihnen als der Urschamane, der erste Schamane, der die Schamanenkunst selbst perfekt beherrscht und sie manchen, ausgewählten Menschen ebenfalls verleiht (Rätsch 1997*).

Ein nepalesischer Name für Shiva lautet *vijaya*, »der Siegreiche« (Storl 1988: 83, 201); denselben Namen trägt der Hanf schon in den vedischen Schriften. Shiva heißt auch *Bhangeri Baba*, »Der Herr des Hanfs« (Storl 1988: 198). Er hat den Überlieferungen der Schamanen zufolge den Hanf entdeckt und im Himalaya ausgesät, damit er immer für die Menschen da ist. Shiva hat den Menschen auch die verschiedenen Rezepturen zu seiner Verwendung gegeben: »In Nepal wurden diese Mittel von Asketen, Schamanen und Magiern schon seit altersher in kleinen Mengen konsumiert, um Trancezustände herbeizuführen.« (Gruber 1991: 144)

Am verbreitetsten ist das Rauchen der verschiedenen Hanfprodukte (Knecht 1971). Dazu werden die Hanfblätter, die weiblichen Blüten (*ganja*) oder das klebrige, aromatische Harz (*charas*) pur oder mit Stechapfelblättern (*Datura metel*), Bilsenkraut (*Hyoscyamus niger*) oder Bauerntabak (*Nicotiana rustica*) in ein Rauchrohr, das Chilam[9], gestopft. Das Chilam, ein Symbol und Attribut des Shiva, wird an die Stirn gehalten und dem Kiffergott mit der Formel *Bum Shankar*, »Heil dem Wohltäter«, geweiht.

An dieser Stelle sei angemerkt, dass selbstverständlich nicht jeder Kiffer ein Schamane ist. Nur der zum Schamanisieren Begabte und Berufene kann durch das Hanfrauchen in die schamanische Trance verfallen. Wohl aber können Hanfkonsumenten Erfahrungen mit schamanistischen Elementen und Inhalten schamanischer Mythologien machen, wie sie z.B. von Fitz Hugh Ludlow eindrücklich beschrieben wurden (Ludlow 1983*).

Der Shiva geweihte Schamane kann durch das Hanfrauchen – dank seiner Begabung – eine besonders wirksame heilige Medizin herstellen:

»Das Rauchen ist eine Entwerdung, eine Auflösung, ein Todesvorgang. In diesem kleinen, kreisenden Scheiterhaufen verbrennen die Hüllen der Täuschung, die uns umwinden, zu Asche. Die faulenden Leichen unserer Vergehen, die Kadaver des alten Karmas schmoren darin und werden zu schneeweißer Asche verwandelt… Der Riegel zum Tor des ›Übersinnlichen‹ zerschellt; die dämonische Schar Shivas, die ätherischen Bilder der Naturgewalten und Seelengestalten tanzen vor den Augen des Geweihten. Die Toten erscheinen und die Götter! In einem noch tieferen Samadhi hören dann alle Erscheinungen, jeder Schein auf, und es *ist* einfach! In absoluter Versunkenheit sitzt Shiva auf dem Heilsberg Kailash, dem Schneeberg, dem Ascheberg. (…) Nachdem das Chilam vollständig zu Ende geraucht und die Meditation verflossen ist, nimmt er die Asche und reibt sie sich auf die Stirn oder er nimmt es als *Prashad* auf die Zunge, denn das heilige, weiße Pulver gilt als die beste Medizin.« (Storl 1988: 204, 205)

In Nepal wird der Hanf oft in der Form von *Bhang* getrunken (Müller-Ebeling und Rätsch 1986: 20*). Die Schamanen des Himalaya trinken Bhang, um selbst in die für ihre Heilrituale erforderliche Trance oder Ekstase zu verfallen. Sie opfern Bhang an den phallusgestaltigen Shivaheiligtümern (heilige Steine, Lingams). Durch das Opfer bewegen sie die Heilkraft des Gottes, denn niemand liebt den Hanf und den Hanfrausch so sehr wie Shiva selbst. Der berauschte Gott

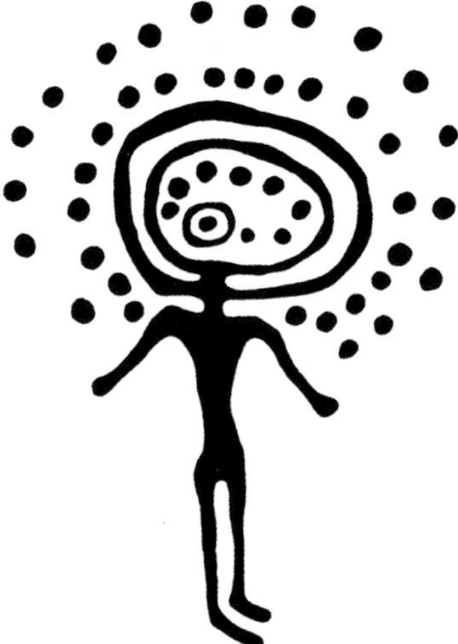

Dieser neusteinzeitliche Petroglyph oberhalb des Tamgali-Flusses zeigt einen bewusstseinserweiterten Schamanen. In China war der rituelle und medizinische Gebrauch des Hanfes bereits im Neolithikum verbreitet.
(Nach Adrian)

9 Auch *chillum* geschrieben, wird wie »Tschillum« gesprochen.

sendet seine Heilkraft aus, die durch den Schamanen kanalisiert und auf den Kranken übertragen wird. Obwohl bei den schamanischen Heilbehandlungen meistens nur der Schamane Ganja raucht oder Bhang trinkt, werden Hanfpräparate von ihnen auch medikamentös eingesetzt. Dem Kranken werden Hanftrünke bei verschiedenen Leiden wie Depression, Appetitlosigkeit, Wankelmut oder der im Himalaya oft auftretenden Höhenkrankheit verordnet (vgl. MORNINGSTAR 1985*).

Diese heute noch in Nepal lebendigen schamanischen Hanfanwendungen haben ihre Wurzeln in der menschlichen Urzeit und werfen deutliche Lichter auf den frühen schamanischen Gebrauch dieser »Pflanze der Götter« als Ekstasemittel und Medizin.

Es sind bis heute einige Hanfrezepturen überliefert, die im schamanischen Gebrauch standen oder stehen.

Bhang (Nepal)

Obligatorische Zutaten:
Hanfblüten
(Büffel-)Milch
Zucker oder Honig
Gewürze (z.B. Kardamom, Kurkuma, Muskat, Nelken, Pfeffer, Zimt)

Fakultative Zutaten:
Krähenaugen *(Strychnos nux-vomica)*
Opium
Stechapfelsamen *(Datura metel)*
zermahlene Nüsse (z.B. Mandeln, Pistazien, Kokos)
Ghee (Butterschmalz)

Hanfblüten fein zerhacken, mit den Gewürzen (und den fakultativen Zutaten) vermischen. Zucker oder Honig in der Milch lösen. Hanf und Gewürze darin aufschwemmen. Man kann zirka 2 g der getrockneten Hanfblüten/-blätter pro Person rechnen.

Tantrische Rauchmischung

Hanfblüten *(Ganja)*
frisches oder getrocknetes Kobragift

Das kristalline Kobragift – die Kobra ist ein heiliges Tier und Symbol des Shiva – wird mit zerkleinerten Hanfblüten vermischt und im Chilam geraucht. Frisches Kobragift wird über große getrocknete Hanfblüten (Ganja) gesprenkelt. Wenn es eingezogen oder angetrocknet ist, werden die getränkten Blüten zerkleinert und im Chilam geraucht.[10]

Literatur

ADRIAN, Franciscus
1994 *Die Schule des I Ging: Hintergrundwissen.* München: Diederichs.
BIEDERMANN, Hans
1984 *Höhlenkunst der Eiszeit.* Köln: DuMont.

10 Weit fortgeschrittene Aghoris, Anhänger einer extremen Yoga-Richtung, lassen sich sogar von lebenden Kobras in die Zunge beißen, um auf einen psychedelischen Trip zu gehen (vgl. SVOBODA 1993 und 1994).

CLOTTES, Jean und David LEWIS-WILLIAMS
1997 *Schamanen: Trance und Magie in der Höhlenkunst der Steinzeit.* Sigmaringen: Thorbecke Verlag.
DEVEREUX, Paul
1997 *The Long Trip: A Prehistory of Psychedelia.* Harmondsworth, New York usw.: Penguin (Arkana).
FURST, Peter T.
1990 »Schamanische Ekstase und botanische Halluzinogene: Phantasie und Realität« in: G. GUNTERN (Hg.), *Der Gesang des Schamanen,* S. 211–243, Brig: ISO-Stiftung.
GIMBUTAS, Marija
1989 *The Language of the Goddess,* New York usw.: Harper & Row.
GOTTWALD, Franz-Theo und Christian RÄTSCH (Hg.)
1998 *Schamanische Wissenschaften: Ökologie, Naturwissenschaft und Kunst.* München: Diederichs.
GRUBER, Ulrich
1991 *Nepal.* München: Prestel.
HALIFAX, Joan
1983 *Schamanen.* Frankfurt/M.: Insel.
HARNER, Michael J. (Hg.)
1973 *Hallucinogens and Shamanism.* London usw.: Oxford University Press.
HEINZE, Ruth-Inge
1991 *Shamans of the 20th Century.* New York: Irvington.
KEILING, Horst
1985 *Steinzeitliche Jäger und Sammler in Mecklenburg.* Schwerin: Museum für Ur- und Frühgeschichte.
KNECHT, Sigrid
1971 »Rauchen und Räuchern in Nepal« *Ethnomedizin* 1(2): 209–222.
KNOLL-GREILING, Ursula
1950 »Die sozial-psychologische Funktion des Schamanen« in: *Beiträge zur Gesellungs- und Völkerwissenschaft* (Festschrift Richard Thurnwald), S. 102–124, Berlin: Gebr. Mann.
LEWIN, Roger
1991 »Stone Age Psychedelia« *New Scientist* 8/91: 30–34.
LI, Hui-Lin
1974 »The Origin and Use of Cannabis in Eastern Asia: Linguistic-cultural Implications« *Economic Botany* 28: 293–301.
LOMMEL, Andreas
1980 *Schamanen und Medizinmänner* (2. überarb. Aufl.). München: Callway.
PROBST, Ernst
1991 *Deutschland in der Steinzeit.* München: C. Bertelsmann.
1996 *Deutschland in der Bronzezeit.* München: C. Bertelsmann.
RENFREW, Jane M.
1973 *Palaeoethnobotany: The Prehistoric Food Plants of the Near East and Europe.* New York: Columbia University Press.
ROSENBOHM, Alexandra
1991 *Halluzinogene Drogen im Schamanismus.* Berlin: Dietrich Reimer.
SCHARFETTER, C[hristian]
1985 »Der Schamane: Zeuge einer alten Kultur – wieder belebbar?« *Schweizer Archiv für Neurologie, Neurochirurgie und Psychiatrie* 136(3): 81–95.
SEBODE, Christina und Rolf PFEIFFER
1988 »Schamanismus« *Salix* 1.87: 7–33.
SHERRATT, Andrew
1991 »Sacred and Profane Substances: The Ritual Use of Narcotics in Later Neolithic Europe« in: Paul GARWOOD et al. (Hg.), *Sacred and Profane,* 50–64, Oxford University Committee for Archaeology, Monograph No. 32.
STAHL, Peter W.
1989 »Identification of Hallucinatory Themes in the Late Neolithic Art of Hungary« *Journal of Psychoactive Drugs* 21(1): 101–112.
STORL, Wolf-Dieter
1988 *Feuer und Asche – Dunkel und Licht: Shiva – Urbild des Menschen.* Freiburg i.B.: Bauer.
SVOBODA, Robert E.
1993 *Aghora: At the Left Hand of God.* New Delhi: Rupa.
1994 *Aghora II: Kundalini.* New Delhi: Rupa.
WILLERDING, U.
1970 »Vor- und frühgeschichtliche Kulturpflanzenfunde in Mitteleuropa« *Neue Ausgrabungen und Forschungen in Niedersachsen* 5, Hildesheim.
ZINSER, Hartmut
1991 »Zur Faszination des Schamanismus« in: Michael KUPER (Hg.), *Hungrige Geister und rastlose Seelen: Texte zur Schamanismusforschung,* S. 17–26, Berlin: Dietrich Reimer.

»Vom Kraut, das aus der Urzeit stammt
– Drei Alter vor den Göttern selbst –
in hundertsiebenfacher Art,
vom Grünenden will dichten ich.
Ja hundertfach ist eure Art
und tausendfach ist euer Wuchs;
mit hundert Kräften wohlbegabt
macht diesen Kranken mir gesund!
So gehet lustig mir zur Hand
sei's mit der Blüte, mit der Frucht!
Der Stute gleich, die Preis gewinnt,
geleite uns das Kraut zum Sieg.
Das wässrige, das milchige,
das nährende, das kräftige –
beisammen sind sie alle hier,
zu machen seinen Schaden heil …
Als vom Himmel einst herab
die Kräuter kamen, sprachen sie:
wen wir noch lebend treffen an,
der Mann soll bleiben unversehrt.«

DAS LIED DES ARZTES
Rig Veda
(Nach POLLOK 1978: 179f.*)

Ma
Hanf in der chinesischen Kräuterkunst

»Der Himmel hat alles Lebende erschaffen, das die Erde empfängt, und es ist das Leben an sich, das die Erde empfangen hat und in seiner Weitergabe an die Nachfahren unendlich ist, während das Einzelne, in dem das Leben steckt, sich durch die Weitergabe des Lebens an die nachkommenden Generationen seiner Endlichkeit stellen muss.«

Wolfgang G. A. Schmidt
Der Klassiker des Gelben Kaisers zur Inneren Medizin
(1993: 33)

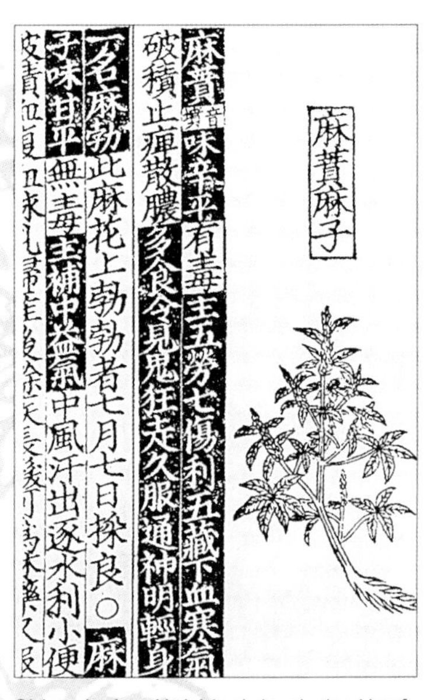

Chinesischer Holzblockdruck der Hanfpflanze mit beschreibendem Text. (Aus *Chêng-lei pên-ts'ao*, Ausgabe von 1234)

Hanf steht am Anfang der chinesischen Zivilisation. Hanf war die erste Pflanze, die von den nördlichen Stämmen gleichzeitig mit ihrer Sesshaftwerdung kultiviert wurde. Aus den Fasern wurden Stricke, Netze und Textilien hergestellt (Zheng 1990: 16). Die Erfindung des Papiers ist ebenfalls dem Hanf zu verdanken. Aus seinen Stengeln wurde in Nordchina das erste Papier der Menschheit geschöpft (Li 1974b).[11]

In dem ältesten überlieferten chinesischen Buch, dem *Shih-Ching* oder *Shijing* (nach neuer Schreibweise), das »Buch der Lieder«, das zwischen dem 9. und 6. Jahrhundert vor Christus (während der Chou- oder Zhou-Dynastie) in Nordchina entstanden ist, aber auf Quellen zurückgeht, die 2000 Jahre älter sind (Keng 1974), wird der Hanf oft genannt (somit erfährt der Hanf seine erste historische Erwähnung). Er wird zu den »hundert Getreiden« gerechnet und in schamanischen Zusammenhang gebracht. Außerdem enthält der Text Anweisungen, wie der Hanf anzubauen ist (Weber-Schäfer 1967: 174):

»Hanf zu bauen, wie macht man's?
Man pflanzt ihn in geraden Reihn.«

In den »Neun Gesängen« im *Ch'u-Tz'u* (oder *Zhouli*), einer Sammlung kultischer Lyrik aus dem 3. Jahrhundert vor Christus wird der Hanf bereits als heilige Pflanze dargestellt (Weber-Schäfer 1967: 19):

»Ich pflücke die Blüten im heiligen Hanffeld,
Pflück sie für ihn, der fern von mir ist.«

Die psychoaktiven Blüten dienten anscheinend als Liebeszauber. Im *Ch'u-Tz'u* werden auch Hanfstengel als Orakel (für das *I Ching*) benutzt (Weber-Schäfer 1967: 204). Im *Shu-King*, das etwa um 500 v. Chr. entstanden sein soll, wird ein schamanisch-magischer Gebrauch der Hanfstengel beschrieben. Darin heißt es, dass der Hanf unter bestimmten Witterungsverhältnissen einen stark verholzten Stengel ausbildet. Der getrocknete Stengel wurde als Schnitzholz für Zauberstäbe verwendet. Dargestellt wurde eine Schlange, die sich um ein Zepter schlängelt. Solche Zauberstäbe wurden in Heilungsritualen verwendet. Ein Verwandter des Kranken musste damit das Krankenbett abklopfen, um die krankheitsbringenden Geister zu vertreiben (Emboden 1990: 217*).

Der alte chinesische und wohl auch der paläo-asiatische Schamanismus ist nahtlos in den aufkeimenden Taoismus integriert worden (Schmidt 1993, Yu 1988). Im alten Neujahrsfest, das gleichzeitig das Erntedankfest (im 10. Monat) war und ursprünglich zur Tagundnachtgleiche im Herbst stattfand, wurde das Alte rituell verabschiedet und das Neue ebenso begrüßt. Die Leiter des Festes trugen weiße Kleidung, die Trauer bezeugend, eine Lederkappe, eine Gerte vom Haselnussstrauch zur Vertreibung der Geister und einen Gürtel aus Hanf zum Erhalt der Fruchtbarkeit (Zheng 1990: 93f.). Der Sperling ist ein archaischer Schamanenvogel (Hilfsgeist) und heißt *ma-ch'iao*, »Hanfvogel«; er »soll der sinnlichste aller Vögel sein, darum soll der Genuss seines Fleisches auch die Geschlechtskraft stärken« (Eberhard 1983: 270).

Als (mythischer) Begründer der chinesischen Kräuterkunde und Pharmazie gilt Shen-Nung oder Shennong. Er, dessen Name »Göttlicher Landmann« bedeutet, wurde zur Welt gebracht, nachdem seine menschliche Mutter vom Kopf eines himmlischen Drachen berührt wurde (Zheng 1990: 38). Shen-Nung wird manchmal als Mensch, manchmal als Mischwesen mit dem Körper eines Menschen und dem Kopf eines Ochsen dargestellt. Er trägt auch den Namen Yandi,

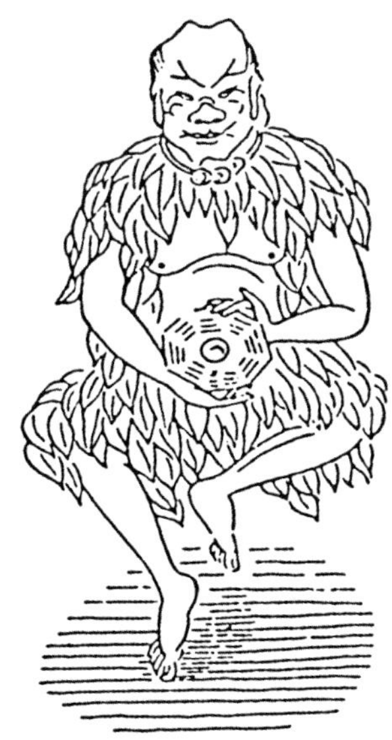

Der im Blättergewand tanzende altchinesische Kulturheros und Schamane Fu-hsi hat den Menschen nicht nur das I-Ging-Orakel geschenkt, sondern auch den medizinischen Hanfgebrauch gelehrt.
(Chinesischer Holzschnitt, nach Adrian)

»Die ersten Frauen, die in der chinesischen Geschichte als Heilkundige auftreten, sind die Schamaninnen. Sie waren Seherinnen, die bei ihren Tänzen in Trance gerieten und in diesem Zustand Beschwörungen aussprachen. Manche brachten es zu großer Berühmtheit, namentlich wenn von ihnen der Ruf ausging, dass sie Krankheiten und Tod voraussagen konnten.«

Paul Schall
Zaubermedizin im alten China?
(1965: 74)

11 Früher hat man den chinesischen Hanf für eine eigene Art gehalten und *Cannabis chinensis* Del. genannt (heute ein Synonym; vgl. Keys 1991: 137).

麻醉
麻木
麻痺
麻亂
麻煩

Das chinesische Wort und Schriftzeichen für Hanf, *ma*, ist Bestandteil vieler zusammengesetzter Begriffe, die das kognitive Umfeld erfassen:
»narkotisch«
»betäubt«
»Lähmung«
»Verwirrung«
»beschwerlich/lästig«

»Roter Kaiser«. Er stand dem Opfer des Herdes vor und brachte den Menschen die Segnungen des Ackerbaus. Er lehrte den frühen Menschen den Gebrauch des Pfluges und den Anbau der »Fünf Getreidesorten«, zu denen der Hanf gehörte.[12] Er probierte die ernährenden, heilenden und giftigen Gewächse an sich selbst aus und verfasste eine Arzneimittellehre, die angeblich dem *Pen ts'ao Ching* zugrunde liegt (WEIKANG 1985: 22f.).

Nicht nur Pflanzen, Nahrungsmittel usw. wurden nach dem Fünferprinzip eingeteilt und zugeordnet, auch Eigenschaften, Verhaltensweisen u.ä. unterlagen diesem kosmologischen Grundsatz. In der taoistischen Welt galten offiziell die »Fünf Vortrefflichkeiten« als Malerei, Medizin, Kalligraphie, Poesie und T'ai Chi Ch'uan. Im alchemistischen Untergrund sahen die »Fünf Vollkommenheiten« ganz anders aus: Trinken, Drogen, Frauen (Sex), Spielen und Rauchen (OLSON 1993: 66).

In der Pharmakopöe des Shen-Nung, die der Legende nach im Jahr 2737 v. Chr. zusammengestellt, tatsächlich aber erst im 1. Jahrhundert (Han-Dynastie) aufgeschrieben wurde, heißt es, der Hanf heile »weibliche Schwäche, Gicht, Rheumatismus, Malaria, Beriberi, Verstopfung und geistige Abwesenheit« (EMBODEN 1990: 217*). Die *ta-ma* genannte Hanfvariätet wird darin als Grundstoff eines Elixiers der Unsterblichkeit genannt: »Dieses Elixier verwandelte einen Sterblichen in eine göttliche transzendente Person. Die Lehre des Tao betont, dass man zur Erreichung der Ziele des Tao sein eigenes Bewusstsein vergessen müsse. Genau dieser Zustand läßt sich mit *Cannabis* erzielen« (EMBODEN 1981b: 328*).

Das alchemistische Elixier, ganz gleich nach welchem Rezept, wurde zur Einnahme mit reichlich frisch gepresstem Hanfsaft vermischt. Diese psychoaktive Zubereitung sollte man jeden Tag schlucken, denn dadurch könnte man sich in »tausend Mann aufteilen und durch die Luft reiten«; außerdem sollte dadurch die Gesundheit verbessert werden (STRICKMAN 1979: 172).

Wahrscheinlich war während der Han-Dynastie bereits das Rauchen von Hanfprodukten bekannt, wie aus dem Fund eines Pfeifenkopfes in Xianyang (Shaanxi-Provinz) zu schließen ist (WEIKANG 1985: Abb.). Der Hanf wurde auch von den taoistischen Alchemisten verwendet (LI 1978: 23). Hanf gehört neben Akonit, Fingerhut *(Digitalis)*, Zinnober, Quecksilber, Gold und Arsenik zu den wichtigsten Ingredienzien der frühen taoistischen »Elixiere der Unsterblichkeit« (COOPER 1984: 54, WARE 1981). Von Nekromanten wurde Hanf kombiniert mit Ginsengwurzel *(Panax ginseng)* eingenommen, um zukünftige Ereignisse vorherzusehen (TOUW 1981: 23*).

Der berühmt-berüchtigte Arzt und erste Chirurg in China, Hua-to (etwa 190–265 n. Chr.) führte das Narkotikum *Ma-Yo* ein.[13] Es bestand aus Hanfharz und Wein (EMBODEN 1990: 217*). Es soll zudem Eisenhut (*Aconitum* sp.) enthalten haben (THORWALD 1985: 245). Die Chinesen, die jedoch eine gewisse Scheu vor körperlichen Eingriffen hegten, wollten nichts von dem Anästhetikum wissen: »Hua-to wurde zu dem chinesischen Fürsten Tsao-tsao gerufen, der an unerträglichen Kopfschmerzen litt. Hua-to riet, eine Öffnung der Schädeldecke durch Trepanation vorzunehmen. Als der Chirurg jedoch mit der Operation beginnen wollte, wurde Tsao-tsao plötzlich von der misstrauischen Furcht überfallen,

12 In alter Zeit waren die Fünf Getreide Hanf, Reis, Gerste, Hirse und Sojabohnen (TOUW 1981: 23*).

13 Dieses Narkotikum hieß auch *ma-po* und sollte u.a. *kudzu*-Blüten (*Pueraria lobata* [WILLD.] OHWI; vgl. SCHNEEBELI-GRAF 1992: 21, 25) und Wermut (*Artemisia absinthium* L.) enthalten haben. Wenn man davon einen Spatel voll genommen hat, musste man sich schnell hinlegen, denn man hörte sogleich eine Stimme, die einem Rat gab (WARE 1981: 255).

Hua-to wolle ihn im Auftrag eines Gegners ermorden. Er ließ den Chirurgen einkerkern und hinrichten. Der Überlieferung zufolge hinterließ Hua-to viele Schriften über Medizin und Chirurgie, die aber auf seinen Wunsch vernichtet wurden, bevor er starb.« (THORWALD 1985: 246) Es sollten noch mehr als zwölf Jahrhunderte vergehen, bis sich wieder ein Arzt mit einem Rezept für chirurgische Eingriffe an die Öffentlichkeit wagte (WEIKANG 1985: 73).

Im Jahre 1578 schrieb Li-Shih-chen (oder Li Shizhen) sein berühmtes Kräuterbuch *Pen-ts'ao* nieder, das noch heute als *das* Grundlagenwerk der chinesischen Kräutermedizin gilt. Viele Krankheiten lassen sich demnach mit Hanf heilen: nervöse Verstimmung, Senilität, Ausfluss der Frauen, Komplikationen bei der Geburt, Vergiftungen mit Schwefel, Blei oder Eisenhut (*Aconitum napellus*), Verstopfung, schweres Erbrechen, Hautausschläge, Geschwüre, Wunden, Kopfflechten, Haarausfall, trockenes Gefühl im Rachen (!), Skorpionstiche, Menstruationsunregelmäßigkeiten, Urinverhalt, Blasengrieß, Hämorrhoiden (vgl. EMBODEN 1981b: 328*, LU 1990: 168). Li-Shih-Chen gibt auch ein Rezept für ein Anästhetikum an:

»Wenn man gleiche Mengen *man-t'o-lo* [Weißer Stechapfel, *Datura metel* var. *alba*] und Hanf im siebten und achten Monat des Jahres sammelt, sie im Schatten trocknet, pulverisiert und in Wein auflöst, wird diese Zubereitung nach der Einnahme eine narkotische Anästhesie bewirken und die Durchführung kleinerer Operationen und Ausbrennungen schmerzfrei erlauben.« (zit. nach EMBODEN 1981b: 328*).

Der Gebrauch von Hanf in der chinesischen Medizin lässt sich am besten auf der grundlegenden Ethik und Kosmologie verstehen:

»Der Grundgedanke, der die chinesische Medizin beherrscht, lautet, dass der Mensch und die Natur eng miteinander verbunden sind. Der chinesische Arzt befürwortet vorbeugende Maßnahmen und eine natürliche Heilkunst mittels Akupunktur, Moxibustion, Phytotherapie, Massagen und anderen kunstgerechten Handgriffen. Der Mensch, der seinen Platz zwischen Himmel und Erde hat, muss sich in die äußere Welt einfügen. Aus diesem Grund ist die Medizin auf innige Weise mit der Kosmologie verbunden. Sie tendiert dazu, das Betätigungsfeld des Praktikers zu erweitern und es mit dem Universum zu vereinen« (WONG 1990: 49).

Auf dieser Grundlage ist die medizinische Bedeutung von Hanf als vorbeugendes Mittel, als Tonikum und Aphrodisiakum, sowie als therapeutisches Medikament zu verstehen (CHIN und KENG 1992: 49). Der Hanf hat bis heute einen unerschütterlich festen Platz in der traditionellen chinesischen Medizin (TCM). Er wird in allen offiziellen Arzneimittellehren geführt (BEIJING MEDICAL COLLEGE 1985: 222). Er taucht unter den Namen *Hou-ma-ren*, *Ma-jen* oder *Ta-ma* auf und wird zu den »sedierenden Mitteln« und den »Asthmamitteln« gerechnet (PALOS 1990: 232, 234). Mitunter wird er auch zu den purgierenden, »nach unten reinigenden« Mitteln gezählt, denn er gilt auch als wirkungsvolles Abführmittel bei älteren Menschen (BEIJING MEDICAL COLLEGE 1985: 222, HSU 1986: 95f.). Allgemein heißt es:

»Jeder Teil der Pflanze findet medizinische Verwendung; der Stengel wirkt entwässernd und harntreibend; das Öl lindert Reizungen bei trockenem Hals; die männlichen Blüten verwendet man bei ›Winderkrankungen‹ und Menstruationsstörungen; das Harz der weiblichen Blüten ist leicht giftig und wirkt auf das Nervensystem (Haschisch). Es wird bei Nervenleiden verwendet. Li Shizhen bemerkt, dass es bei übermäßiger Verwendung zu ›Halluzinationen und einem unsicheren Gang‹ führt« (REID 1988: 89).

»Die alles übertreffende Medizin hat drei Kennzeichen: *ching* (Essenz), *ch'i* (Lebenskraft) und *shen* (Geist), die schwer fassbar und verborgen sind...
Das Elixier heißt ›Grüner Drache und weißer Tiger‹; das Elixier ist die Natur der Nicht-Natur, die Leere der Nicht-Leere.«

DER JADE KAISER
Die drei Schätze der Unsterblichkeit
(OLSON 1993: 41, 43)

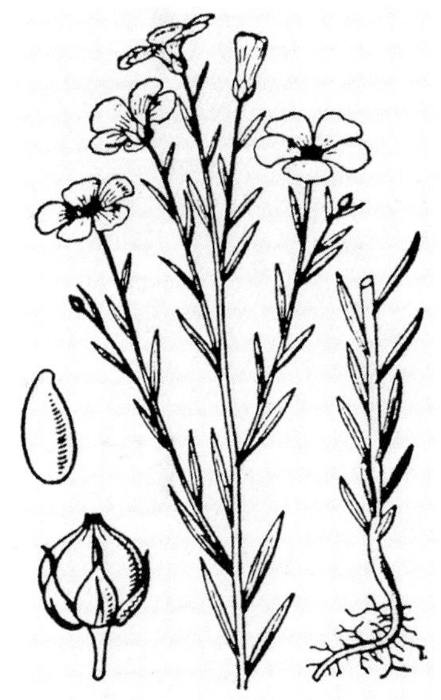

In der traditionellen chinesischen Medizin (TCM) gilt als Ersatzmittel für den Hanf das *ya-ma-jen* genannte Leinkraut oder der Flachs (*Linum usitatissimum* L.).
(Chinesische Darstellung in einem alten Kräuterbuch)

Das Wesen des Hanfs wird als süß und neutral beschrieben; er hat eine Affinität zu Milz, Magen und Dickdarm. Er wirkt laxativ, durchblutungsfördernd, emollientisch (die Haut erweichend), Schleimhautreizungen lindernd, hustenlindernd, antiseptisch und antidotisch. Meist wird er bei »Verstopfung aufgrund von Flüssigkeitsmangel, besonders bei alten Patienten und nach Entbindungen«, Harnverhaltung, Regelanomalien, Erbrechen, Migräne, Rheuma, Krebs, Geschwüre, Mittelohrentzündungen und Verbrennungen verordnet. Meist werden die Samen in einer Dosis von 9 bis 30 g, vermischt mit anderen Drogen oder als Tee, gegeben (nach Bensky und Gamble 1986: 173f., Paulus und Ding 1987: 247, Reid 1988: 89). Als Ersatzstoff wird Leinsamen angegeben: »Semen Cannabis hat nach Auffassung der chinesischen Pharmakologie die gleiche traditionelle Wirkungsbeschreibung wie Semen Lini« (Paulus und Ding 1987: 248). Als Ersatzmittel für Hanfsamen werden auch Sesamsamen angegeben (Hsu 1986: 96).

Als Genussmittel wurde Hanf schon früh mit Opium kombiniert. Es heißt im *Pen-ts'ao kang mu shih-i*, »die Befriedigung, die sich dadurch erreichen lässt, ist um vieles stärker als beim gewöhnlichen Tabak« (Unschuld 1973: 145).

»Ich habe mich entschlossen,
Landwirtschaft zu studieren
und mit Gemüse auf den Markt
zu gehen.
Ich habe meine Bücher über
Kriegskunst und Literatur weggelegt.
Der Garten ist übervoll mit
bunten Blumen,
die in der Sonne glänzen.
Auf beiden Seiten wachsen
dunkle Weidenbäume,
deren Äste sich im Winde wiegen.
Es hat genug geregnet; Hirse
und Hanf gedeihen gut.
Auf kleinen Plätzen im Hof
kommen im Spätfrühling
die Arzneipflanzen.
Vor dem Tor liegt ein riesiger
Felsblock,
auf dem sich schön sitzen lässt.
Alte Männer sagen, es sei ein
vom Himmel gefallener Stern.«

Li K'ai-hsien
(Ming-Dynastie)

Maren Wan, »Große Pille mit Hanffrüchten«

(nach Lee 1996: 80)

Gedünstete Rhabarberwurzel (*Radix et Rhizoma Rhei*)	150 g
Unreife Apfelsinen (*Fructus Aurantii Immaturus*)	75 g
Magnolienrinde (*Cortex Magnoliae Officinalis*)	75 g
Päonienwurzel (*Radix Paeoniae Rubra*)	75 g
Hanffrüchte (*Fructus Cannabis*)	56,25 g
Bittere Mandeln (*Semen Armeniacae Amarum*)	46,875 g

Aus diesen zerkleinerten Zutaten werden mit Honig Pillen in der Größe der Samen des »Baumes der Kaiserin« (*Pavlownia tomentosa*) gedreht. Nimm 50 dieser Pillen mit warmem Wasser auf nüchternen Magen. Davon werden Unterleibsbeschwerden geheilt.

Laxans

Gleiche Teile Hanfsamen und Dang Gui (*Radix Angelicae Sinensis*) werden im Mörser zerstoßen. Von dem Pulver wird eine Dosis von 20 g angegeben. Die Mischung kann auch als Tee aufgebrüht werden.

Bei Röte, Schmerzen und Ulkusbildung der Mundhöhle durch Magenhitze:

Gleiche Teile Hanfsamen, Jin Yin Hua (*Flos Lonicerae Japonicae*) und Gan Cao (*Radix Glycyrrhizae Uralensis*) werden zerstoßen und in einer Dosis von 15 bis 30 g eingenommen.

Literatur

Beijing Medical College
1985 *Dictionary of Traditional Chinese Medicine.* Hemel Hempstead: Allen und Unwin.
Bensky, Dan und Andrew Gamble
1986 *Chinese Herbal Medicine – Materia Medica.* Seattle: Eastland Press.
Chin, Wee Yeow und Hsuan Keng
1992 *An Illustrated Dictionary of Chinese Medicinal Herbs.* Sebastopol, CA: CRCS Publications.

COOPER, J.C.
1984 *Chinese Alchemy.* Wellingborough, Northhamptonshire: The Aquarian Press.
EBERHARD, Wolfram
1983 *Lexikon chinesischer Symbole.* Köln: Diederichs.
HSU, Hong-Yen
1986 *Oriental Materia Medica.* Long Beach, CA: Oriental Healing Arts Institute of U.S.A.
HSU, Hong-Yen und William G. PEACHER (Hg.)
1982 *Chinese Herb Medicine and Therapy.* Los Angeles: Oriental Healing Arts Institute of U.S.A.
KENG, Hsuan
1974 »Economic Plants of Ancient North China As Mentioned in *Shih Ching* (Book of Poetry)« *Economic Botany* 28: 391–410.
KEYS, J. D.
1991 *Chinese Herbs: Their Botany, Chemistry und Pharmacodynamics.* Rutland, Vermont: Charles E. Tuttle Co.
LEE, Je-Ma
1996 *Longevity and Life Preservation in Oriental Medicine.* Seoul: Kyung Hee University Press.
LI, Hui-Lin
1974a »The Origin and Use of Cannabis in Eastern Asia: Linguistic-Cultural Implications« *Economic Botany* 28: 293–301.
1974b »An Archaeological and Historical Account of Cannabis in China« *Economic Botany* 28: 437–448.
1975 »The Origin and Use of Cannabis in Eastern Asia: Their Linguistic-cultural Implications« in: V. RUBIN (Hg.), *Cannabis and Culture,* S. 51–62, The Hague: Mouton [fast identisch mit LI 1974a].
1978 »Hallucinogenic Plants in Chinese Herbals« *Journal of Psychedelic Drugs* 10(1): 17–26.
LU, Henry C.
1990 *Chinese Foods for Longevity.* New York: Sterling Publishing Co.
OLSON, Stuart Alve
1993 *The Jade Emperor's Mind Seal Classic.* St. Paul, MN: Dragon Door Publications.
PALOS, Stephan
1990 *Chinesische Heilkunst.* Düsseldorf: Econ.
PAULUS, Ernst und DING Yu-he
1987 *Handbuch der traditionellen chinesischen Heilpflanzen.* Heidelberg: Haug.
REID, Daniel P.
1988 *Chinesische Naturheilkunde.* Wien: Orac.
SCHALL, Paul
1965 *Zaubermedizin im Alten China?* Stuttgart: J. Fink Verlag.
SCHNEEBELI-GRAF, Ruth
1992 *Nutz- und Heilpflanzen Chinas.* Frankfurt a.M.: Umschau.
SCHMIDT, Wolfgang G.A.
1993 *Der Klassiker des Gelben Kaisers zur Inneren Medizin: Das Grundbuch chinesischen Heilwissens.* Freiburg: Herder.
STRICKMAN, Michel
1979 »On the Alchemy of T'ao Hung-ching« in: Holmes WELCH und Anna SEIDEL (Hg.), *Facets in Taoism,* S. 123–192, New Haven und London: Yale University Press.
THORWALD, Jürgen
1985 *Macht und Geheimnis der frühen Ärzte.* München: Droemer-Knaur.
UNSCHULD, Paul Ulrich
1973 *Pen-Ts'ao: 2000 Jahre traditionelle pharmazeutische Literatur Chinas.* München: Heinz Moos Verlag.
WARE, James R.
1981 *Alchemy, Medicine and Religion in the China of A.D. 320: The Nei P'ien of Ko Hung.* New York: Dover.
WEBER-SCHÄFER, Peter
1967 *Altchinesische Hymnen.* Köln: Hegner [enthält das »Buch der Lieder« und die »Gesänge von Ch'u«].
WEIKANG, Fu
1985 *Traditional Chinese Medicine and Pharmacology.* Beijing: Foreign Languages Press.
WONG, Ming
1990 »Die altchinesische Medizin« in: R. TOELLNER (Hg.), *Illustrierte Geschichte der Medizin,* S. 49–89, Salzburg: Andreas und Andreas.
YU, Chaishin
1988 »Korean Taoism and Shamanism« in: C. YU und R. GUISSO (Hg.), *Shamanism: The Spirit World of Korea,* S. 98-118, Berkeley: Asian Humanity Press.
ZHENG, Chantal
1990 *Mythen des alten China.* München: Diederichs.

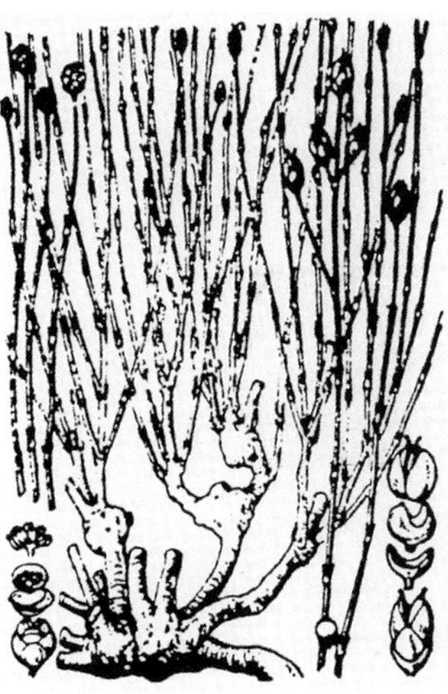

Das Chinesische Meerträubel (*Ephedra sinica* STAPF) heißt auf Chinesisch *Ma-huang*, ein Name, der das Wort *ma*, »Hanf«, enthält. *Ephedra* hat stark stimulierende Wirkungen und ist eine ausgezeichnete Medizin bei Asthma und Heuschnupfen. Manchmal wird Ephedrakraut mit Hanf vermischt geraucht.
(Chinesische Darstellung in einem alten Kräuterbuch)

Kamanin
Hanf in der japanischen Medizin

»Was ist Buddha? –
Drei Pfund Hanf!«

Japanisches Sprichwort oder Koan

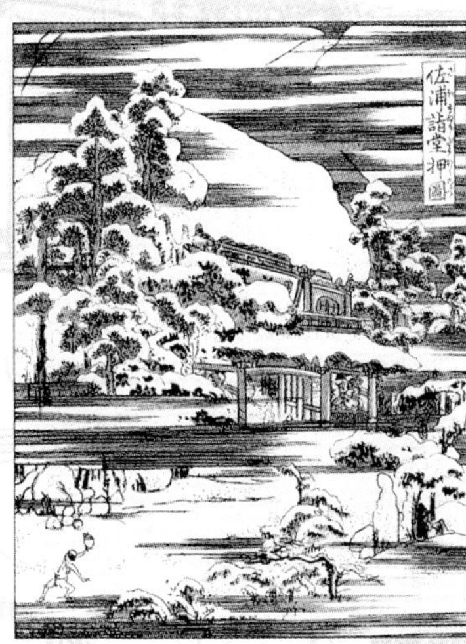

Die japanische Ritualhalle von Urasa, in der Hanf als Opfergabe obligat war. Im alten Japan war das Ausstreuen von Hanfblüten ein weitverbreiteter Fruchtbarkeitszauber, der die »wirkliche Aussaat auf die noch unter dem Schnee schlummernden Felder« symbolisierte. (Holzschnitt, Japan, 19. Jh.)

Am Anfang der japanischen Medizingeschichte steht – wie in China und Korea – der Schamanismus. Die Ureinwohner Japans, die Ainu, von denen nur noch wenige, zurückgedrängt und kulturell brutal assimiliert, auf der nördlichen Insel Hokkaido leben, entwickelten eine naturverehrende Religion, in deren Mittelpunkt ein Bärenritual stand. Seit frühester Zeit wird die Medizin der Ainu von meist weiblichen, manchmal männlichen Schamanen getragen (Ohnuki-Tierney 1980). Es ist bekannt, dass die Ainu-Schamanen verschiedene psychoaktive Pflanzen (z.B. den Sumpfporst *Ledum palustre* L.), ganz ähnlich wie die sibirischen Völker, benutzten (Mitsuhashi 1976, Ohnuki-Tierney 1980: 134). Leider ist nicht überliefert, ob sie den Hanf kannten und medizinisch, rituell oder rekreativ benutzten.

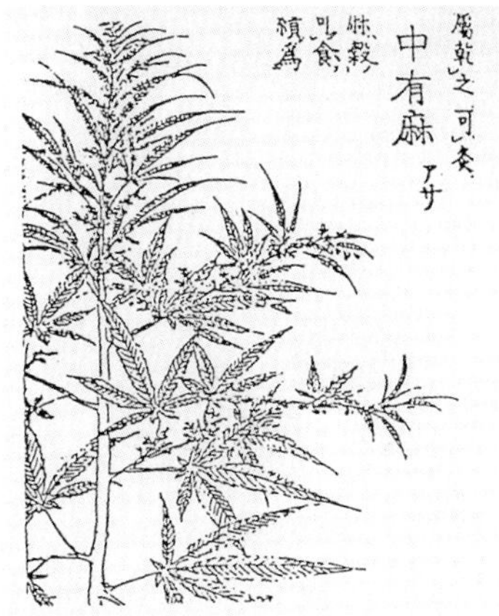

Holzblockdruck der Hanfpflanze in der japanischen Ausgabe eines aus China stammenden, medizinischen Kräuterbuches. (Aus Okamoto Otori, *Mao-Shih-ming-wu-t'zu-kao*, um 1785)

Im Neolithikum wanderten verschiedene asiatische Völkerschaften von Korea aus nach Japan ein. Sie brachten den in Ostasien praktizierten Schamanismus mit und stifteten dadurch die Grundlagen des späteren Shintoismus (Chang Chu-kun 1988). Schamanen blieben seither immer ein Bestandteil der japanischen Gesellschaft. Es gibt sie sogar heute noch (Eder 1958).

Im Jahre 414 n. Chr. wurde in Japan die chinesische Medizin von koreanischen Ärzten offiziell eingeführt. Die chinesische Medizin wurde in die bodenständige Shinto-Kultur eingegliedert, sie wurde japanisiert. Die volkstümliche Shinto-Gottheit Okuni-nushi no Mikoto (»Erhabener Gebieter des Großen Landes«) wurde zum Schutzherrn der Medizin und Kenner der Kräuter erklärt. In den folgenden Jahrhunderten wurde die »Japanische Medizin« immer mehr durch koreanische Ärzte, die vorwiegend auf chinesischer Grundlage arbeiteten, beeinflusst und bestimmt, aber auch von ayurvedischen Vorstellungen, die mit buddhistischen Missionaren einsickerten, bereichert (Briot 1990).

Im Jahr 562 n. Chr. kam Chu Ts'ung, ein chinesischer Mönch, nach Japan. Er hatte 164 medizinische Bücher im Reisegepäck, darunter die klassischen Werke über Akupunktur und das *Pen ts'ao ching*, die grundlegende Pharmakopöe der Chinesen (Briot 1990: 652). Damit wurde spätestens das Wissen um die medizinische Wirksamkeit des Hanfs, zumindest offiziell, in die japanische Medizin eingebracht. Alle späteren japanischen Arzneibücher gehen auf das chinesische *Pen ts'ao ching* zurück. Für das Jahr 757 ist die erste Apotheke dokumentarisch belegt (Rosner 1989: 19).

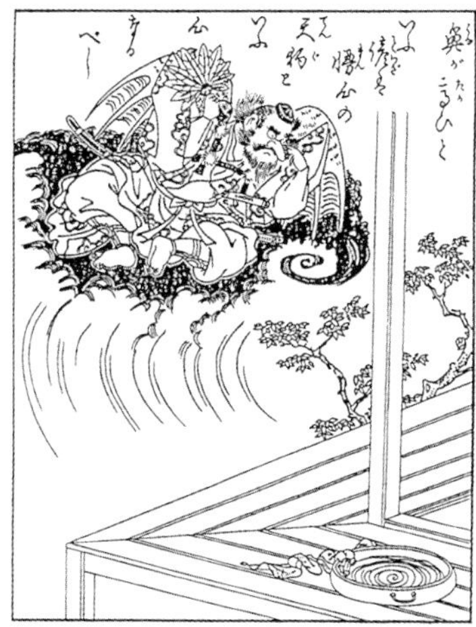
Der japanische Tengu, ein schamanischer »Fliegenpilz-Kobold«, hat ein magisches Blatt, einen Zauberfächer, mit dem er seine Tricks und Zaubereien vollführt. In manchen traditionellen Darstellungen erinnert das Zauberblatt des Tengu deutlich an ein Hanfblatt: Fliegender Tengu, der mit seinem Fächer/Blatt Wind erzeugt. (Illustration von Ishikama, Toyonobu, Edo-Periode)

Um 808 n. Chr. befahl der japanische Kaiser Heizei, dass alle Gouverneure in ihrer jeweiligen Provinz bei Klöstern und alten Familien medizinische Hausrezepte und Überlieferungen sammeln sollten. Diese traditionellen Rezepte wurden von Hizumo Hirosada und Abe Manao in hundert Bänden, dem *Daido-rui juko*, der »Rezeptsammlung aus der Daido Ära« veröffentlicht. Leider ist dieses wertvolle volksmedizinische Werk, in dem sicherlich der Hanf erwähnt wurde, zum Großteil verloren gegangen (Briot 1990: 656).

Das älteste erhaltene japanische Grundlagenwerk zum Kräutergebrauch, das *Honzowamyo*, »Die [japanischen] Namen der Pflanzen«, von Sukahito Fukae stammt aus dem Jahre 918 n. Chr. (Heian-Periode). Es ist im Großen und Ganzen eine japanische Adaptation der großen und viel älteren chinesischen Arzneimittellehren (Hodge 1974: 128).

1607 gelangte eine chinesische Ausgabe des *Pen-ts'ao kang-mu* von Li Shih-chen (1518–1596) in den Besitz des Leibarztes des Shogun. Es wurde sehr einflussreich für die medizinisch-pharmakologische Beurteilung der in Japan gedeihenden Gewächse (Rosner 1989: 67).

1805 führte der japanische Arzt Hanaoka Seishu die erste Brustamputation in

Japan durch. Die Vollnarkose bewirkte er durch ein Präparat, das er in Anlehnung an das *Mafusan*, das berühmte Rezept des Hua-to mischte (NAMBA 1980: 201). Er benutzte 8 Teile *Datura tatula* [= *Datura stramonium* var. *tatula* TORR] und jeweils zwei Teile *Aconitum japonicum*, *Angelica anomala*, *Angelica acutiloba*, *Cnidium officinale*, *Arisaema japonicum;* das Ganze wurde zerhackt in Wasser aufgekocht. Die Narkose trat nach 1 bis 2 Stunden ein und dauerte 5 bis 6 Stunden (BRIOT 1990: 669). Hanaokas Rezept unterschied sich vom chinesischen Original im wesentlichen durch das Weglassen des Hanfes. Warum hat Hanaoka auf den Hanf verzichtet?

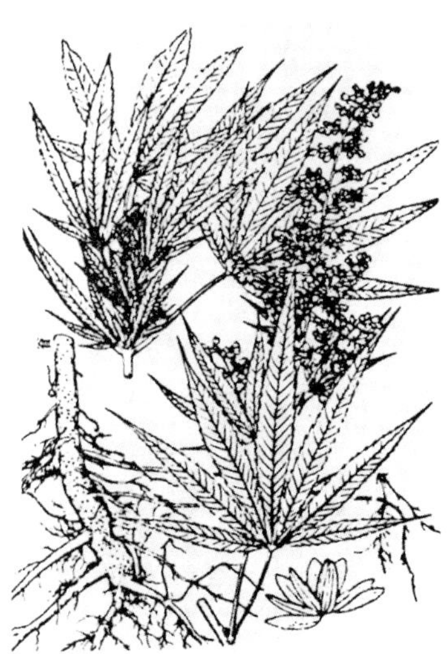

Alte japanische Darstellung des Kamanin *(Cannabis sativa)* aus einem medizinischen Buch. (Nach KIMURA)

Gegen Ende des 19. Jahrhunderts wollte die Meiji-Regierung nach der offiziellen Übernahme der abendländischen Medizin die traditionelle, über Jahrhunderte gewachsene Medizin (*Kampo*, die »Chinesische Methode«) abschaffen. Besonders wurden die chinesischen Medikamente beargwöhnt und allmählich unterdrückt (BRIOT 1990: 677). In diesem Jahrhundert nimmt die moderne pharmakologische Forschung auch in Japan wieder die Untersuchung traditioneller Heilpflanzen wie Ma-huang (*Ephedra sinica*), Ling-chih (*Ganoderma lucidum*) oder Gingko wieder auf (ROSNER 1989: 1).

Der Hanf wird in Japan seit alters her in den Präfekturen Ibaragi, Zochigi, Hiroshima, Nagano, Saga und Kumanoto kultiviert. Dort wird die Pflanze 2 bis 4 Meter hoch und kommt im August oder September zur Blüte. Es wird behauptet, dass der japanische Hanf relativ wenig psychoaktives Harz absondert:

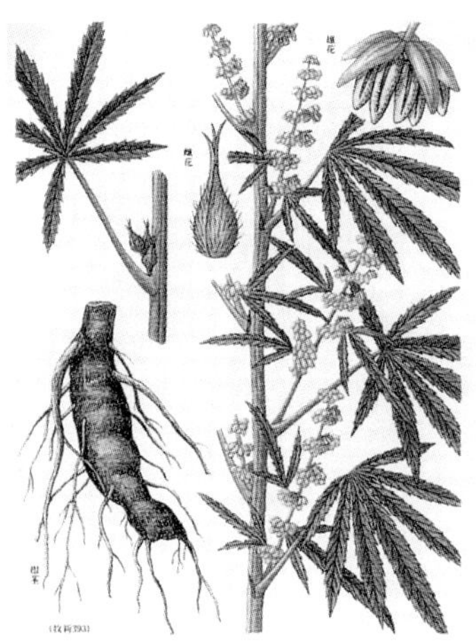

Darstellung des medizinisch nutzbaren Hanfs (*Cannabis sativa*) in einem japanischen Buch über Heilpflanzen. (Nach MITSUHASHI 1988: 23)

»Japanischer Hanf für Textilien enthielt eigentlich keinen giftigen Teil [Cannabinole], ist aber seit kurzem durch Kreuzung auch giftig geworden. Kürzlich ist es jedoch gelungen, die japanische Sorte gentechnologisch zu trennen, so dass die Zucht des sicheren Hanfs wiederaufgelebt ist. Die Fasern, wie für die Hanfleinwand, werden aus den Stengelrinden hergestellt. Aus dem inneren Holzteil des Stengels wird Kohle für Taschenwärmer oder Pulverkohle für Schießpulver hergestellt. Hanföl wird durch Pressen von Samen gewonnen und wird für Farben, Wasserdichtungen usw. verwendet.« (KIMURA und KIMURA 1987: 22)

In einer sehr frühen aus China übernommenen Arzneimittellehre, dem *Shino-Honzo-Sutra*, »Lehre über Kräuter«, wird der Hanf *Masho* genannt. Zu seiner Wirkung heißt es:

»Dieser Hanf heilt fünf Krankheiten und sieben Arten von Verletzungen. Nimmt man aber zuviel, so dreht man durch« (zit. in NAMBA 1980: 201).

In der traditionellen japanischen Medizin (Kampo) werden vor allem die *Mashinin*, *Kamanin* oder *Taimanin* genannten Trockenfrüchte (*Cannabidis Semen*) des Hanfs benutzt (TSUMURA 1991: 113):

»Mashinin ist ein Arzneimittel für Milz, Magen und Darm. Es befeuchtet den Darm und macht den Gang glatt, so dass es gegen Stuhlverstopfung benutzt wird. Seine Wirkung ist ähnlich wie Sesam, aber Sesam ist nützlich für die Blutnahrung und die Nieren, Mashinin ist nützlich für die Befeuchtung und die Darmglättung. Deshalb wird Mashinin gegen Verstopfung wegen Feuchtigkeitsmangel durch Magenfieber und Sesam gegen die Verstopfung durch Nierenerkrankungen sowie Blutmangel angewendet.« (NAMBA 1980: 202)

Als Anwendungsbereich wird angegeben: »Mashinin wird als Laxans für Alte, Kinder, werdende und stillende Mütter und für diejenigen, die nach einer schweren Krankheit noch geschwächt sind, angewendet. Auch wird es als Arznei gegen Husten oder als Befeuchtungsmittel verwendet. Heute wird es meistens als Lebensmittel, wie für die Mixtur von sieben scharfen Gewürzen, als Vogelfutter, als Rohstoff für die Ölindustrie usw. genommen.« (NAMBA 1980: 202)

In vergangenen Jahrhunderten wurden auch die psychoaktiven Harze des Hanfs als Beruhigungs- und Schmerzmittel verwendet. Ebenso wurden sie zur Einleitung einer medizinischen Hypnose eingesetzt (Kimura und Kimura 1978: 22).

Die Kampo-Medizin hat im heutigen Japan, das sich rein westlich orientiert, kaum noch Bedeutung (Ohnuki-Tierney 1992, Tsumura 1991). Es gibt nur noch wenige traditionelle Kräuterläden. In den traditionsreichen Städten wie Kyoto und Nara und in den ländlichen Gebieten findet man sie hin und wieder. Lediglich der Verkauf von cannabinolfreien Samen (*Namanin*) ist gestattet. Ansonsten ist der Besitz von Cannabisprodukten strikt verboten. Wer Hanf besitzt, züchtet oder handelt, muss mit einer Gefängnisstrafe von mindestens fünf Jahren rechnen. Haschisch wird im japanischen Untergrund mit Gold aufgewogen. Das Durchgreifen der Polizei ist brutal und unerbittlich. Dennoch sind manche traditionelle Rituale ohne Hanf unmöglich:

»Wenn eine Frau im Kindbett gestorben ist, wird ihr Name auf ein rohes Hanftuch geschrieben und dieses an Bambusstäben horizontal aufgespannt. Von vorübergehenden Leuten lässt man Wasser darauf spritzen. Wenn dann allmählich das Tuch verfault und ein Loch entsteht, ist die Tote zur ewigen Ruhe eingegangen.« (Eder 1958: 377)

Obwohl der Besitz von Hanfpräparaten in Japan als Verbrechen gilt und hart bestraft wird, trifft man den Hanf doch täglich an, und zwar als Bestandteil der berühmten Gewürzmischung Kaori Shichimi. Damit werden die Grillspießchen (*Yakitori*) gewürzt. Wie so viele asiatische Gewürzmischungen ist auch diese nach medizinischen Gesichtspunkten zusammengestellt. Sie soll die Verdauung (vor allem durch den Hanf) anregen und allgemein die Gesundheit fördern.

Sha-kanzo-to

(nach Tsumura 1991: 206f.)

Dihuang-Wurzel (*Rehmanniae Radix*)	6 g
Schlangenbartknollen (*Ophiopogonis Tuber*)	6 g
Zimtrinde (*Cinnamomi Cortex*)	3 g
Chinesische Dattel (*Zizyphi Fructus*)	3 g
Ginsengwurzel (*Ginseng Radix*)	3 g
Ingwer (*Zingiberis Rhizoma*)	1 g
Hanfsamen (*Cannabidis Semen*)	3 g
Süßholzwurzel, geröstet (*Glycyrrhizae Radix*)	3 g
Extrakt aus Pferdeleder (*Asini Gelitinum*)	2 g

Dieses Kampo-Medikament wird bei Schwächezuständen, Herzklopfen und Kurzatmigkeit verordnet.

Kaori Shichimi (»Duftender Sieben-Geschmack«)

Chimpi (getrocknete Orangenschale) – *Citrus* sp.
Hanfsamen – *Cannabis sativa*
Mohnsamen – *Papaver somniferum*
Sesamsamen – *Sesamum indicum*
Aosa (Seetang, diverse Arten)
Guinea-Pfeffer – *Capsicum annuum* var. *longum*
Sanshō (Japanischer Pfefferbaum) – *Zanthoxylum piperitum*

zu gleichen Teilen mischen, mahlen und nach Geschmack über das Essen streuen.

Hanf zur rituellen Reinigung von Ritualorten:
»Haben sich alle [Teilnehmer] aus der Zeremonialhalle entfernt, dann streut der Berghäuptling, wie es üblich ist, dort Hanfhülsen aus. Am nächsten Morgen bringt er geheiligten Wein als Opfer dar, wobei er rückwärts zu dem Gott hinschreitet, da dieser es nicht mag, wenn man ihm sich vorwärtsschauend nähert. Die am Abend zuvor verstreuten Hanfhülsen sind nun alle in kleine Stückchen zerbrochen. Das erklären sich die Leute so: Nachdem die Menschen und der Berghäuptling alle weggegangen sind, versammeln sich die Götter und tanzen nun ihrerseits, wobei natürlich die Hanfhülsen alle zertreten werden.
All diese göttlichen Geschehnisse ähneln Kinderspielen, aber man sollte nicht versuchen, sie mit gewöhnlichem Verstand zu begreifen. Sicher gibt es auch anderswo Ähnliches; ich habe hier davon berichtet, damit man es mit anderen Begebenheiten dieser Art vergleichen kann.«

Bokushi Suzuki
Leben unter Schnee
(1989: 251)

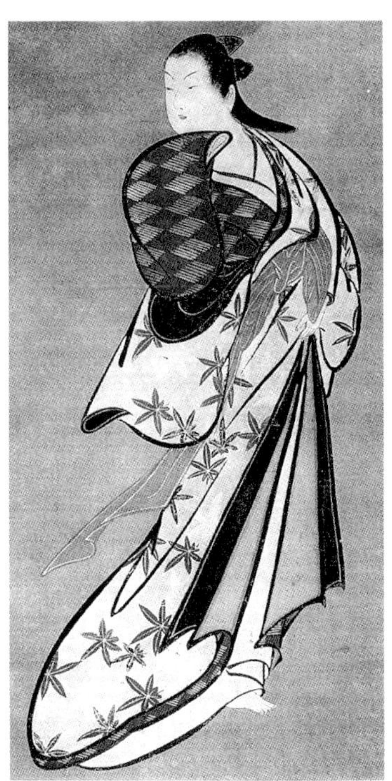

Der Hanf hatte früher einen Platz in der japanischen Kultur: Auf diesem japanischen Farbholzschnitt aus dem 18. Jahrhundert ist eine Frau porträtiert, die einen Kimono trägt, der mit Hanfblättern verziert ist.

Literatur

Briot, Alain

1990 »Die japanische Medizin« in: R. Toellner (Hg.), *Illustrierte Geschichte der Medizin*, Bd. 2, S. 651–681, Salzburg: Andreas und Andreas.

Chan Chu-kun

1988 »A Correlation of the Ancient Religions of Japan and Korea« in: R.W.I. Guisso und Chai-Shinb Yu (Hg.), *Shamanism: the Spirit World of Korea*, S. 52–59, Berkeley: Asian Humanities Press.

Eder, Matthias

1958 »Schamanismus in Japan« *Paideuma* 6(7): 367–380.

Hodge, W. H.

1974 »Wasabi – Native Condiment Plant of Japan« *Economic Botany* 28: 118–129.

Kimura, Koiti und Takeatsu Kimura

1978 *Medicinal Plants of Japan* (New Edition, Completely Revised). Osaka: Hoikusha Publishing Co. [in Japanisch].

Lowell, Percival

1894 *Occult Japan: Shinto, Shamanism and The Way of the Gods*. Boston: Houghton-Mifflin (Reprint Rochester, Vermont, Inner Traditions International).

Mitsuhashi, Hiroshi

1976 »Medicinal Plants of the Ainu« *Economic Botany* 30: 209–217.

1988 (Hg.), *Illustrated Medicinal Plants of the World*. Tokyo: Hokuryukan [Japanisch].

Namba, Tsuneo

1980 *Coloured Illustrations of Wakan-Yaku (The Crude Drugs in Japan, China and the Neighbouring Countries)*. (2 Bde.) Osaka: Hoikusha Publishing Co. [in Japanisch; enthält eine Genealogie der japanischen Kräuterbücher].

Ohnuki-Tierney, Emiko

1980 »Ainu Illness and Healing« *American Ethnologist* 7(1): 132–152.

1992 *Illness and Culture in Contemporary Japan: An Anthropological View*. Cambridge: Cambridge University Press.

Rosner, Erhard

1980 *Medizingeschichte Japans*. Leiden usw.: E. J. Brill.

Suzuki, Bokushi

1989 *Leben unter dem Schnee: Geschichten und Bilder aus dem alten Japan*. München: Diederichs.

Tsumura, Akira

1991 *Kampo: How the Japanese Updated Traditional Herbal Medicine*. Tokyo und New York: Japan Publications.

Vijaya
Hanf in der ayurvedischen Medizin

Die Pflanzenheilkunde »war ursprünglich von Menschen mit spirituellem Wissen ›erschaut‹ worden. Im Verlauf von Tausenden von Jahren praktischer Erfahrung hat sich die Pflanzenheilkunde verfeinert. So betrachtet stellt der Ayurveda wahrscheinlich die älteste, auf geistiger Einsicht beruhende und am höchsten entwickelte Wissenschaft der Pflanzenheilkunde der Welt dar.«

VASANT LAD und DAVID FRAWLEY
Die Ayurweda-Pflanzen-Heilkunde
(1987: 17)

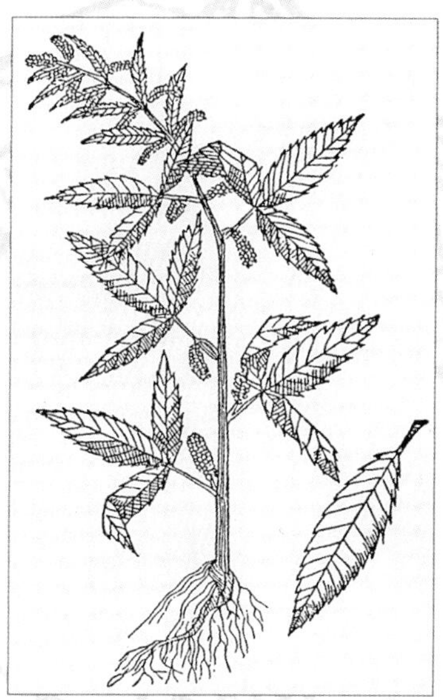

Die früheste europäische Darstellung der indischen Hanfpflanze, unter ihrem Namen *bangue* publiziert. (Holzschnitt aus GARCIA DA ORTA, 16. Jh.)

Die Veden oder vedischen Schriften bilden die älteste Literatur Indiens. *Veda* bedeutet so viel wie »Wissen«; noch heute gelten die vedischen Schriften als das Urwissen der indischen Kultur (Mylius 1989). Das *Rig Veda*, eine Sammlung religiöser Hymnen, wurde etwa zwischen 1200 und 100 v. Chr., vielleicht auch schon früher niedergeschrieben. In zahlreichen Hymnen wird eine psychedelische Superdroge namens Soma besungen.[14] Sie hat aber nicht nur die Kraft, himmlische Visionen zu verleihen, sondern auch den Menschen zu heilen. Das *Atharva Veda*, eine Sammlung medizinischer Texte und Zaubersprüche ist wesentlich jünger und stammt aus dem 7. Jahrhundert v. Chr. In diesen Texten taucht auch wieder *Soma* auf, aber auch der Hanf als Heilmittel, diesmal unter dem Namen *Vijaya*, der »Sieger«. Obwohl die botanische Identität der Somapflanze nach wie vor unsicher ist, wurde sie in der späteren indischen (medizinischen) Literatur oft als Hanf identifiziert. Sicher ist, dass der Hanf schon zu vedischer Zeit als Heilmittel verwendet wurde. Sein Name »Sieger« deutet schon auf seine große Kraft im Überwinden der Krankheitsdämonen hin. Soma und Vijaya gelten beide als *rasayana*, Elixiere höchster Heilkraft (Müller 1954). Nach dem *Atharva Veda* ist Hanf eine heilige Pflanze, weil in »seinen Blättern ein Schutzengel [Deva] lebt« (Touw 1981: 25*).

In einer puranischen Mythe heißt es, dass Dhanvantari, der Arzt oder Schamane der Götter, bei der Quirlung des Urozeans, des Allmeeres, geboren wurde. Er erschien mit einem milchweißen Kelch, der mit Amrita, dem Elixier der Unsterblichkeit, gefüllt war, in seinen Händen. Der Mond gilt als Gefäß des Amrita. Dieses Gefäß füllt sich nach jeder Leerung wieder von selbst; daher nimmt der Mond ab und wieder zu. Dhanvantari hat nicht nur den Trank der Unsterblichkeit gebracht, sondern auch den Ayurveda:

»Nach dem medizinischen Lehrbuch des Śuśruta empfing er den *Ayurveda*, d.h. ›den Veda der vollständigen Lebensdauer‹, von Brahmâ selbst, nach puranischer Auffassung vernichtet schon die bloße Erwähnung seines Namens die Krankheit. Nur wenige Tempel sind ihm gewidmet: er hat aber zu interessanten Vorstellungen Anlass gegeben, weil er die beiden Seiten der indischen Heilkunde, die Fähigkeit, das Leben zu verlängern, und die Kunst, Krankheiten und Dämonen abzuwehren, in sich vereinigt. Im Laufe der Zeit wurde er eine Manifestation Viśnus« (Gonda 1978: 232).

Die als Veden zusammengefassten Schriften bilden den Grundstock des »Wissens« des Ayurveda, der altindischen »Lebenskunde«. Ayurveda heißt »das Wissen vom Leben«; und eben dazu gehört natürlich das Wissen um Vorbeugung und Therapie von Krankheiten, Erschöpfungszuständen und chronischen Leiden. Zu den wesentlichen Grundlagenwerken zählen die Schriften des Charaka (um 500 v. Chr.) und Shushrata (5. Jh. v. Chr.), das *Charaka-Samhita* und das *Shushrata-Samhita* (Sharma 1985). Das wichtigste ayurvedische Lehrbuch aus dem indi-

14 Soma ist der Name für eine Pflanze, einen daraus bereiteten metartigen Rauschtrank und eine männliche Gottheit. In der vedischen Literatur ist es besonders der Donnergott Indra, der sich ständig am Soma berauscht. Die botanisch nach wie vor nicht identifizierte Pflanze (Ott 1994) wuchs auf den höchsten Bergen im Himalaya. Von dort wurde sie von dem Falken Syenà, der »gedankenschnell« fliegen kann, entwendet oder entführt und zu Indra in den Himmel gebracht. Soma war ein Rauschtrank, der dichterisch inspirierte und die magische Kraft besaß, das Opfer erst wirksam zu machen (»Dich brachte der Falke vom Himmel, o Saft, der mit allen [dichterischen] Gedanken ausgeschmückt wird« *Rig Veda* IX 86, 24). Der Trank verlieh den Göttern unentbehrliche geistige und körperliche Kräfte; er wurde »sogar zum weltschaffenden Element« (Schneider 1971: vii). Indra, die vedische Urgottheit, hat schamanistischen Überlieferungen zufolge den Hanf entdeckt und auf das Himalaya ausgesät, damit er immer für die Menschen zur Verfügung stehe, die durch das Kraut Freude, Mut und stärkere sexuelle Begierde erlangen können. (Haag 1995: 78*) Haschisch heißt auch *Indracense*, »Weihrauch des Indra«. Aus postvedischer Zeit ist bekannt, dass das Somaritual mit *Cannabis indica* und *Ephedra gerardiana* vollzogen wurde. Soma war wahrscheinlich nichts weiter als ein Oberbegriff, wie heute etwa die Wörter »Droge«, »Entheogen«, »Psychedelikum« usw. verwendet werden. Soma ist auch zum Symbol für die »perfekte Droge« geworden.

schen Mittelalter (800–1500) ist das *Sarngadhara-Samhita* (Murthy 1984; Sharma 1981). In diesen und allen anderen ayurvedischen Büchern findet man den Hanf unter den Namen *vijaya* oder *bhanga* (Chopra und Chopra 1957). In vielen Quellen wird auch der Name *siddhi* für den Hanf angeführt (Nadkarni 1976: 260). Das Wort *siddhi* bezeichnet ebenfalls die »wunderbaren Eigenschaften/Fähigkeiten« des Yoga oder vollkommeneYogis.

Die ayurvedische Medizin, die inzwischen auch in Europa bekannter wird, ist keine Volksmedizin. Sie wurde immer von ayurvedischen Ärzten und Gelehrten ausgeübt und über die Jahrhunderte verfeinert. Sie verbindet Erfahrung mit Weisheit, Lebenskunst, Religion (Hinduismus), Yoga und Kräuterkunde. Sie ist eine wissenschaftliche Methode, verfügt über ein reiches Schrifttum und wird an Universitäten gelehrt. Der Arzt (*vaidya*) im heutigen Indien hat meistens zwei Ausbildungen: eine in der traditionellen Schulmedizin, dem Ayurveda, und eine in der westlichen Medizin. In den meisten indischen Krankenhäusern werden beide Medizinsysteme nebeneinander, oftmals miteinander kombiniert eingesetzt (Scharfetter 1976). Die ayurvedische Lehre hat maßgeblich die Medizin auf dem asiatischen Kontinent mitgeprägt. So ist sie eine der Hauptquellen der tibetischen sowie der südostasiatischen Medizin, hat sogar ihre Spuren in der chinesischen und japanischen Medizin hinterlassen.

Im Ayurveda werden seit der Frühzeit, besonders durch das *Shushrata-Samhita*, acht klinische Bereiche definiert (vgl. Scharfetter 1976, Wallnöfer 1990):

1. *Salya-Tantra*, »Lehre« (Chirurgie, die Entfernung von Fremdkörpern aus dem menschlichen Körper)
2. *Salakya-Tantra*, »Lehre« (Chirurgie)
3. *Kaya-Cikitsa*, »Heilkunde« (Allgemeine Körperkrankheiten, nicht an Organe gebunden)
4. *Bhuta-Vidja*, »Wissen« (Dämonenglauben und Exorzismus)
5. *Kamara-Bhritya* (Kinderkrankheiten und Kinderpflege)
6. *Agada-Tantra* (Toxikologie)
7. *Rasayana-Tantra*, »Das Wissen von der Verjüngung«
8. *Vajikarana-Tantra*, »Die Lehre von den Liebesmitteln«

Hanf und dessen Produkte spielen vor allem in den letzten beiden Grundpfeilern des Ayurveda eine herausragende Rolle. Hanf ist nur eine unter Hunderten von Pflanzen, die seit Shushratas Zeiten einen festen Platz in der ayurvedischen Pharmakopöe einnehmen. Heilpflanzen werden als göttliche Geschenke betrachtet und sollen auch als solche gewürdigt werden. Im Ayurveda geht der Mensch mit den Heilpflanzen ein inniges Verhältnis ein: »Der rechte Gebrauch einer Pflanze oder Heilpflanze bedeutet, an ihr teilzuhaben. Sind wir mit einer Pflanze eins geworden, wird sie unser Nervensystem vitalisieren und unsere Wahrnehmung steigern. Dies bedeutet, die Pflanze als etwas Heiliges anzusehen, als ein Mittel, um an der gesamten Natur teilzuhaben. So wird jede Pflanze, wie ein Mantra, dazu beitragen, jenes Potential kosmischen Lebens zu verwirklichen, dessen Vertreterin sie ist« (Lad und Frawley 1987: 23). In diesem Sinne erfüllt natürlich besonders der psychoaktive Hanf seine Rolle als kosmischer Mittler. Er ist die Pflanze des Gottes Shiva und als solche mit Erotik, Askese und Heilung verbunden (Majupuria und Joshi 1988: 167ff.). Er dient den Tantrikern als euphorisierendes Aphrodisiakum, den Asketen als Mittel zur Konzentration, Kontemplation und Meditation. Schamanen nutzen ihn für ihre ekstatische Trance und Mediziner verschreiben ihn gegen zahlreiche Krankheiten und Leiden (Fisher 1975).

AYURVEDA

OR

THE HINDU SYSTEM OF MEDICINE

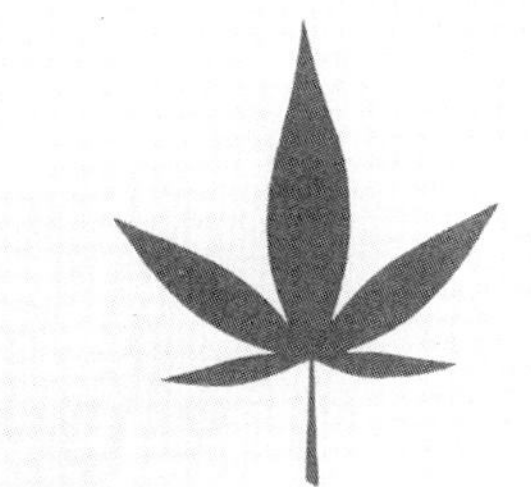

B. V. RAMAN,

D.SC., PH.D., M.R.A.S.

EDITOR, THE ASTROLOGICAL MAGAZINE

Das Titelblatt dieses Buches über ayurvedische Medizin zeigt deutlich die zentrale Stellung des Hanfs als Heilmittel (1994, Reprint von 1947).

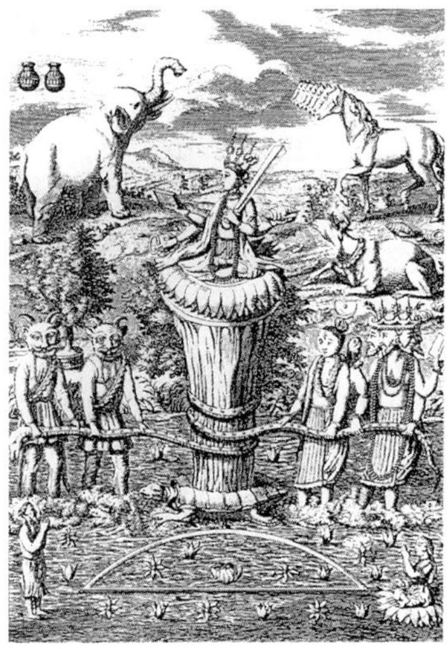

Bei der Quirlung des Milchmeeres entstand Amrita, der Trank der Unsterblichkeit, aber auch ein furchtbares Gift. Aus einem Amrita-Tropfen soll der Hanf gewachsen sein. (Kupferstich, 19. Jh.)

Die Wirkung des Hanfs gilt als *sattvik nasha*, »friedvolle Berauschung« (MORNINGSTAR 1985: 144*). In dem *Raja Valabha*, einem Sanskrit-Text aus dem 17. Jahrhundert heißt es: »die Götter haben den Hanf den Menschen aus Mitgefühl gegeben, so dass sie die Erleuchtung erlangen können, die Furcht verlieren und sexuelle Begierde behalten« (MORNINGSTAR 1985: 148*). Heutzutage werden dem Hanf in der ayurvedischen Lehre folgende Eigenschaften zugeschrieben:

»Die Blätter sind bitter, zusammenziehend, tonisierend, aphrodisierend, durchfallhemmend, berauschend, magenstärkend, schmerzlindernd und abtreibend. Sie werden bei Krämpfen, Otalgie (= organisch nicht begründbare Ohrenschmerzen), Unterleibsbeschwerden, Durchfällen und Blutfluss benutzt. Der übermäßige Gebrauch bewirkt Verdauungsschwäche, Husten, Impotenz, Melancholie, Wassersucht, Überempfindlichkeit und Schwachsinn. Die Rinde ist tonisierend, und sie ist brauchbar bei Entzündungen, Hämorrhoiden und Hydrocele (= Wasserbruch). Die Samen sind entblähend, zusammenziehend, aphrodisierend, antiemetisch und entzündungshemmend.« (SALA 1993 I: 322)

In der ayurvedischen Pharmazie werden folgende vier Hanfprodukte benutzt:

1. *Charas*, das von den weiblichen Blütenständen mit den Händen abgeriebene Harz (enthält etwa 40% Wirkstoffe)
2. *Ganja*, die frischen oder getrockneten, möglichst samenfreien weiblichen Blütenstände (enthält zirka 15 bis 25% Wirkstoffe)
3. *Bhang*, die oberen Blätter der weiblichen Pflanze (enthält bis zu 10% Wirkstoffe)
4. Samen (enthalten keine berauschenden Wirkstoffe)

Alle vier Produkte werden mit vielen anderen Zutaten zu Pulvern (*churnas*) vermischt, in Teemischungen aufgebrüht oder in zerlassenem Ghee (Butterschmalz) eingebettet. Hanfprodukte bilden den Hauptbestandteil in zahlreichen Medikamenten, die der Behandlung von Diarrhö, Cholera, Gelbsucht, Tetanus, Rheumatismus, Schlafstörungen, Schmerzen, Husten, Verdauungsschwäche, Impotenz, Malaria, Asthma, Neuralgien, Migräne und Alkoholismus dienen (FISHER 1975: 251). Die Blätter werden besonders bei chronischen und akuten Durchfallerkrankungen, Schlafstörungen, Tetanus und Regelstörungen, meist mit schwarzem Pfeffer und Zucker vermischt, verordnet. Eine Paste aus den frischen Blättern wird zur Beseitigung von Tumoren und Furunkeln äußerlich aufgetragen. Der frischgepresste Blattsaft wird zur Behandlung von Kopfschuppen und Läusen in die Kopfhaut massiert. Das Trockenpulver wird auf (nässende) Wunden und juckende Hautpartien aufgetragen. Ein Blätterbrei wird bei Hämorrhoiden, Augenleiden und Orchitis (= Hodenentzündung) aufgelegt. Aus den pulverisierten Blättern wird ein Schnupfpulver zur »Reinigung des Gehirns« gewonnen (NADKARNI 1976 I: 258, 262f.).

Dem Bereich der allgemein tonisierenden, kräftigenden sowie der gleichermaßen aphrodisierenden Rezepturen (*vajikarana*) wurde schon immer große Aufmerksamkeit geschenkt (BOSE 1981). In jeder Rezeptsammlung finden sich zahlreiche Beispiele, z.B. im *Rudrayamala Tantra* (8. Jahrhundert) und im *Davasita* (12. Jahrhundert). Meist enthalten diese Mittel Hanfprodukte in reichlicher Dosierung, oft Opium, Stechapfelsamen (*Datura metel*), Krähenaugen (*Strychnos nux-vomica*) und viele Gewürze; seltener Metalle (Quecksilber), Mineralien (Realgar, Auripigment, Borax) und Tierprodukte (Moschus, Krötenextrakte usw.) (CHATURVEDI et al. 1981).

Vajikarana

(nach dem Rudrayamala Tantra; vgl. VETSCHERA *und* PILLAI *1979: 14)*

Gleiche Teile von:
Vilva (*Aegle marmelos*)
Nirgundi (*Vitex negundo*)
Tulasi (*Ocimum sanctum*)
Durva (*Cynodon dactylon*)
werden mit zwei Teilen *Vijaya* (Hanf) vermischt und in Milch aufgeschwemmt getrunken. Die Wirkung soll verblüffend sein; sie macht Menschen »göttergleich und unsterblich«!

Rasayana

(nach dem Davasita; vgl. VAGHJI *1985: 41)*

Es werden ein Pfund Gummiharz der Katechu-Akazie (*Acacia catechu*) mit Weizenmehl verrührt. Dazu werden je 30 g folgender Zutaten gegeben:
Dorniger Wasserfreund (*Hydrophila apinosa*)
Padellium muracus
Spargel (*Asparagus ascendens*)
Samen der Juckbohne (*Mucuna pruriens*)
Breitblättriges Knabenkraut (*Orchis* sp.)
Zimtrinde (*Cinnamomum verum*)
Breitblättrige Buchanania (*Buchanania lanzan*)
Muskatnuss (*Myristica fragrans*)
Tamala-Zimt (*Cinnamomum* sp.)
Nelken (*Caryophyllus aromaticus*)
Bilsenkraut (*Hyoscyamus niger*)
Hanf (*Cannabis indica*)
Tulasi oder Heiliges Basilienkraut (*Basilicum sanctum*)
Samen von indischem Bambusgras (*Bambusa* sp.)
Layia (?)
Kardamom (*Elettaria cardamomum*)
Paleteri-Wurzel (?)
China-Wurzel (vielleicht: *Panax ginseng*)
Pfeffer (*Piper nigrum*)
Mohnsamen (*Papaver somniferum*)
Datteln (*Phoenix dactylifera*)
Ingwer (*Zingiber officinarum*)
Mandeln
Alles vermischen, mit Ghee (Butterschmalz) und Sirup verkneten und Kekse backen. Im *Davasita* heißt es: »Wenn ein Mann beim Aufstehen diese Kekse isst, fühlt er in seinem Körper Stärke, Gesundheit und Manneskraft.«

Jatiphaladi

(Pulver nach dem Sarngadhara Samhita, zirka 14. Jahrhundert)

Bei chronischen Durchfällen über längere Zeit einzunehmen; das Pulver gilt gleichermaßen als Aphrodisiakum.

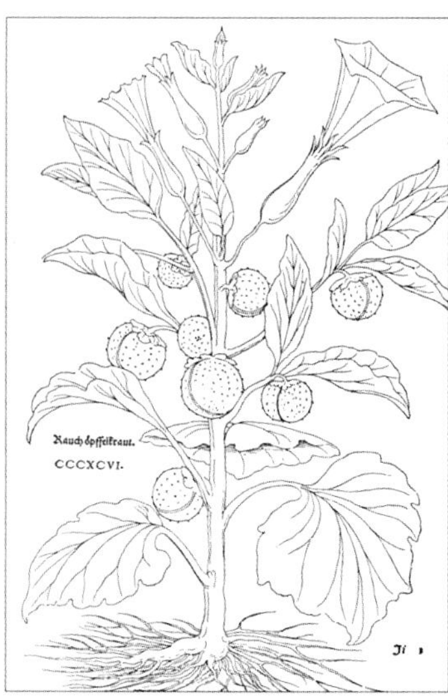

Die getrockneten Blätter des Stechapfels (*Datura metel*) eignen sich besonders gut als Tabakersatz. Sie werden vielfach mit Hanfprodukten vermischt geraucht. Solche Mischungen sind medizinisch vor allem bei Asthma und Bronchitis sowie Erkältungskrankheiten nützlich.
(Holzschnitt aus Fuchs, *Kreutterbuch*, 1543)

Je ein Teil von:
Jatiphala (Muskatnuss) *Myristica fragrans*
Lavanga (Nelken) *Caryophyllus aromaticus*
Elaici (Kardamom) *Elettaria cardamomum*
Tejpatra (Tamala-Zimt) *Cinnamomum tamala*
Dalacini (Zimt) *Cinnamomum verum*
Nagakesara (Nagasbaum) *Mesua ferrea*
Karpura (Kampfer) *Cinnamomum camphora*
Candana (Sandelholz) *Santalum album*
Tila (Sesam) *Sesamum indicum*
Bamsalocana (Bambus) *Bambusa arundinacea*
Tagara (Baldrian) *Valleriana wallichi*
Avala (Amblabaum) *Phyllanthus emblica*
Talisapatra (Himalaya-Tanne) *Abies webbiana* (syn. *Abies spectabilis*)
Pippali (Langer Pfeffer) *Piper longum*
Haritaki *Terminalia chebula*
Sthula jiraka (Schwarzkümmel) *Nigellia sativa*
Citraka (Bleiwurz) *Plumbago zeylanica*
Sunthi (Ingwer) *Zingiber officinale*
Vidanga *Embelia ribes*
Marica (Schwarzer Pfeffer) *Piper nigrum*
werden vermischt mit 20 Teilen Bhang und 40 Teilen Zucker. Tagesdosis: eine Tola (etwa 12 g), entspricht etwa 3 g Hanfblätter.

Majun

Bhang, Charas, Ganja, Opium, Mohnsamen, Stechapfelsamen und -blätter, Nelken, Olibanum (Weihrauch), Anissamen, Kreuzkümmelsamen, Kardamom, Weizenmehl, Zucker, Butter, Milch und Mehl werden vermischt und in zerlassenes Ghee (Butterschmalz) gegeben. Es entsteht ein süßes, aber leicht bitteres Konfekt, das hedonistisch, rituell oder medizinisch verspeist werden kann. Die Wirkung wird als »Ekstase, ein Hochgefühl, das Gefühl zu fliegen, gesteigerter Appetit und heftige sexuelle Wünsche« beschrieben (Thakkur 1977: 317).

»Die besten Heilpflanzen sollen mit der heiligen Somapflanze dem Amrita (= Ambrosia), dem Unsterblichen, das aus dem Feigenbaum des Himmels auf den Himalaya niederträufelte, entsprossen sein. Da sie unter dem Einfluss höherer Mächte stehen, werden sie, dämonisch personifiziert, bei Erkrankungen angerufen.«

Kurt Pollak
Die Heilkunst der frühen Hochkulturen
(1978: 178*)

Literatur

Bose, A. K.
1981 »Aphrodisiacs – A Psychosocial Perspective« *Indian Journal of History of Science* 16(1): 100–103.

Chaturvedi, G.N., S.K. Tiwari und N.P. Rai
1981 »Medicinal Use of Opium and Cannabis in Medieval India« *Indian Journal of History of Science* 16(1): 31–35.

Chopra, I. C. und R. N. Chopra
1957 »Use of Cannabis Drugs in India« *Bulletin on Narcotics* 9: 4–29.

Da Orta, Garcia
1987 *Colloquies on the Simple and Drugs of India.* Delhi: Sri Satguru Publications (Reprint von 1913, London).

Fisher, James
1975 »Cannabis in Nepal: An Overview« in: V. Rubin (Hg.), *Cannabis and Culture*, S. 247–255, The Hague: Mouton.

Gonda, Jan
1978 *Die Religionen Indiens: I Veda und älterer Hinduismus.* Stuttgart usw.: W. Kohlhammer.

Hummel, K.
1959 »Aus welcher Pflanze stellten die arischen Inder den Somatrank her?« *Mitteilungen der Deutschen Pharmazeutischen Gesellschaft* 29: 57–61.

Kashikar, C. G.
1990 *Identification of Soma.* Pune (Indien): Tilak Maharashtra Vidyapeeth (Research Series No. 7).
Lad, Vasant und David Frawley
1987 *Die Ayurweda Pflanzen-Heilkunde.* Haldenwang: Edition Shangrila.
Mahdihassa, S.
1963 »Identifying Soma as Ephedra« *Pakistan Journal of Forestry,* Oct. 1963: 370ff.
1991 *Indian Alchemy or Rasayana.* Delhi: Motilal Banarsidass Publ.
Majupuria, T.Ch. und D.P. Joshi
1988 *Religious and Useful Plants of Nepal and India.* Lalitpur: M. Gupta.
Müller, Reinhold F. G.
1954 »Soma in der altindischen Heilkunde« in: *Asiatica – Festschrift Friedrich Weller,* S. 428–441, Leipzig: Otto Harrassowitz.
Murthy, K.R. Srikanta (Hg.)
1984 *Sarngadhara-Samhita (A Treatise on Ayurveda).* Varanasi, Delhi: Chaukhamba Orientalia (Jaikrishnadas Ayurveda Series No. 58).
Mylius, Klaus (Hg.)
1981 *Älteste Indische Dichtung und Prosa.* Wiesbaden: VMA.
Nadkarni, K.M. [und A.K. Nadkarni (Revision)]
1976 *Indian Materia Medica.* Bombay: Popular Prakashan.
Ott, Jonathan
1994 »La historia de la planta del ›soma‹ después de R. Gordon Wasson« in: J. M. Fericgla (Hg.), *Plantas, Chamanismo y Estados de Consciencia,* S. 117–150, Barcelona: Los Libros de la Liebre de Marzo.
Rätsch, Christian
1995 »Mahuang, die Pflanze des Mondes« *Dao* 4/95: 68.
Sala, Arya Vaidya (Hg.)
1993 *Indian Medicinal Plants.* Madras: Orient Longman.
Scharfetter, Christian
1976 »Ayurveda« *Schweizerische medizinische Wochenschrift* 106: 565–572.
Schneider, Ulrich
1971 *Der Somaraub des Manu: Mythus und Ritual.* Wiesbaden: Otto Harrassowitz.
Sharma, Priyavrat V.
1981 »Contributions of Sarngadhara in the Field of Materia medica and Pharmacy« *Indian Journal of History of Science* 16(1): 3–10.
1985 *Caraka-Samhita – Critical Notes.* Varanasi, Delhi: Chaukambha Orientalia (Jaikrishnadas Ayurveda Series No. 36).
Stein, Sir A.
1932 »On Ephedra, the Hum Plant and Soma« *Btn. School. Or. Stu. London Institution* 6: 501ff.
Thakkur, Ch. G.
1977 *Ayurveda: Die indische Heil- und Lebenskunst.* Freiburg i. Br.: Bauer.
Vaghji, Muni
1985 *Davasita – ein achthundert Jahre altes Buch indischer Heilmethoden und Rezepte.* Augsburg: Maroverlag.
Wallnöfer, Heinrich
1990 *Ayurveda: Wissenschaft vom langen Leben.* Stuttgart: Verlag Stefanie Nagelschmid (edition hannemann).

»In Indien wurde Cannabis vor alter Zeit als ›Freudenspender‹ und ›Beschwichtiger des Kummers‹ bezeichnet. Heute ist die stimmungsaufhellende Wirkung am eindeutigsten bei reaktiven Depressionen belegt, d.h. depressiven Stimmungen, die als Reaktion auf bestimmte Ereignisse, wie z.B. schwere körperliche Krankheiten, auftreten. Viele Menschen nutzen Cannabis auch bei alltäglichen Depressionen und Traurigkeiten.«

Franjo Grotenhermen
und Renate Huppertz
Hanf als Medizin
(1997: 85*)

Bhanga

Hanf in der indischen und nepalesischen Volksmedizin

»Für die Hindus ist der Hanf heilig. Ein Wächter lebt in den *bhang*-Blättern. Wenn man im Traum die Blätter, die Pflanze oder einen *bhang*-Tee sieht, wird man Glück haben. Die Sehnsucht nach Hanf kündet Fröhlichkeit an. Er heilt Durchfall, Sonnenstich, löst den Schleim, beschleunigt die Verdauung, reizt den Appetit, glättet die lispelnde Zunge, erfrischt den Intellekt, gibt dem Körper Munterkeit und erfüllt den Geist mit Frohsinn. Dieses sind die guten Dinge, wofür der Allmächtige [= Shiva] den Hanf gemacht hat. […] Der Geist des Hanfes ist der Geist des Friedens und des Wissens. In der Hanf-Ekstase wird der Blitz der Ewigkeit die Düsternis der Materie in reines Licht verwandeln. Hanf ist der ›Freuden-Spender‹, der ›Himmels-Flieger‹, der ›himmlische Führer‹, der ›Himmel des armen Mannes‹, der ›Besänftiger der Trauer‹. Kein Gott, kein Mensch ist so gut wie der religiöse Hanf-Trinker.«

Hemp Drug Commission Report (1884)
(zit. nach Andrews und Vinkenoog 1968: 145*)

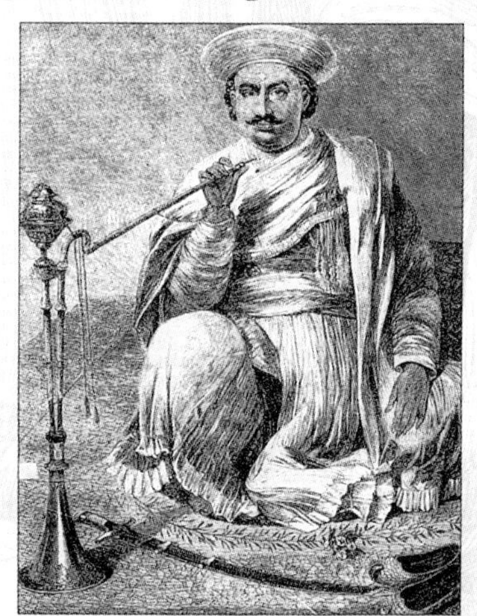

Nena Sahib war ein berühmter indischer Brahmane des 19. Jahrhunderts, der sich heftig gegen die englische Kolonialmacht auflehnte und sein Volk aufforderte, alles Englische« aufzugeben. Er wird mit der obligatorischen Wasserpfeife zum Hanfgenuss dargestellt. Brahmanen sollen täglich zur Meditation, Kontemplation und dem Studium der Veden Hanf konsumieren. (Stich, 19. Jh.)

Im ganzen Himalayaraum kommt Hanf als Wildpflanze vor, wird aber auch in manchen Regionen (z.B. Manali, Langtang) in großem Stil kultiviert (Atkinson 1989, Malla et al. 1982: 61). Wenn man im Oktober durch den Himalaya wandert, sieht man überall prächtige, an Weihnachtsbäume erinnernde Hanfpflanzen – bis auf über 3000 Metern Höhe. Da der Himalayahanf besonders viel Harz (*charas*) absondert, braucht sich der Bedürftige nur an den Blüten, die den Wegesrand zieren, die Hände zu reiben. Auf der Handfläche bleibt genug Harz für die nächste Nacht haften.

Neben seiner traditionellen Bedeutung als universelles Volksberauschungsmittel, z.B. beim Holi-Fest (Patnaik 1993: 34), spielt der Hanf überall in Indien und Nepal in der hinduistischen Volksmedizin, die stark von ayurvedischen Konzepten durchdrungen ist, eine wichtige Rolle. Hanfbereitungen werden volksmedizinisch als Wurmmittel, zur Appetitanregung, bei Darmstörungen, Bronchitis, Erkältungen, Husten, Krämpfen, Delirium, Epilepsie, Schnittwunden, Verdauungsschwäche, Ohrenleiden, Augenstörungen, Gonorrhö, Wehenschmerzen, Verstopfung, Hautausschlägen, Zungenlähmung, Wunden, Tetanus, Hämorrhoiden, als Nervenstimulans und Schlafpille verwendet (Jain 1991: 43).

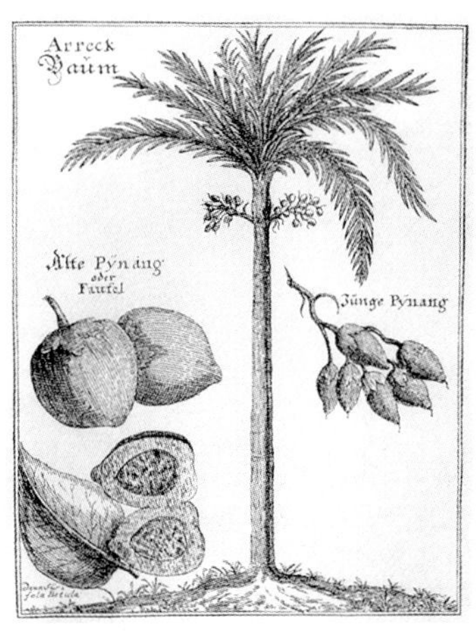

Die stimulierenden Früchte oder Betelnüsse der Palme *Areca catechu* wurden in Indien, mit Blättern und Früchten des Hanfs und den Blättern des Muskatnussbaums (*Myristica fragrans*) vermischt, als Appetitanreger und stimmungsaufhellendes Genussmittel verzehrt.
(Kupferstich aus Georg Meister, *Der Orientalisch-Indianische Kunst- und Lustgärtner*, 1692)

In Nepal werden Hanfzubereitungen bei fast allen Krankheiten verwendet (Singh et al. 1979: 193). Die Bhils im Jhabua-Distrikt rauchen Hanf als Schmerzmittel bei Knochenbrüchen. Im Kumaon-Destrikt, Nordindien, wird der aus der frischen Pflanze gepresste Saft zur Behandlung von Hämorrhoiden äußerlich aufgetragen. Der frische Blättersaft wird bei Bauchschmerzen getrunken. Er wird auch dem Vieh gegeben, wenn es Symptome von Magenverstimmung oder -schmerzen aufweist.

»In Indien findet der Hanf seit langem mannigfaltige Anwendungen, so auch in der Tierheilkunde, wo man mit den Blättern und Stengeln der Pflanze Fieber und Koliken des Viehs behandelt« (Reininger 1941: 2792f.*).

Die Hanfsamen dienen im Himalayaraum, genau wie in Deutschland und anderen Ländern, als Vogelfutter (Kaul 1997: 108). In Nepals Bergregionen werden Hanfsamen auch als Pickles für den menschlichen Genuss eingelegt sowie das daraus gepresste Öl zum Braten verwendet (Malla et al. 1982: 61). Hanfnahrung gilt als gesund. Hanf wird weitgehend als Aphrodisiakum gepriesen (Patnaik 1993: 34).

Wie der Hanf zu den Menschen kam (Nepal): Shiva war mit Parvati verheiratet und lebte mit ihr in einem schönen Haus zu Füßen des Himalaya. Er strich aber gerne in der Gegend herum, vergnügte sich mit anderen Göttinnen und war nur sehr selten zuhause. Darüber ärgerte sich Parvati. Und sie sprach zu sich: »Was mach ich bloß? Mein Mann ist ständig unterwegs, und ich sitze allein in unserem Haus.« Da sah sie eine blühende Hanfpflanze und pflückte sich einige der prächtigen, harzigen und wohlriechenden Blüten. Als Shiva nach Hause zurückkehrte, gab sie ihm die Blüten zu rauchen. Da rauchte Shiva zum ersten Mal in der Weltgeschichte das Ganja. Das machte ihn froh und erregte ihn. Dabei brach ihm das Dritte Auge auf und er betrachtete die göttliche Parvati. Zu ihr, die er da als schönstes Geschöpf des Universums erkannte, sagte er begeistert: »So ist es am schönsten. Ich bleibe jetzt immer bei dir.« Und so rauchten Shiva und Parvati Ganja und tranken Bhang. Deshalb rauchen die Menschen noch heute zu Ehren Shivas das Ganja und trinken zu seinem Geburtstag, dem Shivarattri, Bhang. Die Menschheit hatte ihr Aphrodisiakum bekommen. So gelangte die Medizin der Götter in die Hände der Menschen.

In Kashmir sollen Leute mit Gicht viel Ganja rauchen (Vetschera und Pillai

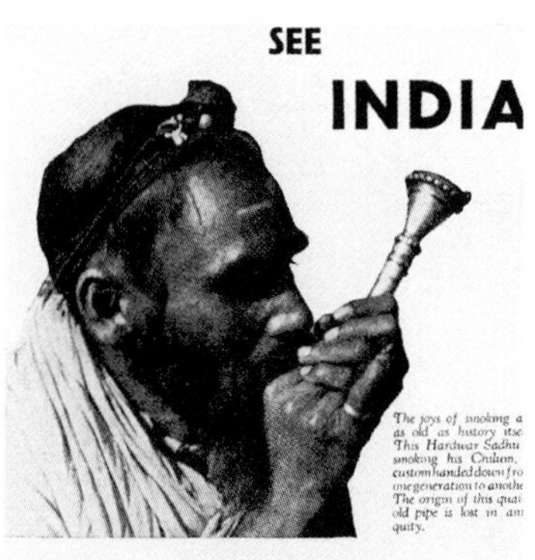

Diese Anzeige bewirbt mit einem Chilam-rauchenden Sadhu (»Heiliger Mann«) ein Londoner Reisebüro, das Reisen nach Indien organisiert und anbietet. Offensichtlich hatte der rituelle und religiöse Umgang mit Hanf schon früher eine starke Anziehungskraft. (Aus *The Illustrated London News*, 6.10.1934, S. 496)

1979: 19). Dort werden auch die gerösteten Blätter der weiblichen Pflanzen und die unreifen Blütenstände mit Honig vermischt als Schlafmittel geschluckt. Die frischen Blätter werden bei Augenproblemen auf die Augenlider gelegt (Shah 1982: 298). Bhang wird in Kashmir und Ladakh aus den größeren Hanfblättern und verschiedenen Früchten hergestellt (Kaul 1997: 108).

Überall in Indien gilt *Thandai*, ein schwach hanfhaltiges kaltes Erfrischungsgetränk als allgemein gesundheitsfördernd, besonders wenn dem Trunk etwas Asafoetida (Teufelsdreck) zugesetzt wird (Hasan 1975: 240). Viele Hindus glauben zudem, dass der regelmäßige Thandaigenuss aphrodisierend wirkt und die Männlichkeit aufbaut (Morningstar 1985: 141*). Ähnliches erwartet man auch von Betelbissen, denen Hanf zugesetzt wird (Hartwich 1997: 14*).

Hanf wird auch bei Asthma, dann vor allem in Kombination mit Stechapfel (*Datura*), geraucht.[15] Der Rauch wird bei Magenschmerzen buchstäblich verschluckt. Sogar die Hanfasche, besonders jene aus den Rauchrohren (Chilam) der Sadhus oder Heiligen Männer und Yogis, gilt als magisches Heilmittel. Überhaupt gelten die kiffenden, langhaarigen Sadhus nicht nur als Heilige, sondern werden auch vom Volk bei allen möglichen Leiden, Sorgen und Krankheiten konsultiert (Bokhare 1997).

In Indien und Pakistan werden Ganja und Charas bei Nervenkrankheiten, Verdauungsschwäche und Tripper eingesetzt. Ganjarauch wird bei Auripigment-Vergiftungen verschluckt und bei Leistenbrüchen rektal appliziert. Charas wird bei der Behandlung von Malaria, periodischen Kopfschmerzen, Migräne, akuter Manie, Schwachsinn, Delirium, Keuchhusten, Husten, Asthma, Anämie, nervösem Erbrechen, Tetanus, Krämpfen und Nervenzusammenbrüchen eingesetzt. Ein Tee aus den Samen wird bei Gonorrhö verschrieben (Dastur 1985: 44f.).

Bhang

50 g Hanfblätter werden sorgfältig gewaschen, fein zerrieben, mit schwarzem Pfeffer, Gurkensamen und Melonenkernen vermischt in einem Gemisch aus 1 Liter Wasser und Milch (50:50) aufgeschwemmt und mit Zucker gesüßt (entspricht etwa einer Tagesdosis).

Anstelle der frischen Hanfblätter können auch getrocknete Blätter (10 g) benutzt werden. Sie müssen zuvor für etwa eine Stunde in Wasser eingeweicht und mehrmals ausgespült werden.

Thandai

Gleiche Mengen von Mandeln, Pistazienkernen, Rosenblüten, Schwarzen Pfefferkörnern, Anissamen und Gewürznelken werden zermahlen und mit Wasser befeuchtet, sodass eine Paste entsteht. Die Paste wird mit Milch aufgeschwemmt. Eine Spur Asafoetida (»Teufelsdreck«; das Harz vom Stinkasant *Ferula asafoetida*) und feingehackte Hanfblätter hinzugeben; mit braunem oder karameliertem Zucker süßen.

Es werden pro Person zirka 10 g der frischen oder 2 g der getrockneten Hanfblätter als psychoaktive Dosis genannt.

15 Die verschiedenen Rauchgeräte wurden bereits zu Anfang des 19. Jahrhunderts in Europa publiziert (Solvyns 1811).

Literatur

Atkinson, E.T.
1989 *Economic Botany of the Himalayan Regions.* New Delhi: Cosmo Publications.
Bokhare, Narendra
1997 *Religion and Magic in Urban Setting.* Jaipur: Illustrated Book Publishers.
Dastur, J.F.
1985 *Medicinal Plants of India und Pakistan.* Bombay: D. B. Taraporevala.
Hasan, Khwaja A.
1971 »The Hindu Dietary Practices and Culinary Rituals in a North Indian Village« *Ethnomedizin* 1: 43-70.
1975 »Social Aspects of the Use of Cannabis in India« in: V. Rubin (Hg.), *Cannabis and Culture*, S. 235–246, The Hague: Mouton.
Jain, S.K.
1965 »Medicinal Plant Lore of the Tribals of Bastar« *Economic Botany* 19: 236–250.
1991 *Dictionary of Indian Folk Medicine and Ethnobotany.* New Delhi: Deep Publications.
Jain, S. K. und Namita Dam (nee Goon)
1979 »Some Ethnobotanical Notes from Northeastern India« *Economic Botany* 33(1): 52–56.
Jain, S.K., V. Ranjan, E.L.S. Sikarwar und A. Saklani
1994 »Botanical Distribution of Psychoactive Plants in India« *Ethnobotany* 6: 65–75.
Kaul, M.K.
1997 *Medicinal Plants of Kashmir and Ladakh: Temperate and Cold Arid Himalaya.* New Delhi: Indus Publishing Company.
Malla, Samar Bahadur, et al. (Hg.)
1982 *Wild Edible Plants of Nepal.* Kathmandu: Ministry of Forests.
Moser-Schmitt, Erika
1981 »Sozioritueller Gebrauch von Cannabis in Indien« in: G. Völger (Hg.), *Rausch und Realität*, Bd. 1, S. 542–545, Köln: Rautenstrauch-Joest-Museum für Völkerkunde.
Patnaik, Naveen
1993 *The Garden of Life: An Introduction to the Healing Plants of India.* New York usw.: Doubleday.
Shah, N.C.
1982 »Herbal Folk Medicines in Northern India« *Journal of Ethnopharmacology* 6: 293–301.
Singh, M.P., S.B. Malla, S.B. Rajbhandari und A. Manandhar
1979 »Medicinal Plants of Nepal – Retrospects and Prospects« *Economic Botany* 33(2): 185–198.
Solvyns, Baltazard
1811 *Les Hindoûs* (Tome troisième). Paris: Mame Frères.
Vetschera, Traude und Alfonso Pillai
1979 »The Use of Hemp and Opium in India« *Ethnomedizin* 5, 1/2 (1978/79): 11–23.

Myan rtsi spras
Hanf in der tibetischen Medizin

»Buddhisten nehmen Cannabis, um ein mystisches Erlebnis zu erlangen, das die Loslösung von irdischen Dingen zum Hauptziel hat.«

NICOLAUS NEUMANN
Hasch und andere Trips
(1970: 96*)

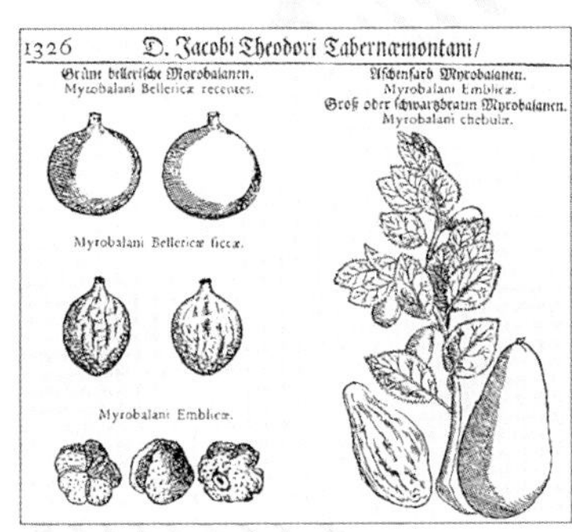

In der tibetischen Medizin werden zahlreiche Rezepte, die als Hauptbestandteil Myrobalanen (*Terminalia* spp.) enthalten, mit Hanfzusatz bereitet. Die Myrobalane ist nicht nur eine heilige Pflanze, sondern auch das Symbol des Medizinbuddhas und der tibetischen Medizin an sich.
(Holzschnitt aus TABERNAEMONTANUS)

Die tibetische Medizin hat ihre Wurzeln in der schamanistischen Urreligion Tibets, dem Bön-Glauben und den frühen Tantra-Lehren (BAKER und SHRESTHA 1997). Um die Jahrtausendwende wurde in Tibet der Buddhismus eingeführt und damit ayurvedisch-buddhistische Medizinkonzepte angenommen (CLIFFORD 1984). Weiterhin wurde die tibetische Medizin durch kulturellen Austausch mit Chinesen und Mongolen maßgeblich beeinflusst (PÁLOS 1981)[16]. So sind viele Elemente des Taoismus, der chinesischen Alchemie, der mongolischen Kräuterkunde und der volksbotanischen Kenntnisse der Hochgebirgsnomaden eingeflossen. Die sich daraus entwickelte lamaistische, d.h. in Klöstern gelehrte Medizin unterscheidet sich deutlich von der tibetischen Volksmedizin (DEVOE 1981). Die lamaistische Medizin ist im Grunde genommen eine umfangreiche Schulmedizin, die in den lamaistischen Klöstern intensiv gelehrt und studiert wird: »Die Medizin-Lamas mussten Grammatik, Mathematik, Astronomie, Astrologie, Logik und natürlich Philosophie und Buddhismus studieren. Vor der Prüfung, die mit einem Diplom abschloss, gingen die Studenten in die Berge, um zwischen dem 1. und 13. Juli Pflanzen zu sammeln. Bei der Prüfung erhielt derjenige den ersten Preis, der 200 Pflanzen bestimmen konnte. Nach dem theoretischen Studium wurden praktische Übungen durchgeführt. Endlich bestimmte die Regierung [in Lhasa], in welche Teile des Landes die nun ausgebildeten Ärzte geschickt wurden. Über die Dauer des Studiums gibt es unterschiedliche Angaben. Ein Charakteristikum war, dass die Bücher auswendig gelernt werden mussten« (FINCKH 1991: 9).

»Von allen Welten ist die erdachte die früheste. Von allen Ursprüngen ist der gewollte der früheste. Von allen Schöpfungen ist die Entstehungsursache die früheste.«

TIBETISCHER MYTHOS
Das Lied vom Ursprung der Welten (1996: 16)

Die tibetische Medizin erfährt heutzutage durch ihre »sanften« Behandlungsmethoden weltweite Anerkennung. Viele westliche Menschen haben mit ihr gute Erfahrungen gemacht (ASSHAUER 1997, KAUFMANN 1985). Sie gibt sogar eine hoffnungsvolle Perspektive für Aids-Kranke (BARATTI 1991). Tibetisch-lamaistische Medizin wird heute in Tibet, Nepal, Bhutan, China, Indien, Ladakh, Sikkim, Darjeeling, in der Mongolei und in der Schweiz praktiziert. Dort setzten sich westliche Ärzte zunehmend für eine Akzeptanz traditioneller tibetischer Heilmittel ein (REICHLE 1997: 106f.).

Die Grundlage der lamaistischen Medizin ist der sogenannte Tibetische Medizin-Baum, der wie ein Lebensbaum einen roten Faden durch das tibetische Medizinsystem bildet (FINCKH 1990). Ihm entsprechend ist das medizinische Grundlagenwerk *rGyub bzi*, die »Vier Tantras«, aufgebaut. Darin finden sich die grundlegenden Abhandlungen zur Kosmologie, Anatomie, Ätiologie, Diagnose (Pulsologie, Urinanalyse), Therapie (Moxibustion, Diätetik, Chirurgie), Arzneimittellehre und Pharmakologie (FINCKH 1991). Eine Serie von traditionellen Medizin-Thangkas, Rollbildern mit didaktischen und enzyklopädischen Inhalten, illustrieren die Vier Tantras (ARIES 1992, BYAMS-PA et al. 1987).

Das lamaistisch-tibetische Medizinbild basiert auf der Lehre der drei Säfte (der ayurvedischen *Tridosha)* oder Humores *Wind*, *Galle* und *Schleim*. Diese Säfte sind im Menschen wirksam und bestimmen dessen Gesundheit. Bei Krankheiten ist das Säfteverhältnis gestört und muss wieder in Harmonie gebracht werden. Dazu werden Ernährungsvorschriften, Anweisungen für Meditationen und Rituale (Lebensweise) gegeben und Arzneimittel verabreicht. Die tibetischen Arzneimittel stammen aus dem Pflanzen-, Mineral- und Tierreich. Jedes einzelne Arzneimittel (Rohdroge) ist eine Kombination aus den fünf Elementen (Feuer, Wasser, Erde, Wind, Äther) und hat dadurch einen charakteristischen »Ge-

16 So ist auch das Fünferprinzip, das in der chinesischen Heilkunst und Alchemie so dominant wirkt, auch in der tibetischen Kosmologie von hervorragender Bedeutung. Der Schöpfergott Namkha Töndo Chosug ist der Hüter der fünf Lebensessenzen oder der fünf Elemente (GRUSCHKE 1996: 42).

schmack«, d.h. eine bestimmte Wirkweise. Es gibt sechs Arten von »Geschmack«: süß, sauer, salzig, scharf, bitter und zusammenziehend. Diese Geschmacksarten sind mit den drei Körpersäften verbunden und wirken auf diese ein. Zum Beispiel werden Wind-Krankheiten von süß, sauer, salzig oder scharf überwunden. Die Wirkung der Arzneimittel wird mit acht Qualitäten beschrieben: schwer, fettig, kühl, derb, leicht, rauh, heiß und streng. Wind-Krankheiten z.B. werden durch Arzneien, die schwer und fettig wirken, beseitigt. In der tibetischen Medizinliteratur nehmen Gechmack und Wirkung der Arzneimittel einen großen Raum ein und sind immer mit den drei Säften verbunden. Nach diesen Prinzipien werden die aufwendigen Arzneimischungen komponiert (Donden 1990, Finckh 1991).

Hanf ist seit frühesten Zeiten ein fester Bestandteil der tibetischen Pharmakopöe (Hübotter 1957, Pálos 1981: 25, 35). Er wird in den »Vier Tantras« erwähnt und ist in zwei unterschiedenen Formen auf den klassischen Medizin-Thangkas dargestellt (Aries 1992: 64, Byams-Pa et al. 1987: 190). Beide Pflanzen sind weiblich. Neben den Pflanzen sind Schalen mit Samen abgebildet. Die eine Pflanze wird lediglich *myan rtsi spras*, »Hanf«, genannt[17]; die andere trägt den Zusatz »Minderwertiger Hanf aus Tibet« (Aries 1992: 63, 219). Offensichtlich wird fremdländischer, d.h. importierter, wohl in erster Linie Indischer Hanf, medizinisch höher eingeschätzt. In der Tat hat der im warmen Süden gedeihende Hanf eine weit höhere Wirkstoffkonzentration. Hanf taucht unter den Synonymen *kha lu mu ta, ba lu mu tra, su ksnai mu la, sug sme la nu la, ha ri ta, szo yi, dzam yam, sza yi tri dza yam tri, dza ya nitri, bi dza ya, a ba ra ti* und *apa ra ti* in verschiedenen tibetischen Pharmakopöen auf (Dash 1987: 346f.). Die medizinischen Eigenschaften des Hanfs werden genau definiert:

»Hanf ist bitter im Geschmack, heiß in der Energie, scharf, verstopfend, leicht, blähungswidrig, lindert *kapha* [Schleim] und aggraviert *pitta* [Galle]. Er bewirkt das Gefühl von Heiterkeit, Berauschung und regt die Verdauung an. Er macht eine Person gesprächig« (zit. in Dash 1987: 347).

Der psychoaktive Effekt von Hanfprodukten ist bereits in dem Medizinthangka »Gifte und ihre Zusammensetzung«, entsprechend dem 87. Kapitel des Medizintextes *Man-ngag-rgyud, Vaidurya sNgon-po*, angeführt: »Ein Gemisch aus Fisch, Butter, Rettich, Ei, Pflanzenöl und Hanfsamen. Das Verdauen solcher Gemische bewirkt Berauschung« (Byams-Pa et al. 1987: 341).

Der Hanf ist *pittala* und wird deshalb hauptsächlich als Arznei bei Krankheiten und Störungen, die durch die Galle *(pitta)* bedingt sind, verwendet. Die Galle reguliert die aktivierenden, erwärmenden Stoffwechselfunktionen und ist in der Leber konzentriert. Eine *pittala*-Arznei regt besonders die Funktionen der Leber, und damit das Verdauungsfeuer an. Hanf wird aufgrund seiner antiphlegmatischen (schleimhemmenden) Wirkung hauptsächlich bei Nervenerkrankungen, Erkrankungen der Verdauungsorgane, der Atemwege, der Haut, der Lymphgefäße und Genitalien innerlich verordnet. Die Liste der Krankheiten, bei denen der Hanf als Heilmittel eingesetzt wird, umfasst Rheumatismus, Tierbisse, Skorpionstiche, Entzündungen, Lepra, Krämpfe, Durchfall, Cholera, Urinverhalt, Schnupfen, Husten und intestinalen Wurmbefall. Sehr häufig wird er bei Eiter-Erkrankungen, besonders bei vereiterten Ohren, innerlich genommen. Vereiterungen der Ohren entstehen durch übermäßige Flüssigkeitsproduktion im Kopf. Der Hanf trocknet diese überschüssige Flüssigkeit aus und läßt den Eiterfluss versiegen (Touw 1981*).

17 Diese »Hanfart« wird auch als *Hibiscus cannabinus* L. (Dekkanhanf) oder *Hibiscus abelmoschus* L. [syn. *Abelmoschus moschatus* Medik.] (Eibisch) gedeutet (Aries 1992: 219).

Aus vergangenen Jahrhunderten sind Berichte einer tibetischen Arznei namens *Momea* oder *Mumio* überliefert. Dieses tonisierende Mittel soll aus Erdpech, Exkrementen, Menschenfleisch, Schädelknochen und Hanf bestanden haben (Rätsch o.J.). Diese Rezeptur erinnert an schwarzmagische Bön-Praktiken zur Herstellung des Elixiers der Unsterblichkeit (David-Neel 1983). Das heute aus Russland kommende Naturheilmittel *Mumeo* ist ein Guano aus Fledermausexkrementen, das in den Höhlen zentralasiatischer Gebirge gesammelt wird.

Als volksmedizinisches Hausmittel wird der Hanf zur Entspannung und als Aphrodisiakum getrunken oder geraucht (Sharma 1977b*). In der tibetischen Psychiatrie werden geistig Leidenden oftmals Aphrodisiaka verordnet. Man geht davon aus, dass eine Steigerung oder Förderung der sexuellen Aktivität auf den Geist eine heilsame Wirkung ausübt (Clifford 1984, Müller-Ebeling und Rätsch 1996*).

Gelegentlich werden Hanfpräparate bei der Niederkunft oder kurz nach der Geburt gegeben, um die durch den Geburtsvorgang geschwächte Mutter zu stärken, vor dem Kindbettfieber und einer Geburtspsychose zu schützen. Die pulverisierten Blätter junger Hanfpflanzen werden mit Honig vermischt als Tonikum eingenommen. Diese Kombination soll die Jugend erhalten, die Lebenskräfte vermehren, die sexuelle Potenz steigern sowie die Farbe und Beschaffenheit der Haare erhalten bzw. verbessern (Touw 1981*). Hanf wird auch zur Leistungssteigerung (Doping!) bei Hochgebirgswanderungen und zur Behandlung von Schwindel und Höhenkrankheit geraucht – über diesen Hinweis haben sich schon viele ausländische Trekker gefreut!

Hanfsamen sowie das daraus gewonnene Öl (nicht mit Haschischöl zu verwechseln) sind außerdem ein wichtiges Nahrungsmittel. Außerdem werden aus den Fasern Seile gedreht und Papier hergestellt.

Der Hanf ist für die Tibeter eine heilige Pflanze, die oft bei Klöstern und Höfen angebaut wird. In der lamaistischen Tradition heißt es, dass Buddha sich in den sechs asketischen Jahren vor seiner Erleuchtung lediglich von einem Hanfsamen täglich ernährt hat. Somit sind Hanfsamen ein wesentliches Fastengericht der Asketen. Klösterliche Bücher wurden schon seit Übernahme des Buddhismus auf Hanfpapier gedruckt.

Im tantrischen Buddhismus (Vajrayana) wurden oder werden psychoaktive Hanfgetränke zur Meditation über die kosmische Vereinigung von Buddha und dessen Shakti (*yab/yum*) oder für die tatsächlich physisch vollzogene Vereinigung von Tempeldienerinnen und Mönchen verwendet (vgl. Grieder 1990: 152ff.). Der aphrodisierende Hanf gilt dabei als »Nahrung der Kundalini«, der weiblichen feinstofflichen Schöpferkraft, die die Sexualenergie in spirituelles Erleben transformiert. Der Hanftrunk wird etwa 1½ Stunden vor der Meditation oder dem *yab/yum*-Ritual eingenommen, damit dessen Wirkungshöhepunkt mit dem Beginn der geistigen oder körperlichen Tätigkeit eintritt. Der Hanf steigert dabei die meditative Konzentration, verbessert die Aufmerksamkeit der Zeremonie gegenüber und regt die Sexualität an (Aldrich 1977*, Touw 1981*).

Hanf ist Bestandteil mehrerer wichtiger, oft gebrauchter tibetischer Kombinationspräparate, die schon in den alten Medizinbüchern auftauchen (nach Tsarong 1986).[18] Die Rezeptnamen bestehen aus dem Hauptanteil der Mischung und der Zahl der Ingredienzien.

18 »Der Gesamteffekt einer Pflanzenmischung kann nämlich ein ganz anderer sein als der der einzelnen Bestandteile. So können in einer Rezeptur die verschiedenen Pflanzenteile jedes für sich allein genommen keinen, zusammen aber einen stark ausschwemmenden Effekt haben. Diese synergistische Wirkung ist das Hauptproblem bei der Beurteilung eines Pflanzenheilmittels ...« (Asshauer 1997: 122) – wie z.B. bei dem immer populärer werdenden Padma 28.

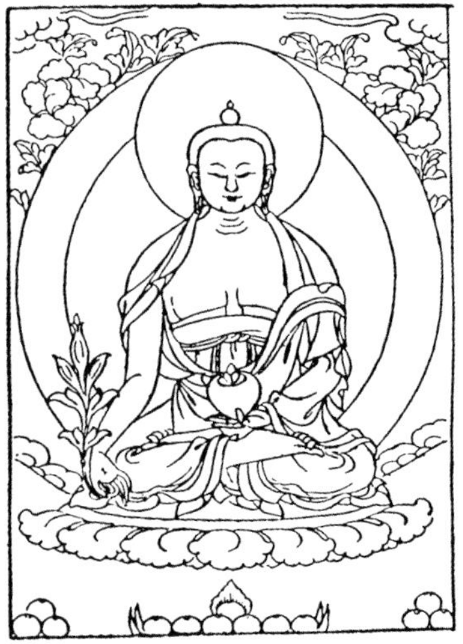

Der Medizinbuddha gilt zum einen als Bringer der Kräuterheilkunst, zum andern soll man sich in der Meditation mit ihm vereinen, um mentale und physische Leiden zu überwinden. Zum tibetischen Arzneischatz des Medizinbuddhas gehört selbstverständlich auch der Hanf.
(Holzblockdruck, Tibet/Mongolei, ca. 20. Jh.)

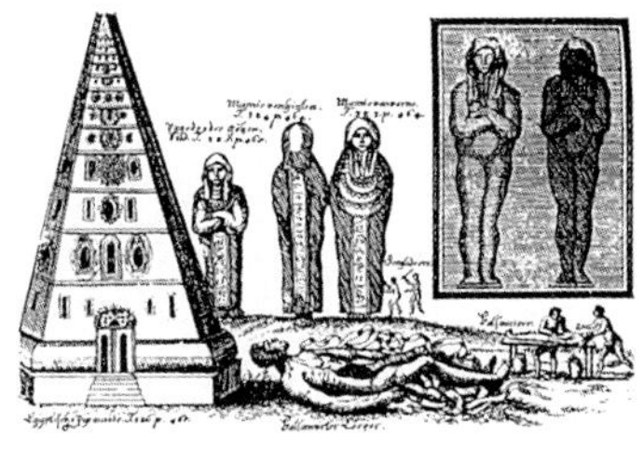

Mumien und daraus gewonnene Produkte waren in vergangenen Zeiten sehr begehrte Medikamente – weltweit. Im Himalayaraum hat sich bis heute der von »Mumie« (*mumia*) abgeleitete Name *mumeo* erhalten. Manchmal wird damit ein Cannabispräparat bezeichnet.
(Stich aus Pierre Pomet, *Der aufrichtige Materialist und Specerey-Händler*, Leipzig 1717, Kapitel »Mumia«)

A-RU 35 – Myrobalan 35

Inhaltsstoffe:
– Pflanzen: *Terminalia chebula*, *Carthamus tinctorius*, *Rubia cordifolia*, *Mucuna prurita*, *Symplocos crataegoides*, *Swertia chirata*, *Cupressa torulosa*, *Eletteria cardamomum*, *Terminalia belerica*, *Emblica officinalis*, *Caesalpinia bonducella*, *Eugenia jambolana*, *Verbascum thapsus*, *Malva verticillata*, *Mirabilis himalaica*, *Acorus calamus*, *Aconitum spicatum*, *Tribulus terrestris*, *Polygonatum cirrhifolium*, *Pholgacanthus pubinervius*, *Tinospora cordifolia*, *Shorea robusta*, *Cassia tora*, *Cannabis sativa*, *Sinapsis alba*, *Saussurea lappa* und *A'-'bras*
– Tierprodukte: Krebspanzer, Moschus, Eselsblut
– Minerale: Erdpech, Gya-tsod-Salz, Salpeter, Zinnober

Anwendung bei Nierenentzündung, Hüftschmerzen, Gicht, Arthritis, Lymphgefäßerkrankungen, eitrigem Urin; 1–1,5 g morgens oder abends in warmem Wasser einnehmen.

bSAM-'PHEL NOR-BU – Geiststeigerndes Juwel

Inhaltsstoffe:
– Pflanzen: *Carthamus tinctorius*, *Bambusa textilis*, *Eugenia caryophyllata*, *Myristica fragrans*, *Elettaria cardamomum*, *Amomum subulatum*, *Santalum album*, *Pterocarpus santalinus*, *Aquilaria agallocha*, *Terminalia chebula*, *Glycyrrhiza glabra*, *Verbascum thapsus*, *Terminalia belerica*, *Emblica officinalis*, *Foeniculum vulgare*, *Nigella sativa*, *Piper longum*, *Zingiber* sp., *Cinnamomum verum*, *Cinnamomum camphora*, *Cassia tora*, *Cannabis sativa*, *Inula racemosa*, *Saussurea lappa*, *Fragaria nilgeernsis*
– Tierprodukte: Austernschale, Hirschhorn, Krebsschale, Gallenstein vom Elefanten, Moschus

Anwendung bei Entzündungen der Nerven und Blutbahnen, zur Stärkung von Gehirn und Rückenmark, Krämpfen der Extremitäten, Fehlfunktion der Sinne, Schmerzen in Nieren, Hüfte und Wirbeln, Verzerrungen von Mund und Augen; 2–3 g zweimal täglich mit heißem Wasser einnehmen.

ZHI-BYED 29 – Ruhe 29

Inhaltsstoffe:
– Pflanzen: *Inula racemosa*, *Terminalia chebula*, *Plumbago zeylanica*, *Myristica fragrans*, *Piper longum*, *Cassia tora*, *Elettaria cardamomum*, *Asiantum pedatum*, *Piper nigrum*, *Amomum subulatum*, *Zingiber officinale*, *Rheum palmatum*, *Tinospora cordifolia*, *Carthamus tinctorius*, *Aristolochia moupinensis*, *Cinnamomum camphora*, *Cannabis sativa*, *Hedychium spicatum*, Ruß und Rettich-Asche
– Tierprodukte: gebrannte Kaurischnecken (*Cypraea* spp.)
– Minerale: Calcit, Soda, Kalkstein, Erdpech, schwarzes Salz

Anwendung bei Schmerzen (als Analgetikum), Tumoren, Verdauungsstörungen, Magen-, Bauch- und Leberschmerzen; 2 bis 3 g zweimal täglich mit heißem Wasser einnehmen.

BYI-THANG 7 – Embelia 7

Inhaltsstoffe:
– Pflanzen: *Embelia ribes*, *Allium sativum*, *Butea frondosa*, *Cannabis sativa*, *Iris ensata*, *Artemisia nestita*

– Tierprodukt: Moschus

Anwendung bei Hämorrhoiden und Wurmbefall; 2–3 g morgens mit heißem Wasser auf nüchternen Magen oder per rectum als Klistier; als Salbe äußerlich bei Hautjucken.

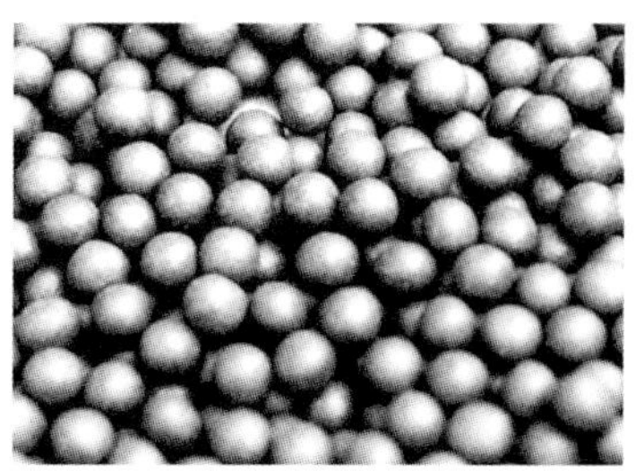

In der tibetischen Medizin werden hauptsächlich zusammengesetzte Medikamente (Komposita), die aus vielen Pflanzen, einigen Mineralien und anderen Substanzen bestehen, verwendet. In vielen Pillen ist Hanf anwesend.

KLU-bDUD 18 – Codonopsis 18

Inhaltsstoffe:

– Pflanzen: *Codonopsis nervosa, Aconitum balfourii, Cassia tora, Corydalis meifolia, Acorus calamus, Tinospora cordifolia, Terminalia chebula, Gymnadenia crassinervis, Terminalia belerica, Cinnamomum camphora, Cannabis sativa, Acacia catechu, Commiphora mukul, Veronica ciliata, Emblica officinalis, Aconitum heterophyllum, Saussurea lappa*

– Minerale: Erdpech

Anwendung bei Störungen des Lymphsystems, Entzündungen, Schmerzen, Rheuma, Gicht, geschwollenen Füßen, Nasennebenhöhlenerkrankungen, Abszessen, Juckreiz, Lepra; 2–3 g einmal in der Nacht mit heißem Wasser einnehmen.

bSE-RU 25 – Nashorn 25

Inhaltsstoffe:

– Pflanzen: *Myristica fragrans, Eugenia caryophyllata, Elettaria cardamomum, Bambusa textilis, Amomum subulatum, Crocus sativus, Saussarea lappa, Santalum album, Pterocarpus santalinus, Mesua ferrea, Cassia tora, Cannabis sativa, Foeniculum vulgare, Meconopsis grandis, Veronica ciliata, Geranium* sp., *Terminalia chebula, Emblica officinalis, Hippophae rhamnoides, Onosma hookeri*

– Tierprodukte: Rhinoceros-Horn, Hirschhorn, Bergschafhorn, Gallenstein vom Elefanten

Anwendung bei allen Erkrankungen der Lunge und Atemorgane, besonders um den Eiterauswurf anzuregen und Blut oder Serum aus der Lunge zu treiben; 2–3 g täglich morgens oder mittags mit heißem Wasser oder (Yak-)Milch einnehmen.

»Die tibetische Medizin ist berühmt für ihre Pflanzenheilkunde, die auf einer Tradition von Hunderten von Jahren beruht. Sie wäre es wert, nicht nur erhalten, sondern auch von der westlichen Wissenschaft erforscht zu werden ... Leider stehen nur noch wenige Pflanzenkundige zur Verfügung, jedenfalls außerhalb Tibets. Außerdem sind viele der wichtigsten Pflanzen aus dem Hochhimalaya bereits ausgestorben oder jedenfalls akut vom Aussterben bedroht.«

Egbert Asshauer
Tibets sanfte Medizin
(1997: 116)

dNGUL-CHU 18 – Quecksilber 18

Inhaltsstoffe:

– Pflanzen: *Cannabis sativa, Bambusa textilis, Commiphora mukul, Carthamus tinctorius, Terminalia chebula, Eugenia caryophyllata, Ferula jaeschkeana, Myristica fragrans, Acorus calamus, Elettaria cardamomum, Amomum subulatum, Aconitum balfourii, Cinnamomum camphora, Oxytropis chiliophylla, Cassia tora, Acacia catechu*

– Tierprodukt: Moschus

– Minerale: Gereinigtes und entgiftetes Quecksilber

Anwendung bei Entzündungen und/oder Schmerzen in Gliedern, Wirbeln und Gelenken, Rheuma, Schnupfenerkrankungen; 1 g täglich mit heißem Wasser einnehmen.

dNGUL-CHU 25 – Quecksilber 25

Inhaltsstoffe:

– Pflanzen: *Cannabis sativa, Bambusa textilis, Commiphora mukul, Carthamus tinctorius, Eugenia caryophyllata, Ferula jaeschkeana, Myristica fragrans, Acorus calamus,*

Elettaria cardamomum, Amomum subulatum, Cinnamomum camphora, Oxytropis chiliophylla, Verbascum thapsus, Mucuna pruriens, Caesalpinia bonducella, Eugenia jambolana, Gnaplium affine, Saussurea lappa, Cassia tora und A'-'bras

– Tierprodukt: Moschus

– Minerale: Gereinigtes und entgiftetes Quecksilber, Schwefel, Steinsalz, Erdpech

Anwendung bei Epilepsie, Lepra, Tumoren, Ödem, Lymphknoten, Halsentzündung, Epiglottitis, geschwollenen Füßen, Gicht, Rheuma, besonders bei Störungen der Nierenfunktion; 1 g täglich mit heißem Wasser einnehmen.

sPOD-KHYUNG 15 – Garuda des Kampfer 15

Inhaltsstoffe:

– Pflanzen: *Cinnamomum camphora, Cassia tora, Cannabis sativa, Terminalia chebula, Terminalia belerica, Emblica officinalis, Veronica ciliata, Tinospora cordifolia, Acacia catechu, Saussurea lappa, Commiphora mukul, Acorus calamus, Aconitum balfourii*

– Tierprodukt: Moschus

– Minerale: Erdpech

Anwendung bei Entzündungen, Schmerzen, Magenübersäuerung, Schwellungen und Schmerzen in den Gelenken; 1–2 g vor dem Schlafengehen mit heißem Wasser einnehmen.

Bei all diesen Rezepten fällt auf, dass die meisten Zutaten Gewürze (Nelken, Muskat, Zimt, Teufelsdreck, Pfeffer, Fenchel, Ingwer, Kardamom), Nahrungsmittel (Bambus, Knoblauch, Früchte) oder Aromastoffe (Moschus, Kampfer, gelbes oder rotes Sandelholz, Aloenholz, Catechu) sind. Nur selten sind pharmakologisch hochaktive Drogen (wie z. B. *Aconitum*) genannt.

Leider werden in den tibetischen Arzneimittellehren so gut wie nie Mischungsverhältnisse und Mengen angegeben. Allerdings werden beim Mischen der Arzneien oft gleiche Teile der Inhaltsstoffe genommen.

Literatur

Ardussi, John A.

1977 »Brewing and Drinking the Beer of Enlightenment in Tibetan Buddhism: The Doha Tradition in Tibet« *Journal of the American Oriental Society* 97(2): 115–124.

Aris, Anthony (Hg.)

1992 *Tibetan Medical Paintings* (2 Bde.). London: Serindia Publications.

Asshauer, Egbert

1997 *Tibets sanfte Medizin: Heilkunst vom Dach der Welt.* Freiburg: Herder.

Baker, Ian A. und Romio Shrestha

1997 *The Tibetan Art of Healing.* New Delhi: Timeless Books/London: Thames und Hudson.

Baratti, Alfredo

1991 »Von Einsicht, Hoffnung und Wohlergehen« *Dao* Nr. 2: 51–55.

Byams-pa 'Phrin-Las, Wang Lei und Cai Jingfeng

1987 *Tibetan Medical Thangka of the Four Medical Tantras.* Lhasa: People's Publishing House of Tibet.

Clifford, Terry

1984 *Tibetan Buddhist Medicine and Psychiatry: The Diamond Healing.* York Beach, Maine: Samuel Weiser.

Dash, Vaidya Bhagwan

1987 *Illustrated Materia Medica of Indo-Tibetan Medicine.* Delhi: Classic India Publication.

David-Neel, Alexandra

1983 *Liebeszauber und schwarze Magie.* Basel: Sphinx.

DEVOE, Dorsh Marie
1981 »An Introduction to Tibetan Folk Medicine« *Curare* 4: 57–63.
DONDEN, Yeshi
1990 *Gesundheit durch Harmonie: Einführung in die tibetische Medizin.* München: Diederichs.
FINCKH, Elisabeth
1990 *Der tibetische Medizin-Baum.* Uelzen: Medizinisch Literarische Verlagsgesellschaft.
1991 »Tibetische Medizin: Eine Einführung« *Salix* 7(1): 5–43.
GERMER, Renate
1991 *Mumien: Zeugen des Pharaonenreiches.* Zürich, München: Artemis und Winkler.
GRIEDER, Peter
1990 *Tibet: Land zwischen Himmel und Erde.* Olten: Walter-Verlag.
GRUSCHKE, Andreas
1996 *Mythen und Legenden der Tibeter.* München: Diederichs.
HAJICEK-DOBBERSTEIN, Scott
1995 »Soma Siddhas and Alchemical Enlightenment: Psychedelic Mushrooms in Buddhist Tradition« *Journal of Ethnopharmacology* 48: 99–118.
HÜBOTTER, F.
1957 *Chinesisch-Tibetische Pharmakologie und Rezeptur.* Ulm: Karl Haug Verlag.
KAUFMANN, Richard
1985 *Die Krankheit erspüren: Tibets Heilkunst und der Westen.* München: Piper.
PÁLOS, Stephan
1981 *Tibetisch-Chinesisches Arzneimittelverzeichnis.* Wiesbaden: Otto Harrassowitz.
RÄTSCH, Christian
o. J. »Mumio – Neues aus der Dreckapotheke«. Hamburg: MS.
REICHLE, Franz (Hg.)
1997 *Das Wissen vom Heilen: Tibetische Medizin.* Bern, Stuttgart, Wien: Haupt.
TSARONG, T.[sewang] J.[igme]
1986 *Handbook of Traditional Tibetan Drugs.* Kalimpong (Darjeeling): Tibetan Medical Publications.
1991 »Tibetan Psychopharmacology« *Integration* 1: 43–60.

Kancha
Hanf in der südostasiatischen Medizin

»Ganja gelangte aus Indien oder dem Himalaya-Gebiet ins vom 1. bis 14. Jahrhundert hinduistische Kambodscha und wohl kaum ein anderes Volk versteht es, die Pflanze in einer solchen Vielfalt zu nutzen wie die Khmers.«

Stefan Haag
Hanfkultur weltweit
(1995: 94*)

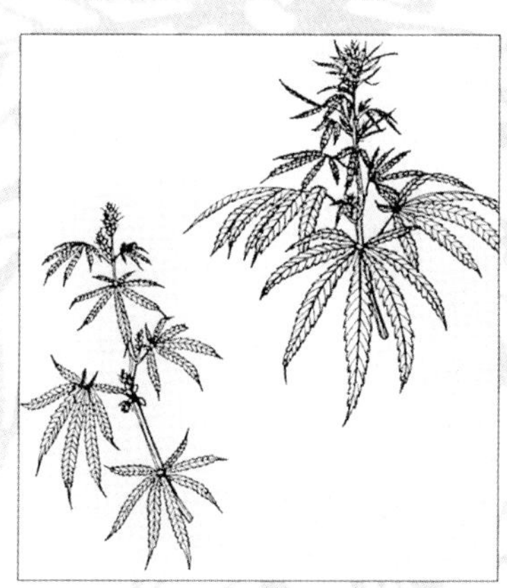

In Thailand heißt der Hanf *gan-chaa* und gehört zu den traditionellen, heute aber verbotenen Medizinen. (Nach Ponglux et al.)

In Südostasien (Festland und Inselreich) ist der Hanf heutzutage weit verbreitet. Seine dort gebräuchlichen Namen *kancha*, *kanhcha*, *kânhcha:*, *kan xa* und *cân xa* deuten darauf hin, dass der Hanf aus Indien oder dem Himalayaraum nach Südostasien gelangt ist. Er wird seit langem medizinisch und hedonistisch genutzt. Er ist heute sogar bei den eingeborenen Völkern der Philippinen, etwa den Igorot (ALEGRE 1980: 38, 60), genauso bekannt wie bei den Papuas auf Neuguinea (STERLY 1979).

Die südostasiatischen Medizinsysteme sind Mischformen verschiedener Traditionen. In ihnen sind Elemente aus der chinesischen Medizin, dem Ayurveda, der eingeborenen Heilkunst und der bäuerlichen Volksmedizin mit animistischen, schamanistischen, buddhistischen, islamischen und westlich-naturwissenschaftlichen Einflüssen verschmolzen. In Thailand gibt es sogar eine ayurvedische Vereinigung (*Ayurvedic Association of Thailand*). Trotz der mannigfaltigen Einflüsse ist der medizinische Gebrauch von Hanf und Hanfprodukten in Ost- und Südostasien recht einheitlich (PERRY und METZGER 1980).

Die Stammesvölker im Goldenen Dreieck kultivieren den Hanf auch wegen seiner Fasern, aus denen sie Stoff für ihre Kleidung herstellen (ANDERSON 1993: 24, 157). Die Hmong rauchen oder essen Hanf auch wegen der psychoaktiven Wirkung (ebd.: 159, 183).

In Thailand ist seit 1971 der hedonistische Gebrauch von Hanf, *gan-chaa* genannt, verboten und der (volks-)medizinische Gebrauch gesetzlich geregelt. Hanf (Blätter, Blüten, Stengel) darf nur in Kombination mit anderen Heilmitteln verordnet und benutzt werden (MARTIN 1975: 67). Die ayurvedische Anwendung des Hanfes in Thailand entspricht weitgehend der indischen. Traditionell wird Hanf als Beruhigungsmittel, bei schmerzvoller Verdauungsschwäche, Krebs, Geschwüren, Migräne, Neuralgien und Rheumatismus gebraucht (PONGLUX et al. 1987: 62). Eine Hustenmedizin wird aus dem getrockneten Hanf bereitet, der auf einer Platte aus dem Holz des Brechnussbaumes *(Strychnos nux-vomica)* zerhackt wurde, und mit Spänen des strychninhaltigen Holzes vermischt ist.[19] Diese Anwendung ist auch aus Kambodscha bekannt (MARTIN 1975: 67).[20]

Hanf wird in Thailand mit weißem Sandelholz (*Santalum album* L.) kombiniert als Tee getrunken, um Schwindelanfälle zu beheben und die Funktionen von Herz, Leber und Lunge anzuregen. Bei Cholera wird Hanf in kräftigen Zubereitungen eingenommen; zudem wird das Wasser aus der Wasserpfeife getrunken (MARTIN 1975: 71). Da es in Thailand durch die politischen Hanfgesetze oft zu Knappheit der Droge kommt, werden verschiedene Pflanzen als Substituenten benutzt: Blätter vom Kratom-Baum (*Mitragyna speciosa* KORTH.)[21] oder das gesamte Kraut eines Korbblütlers (*Grangea maderaspatana* POIR., auf Thai *pa-yaa-mutti*). Als Mittel gegen den Cannabisrausch werden in Thailand die Wurzeln der *ra:k ya: nang dêng*-Pflanze (vermutlich *Melanorrhoea usitata*) als Tee oder Dekokt getrunken (MARTIN 1975: 69).

Malaysia ist das Land mit den härtesten Drogengesetzen der Welt. Hanf ist total verboten, wer mehr als 200 g besitzt, landet am Galgen (HAAG 1995: 102f.*). Dadurch ist der hedonistische und medizinische Hanfgebrauch in der neueren

Kambodschanische Suppe mit Marihuana gewürzt

Reuter **Phnom Penh**
In zahlreichen kambodschanischen Restaurants werden besonders würzige und anregende Suppen serviert. Das Geheimnis: Marihuana. „Es macht die Suppe leckerer und die Gäste süchtig," erklärt eine Marihuana-Händlerin.

Auf den Märkten von Phnom Penh ist Marihuana zu Niedrigpreisen zu haben. An vielen Ständen hängen die Bündel der getrockneten Blätter zwischen Knoblauchzehen und Chilischoten. Ein Kilo kostet 1000 Riel (etwa 1,60 Mark).

Außer als Gewürz verwenden Kambodschaner Marihuana auch als Medizin.

Zeitungsmeldung
(*Hamburger Abendblatt*, 1.12.1991)

19 Interessanterweise wurde im 19. Jahrhunderts *Cannabis indica* als Antidot bei Strychninvergiftung empfohlen (SCHMIDT 1992: 650*).

20 Kürzlich wurde bekannt, dass in Kambodscha zur Verstärkung der Hanfwirkung dem Ganja Holzstückchen des botanisch nicht bestimmten *shlain*-Baumes zugesetzt werden (RÄTSCH 1998: 219, 615f.*).

21 Kratom gilt als Opium-Substitut und wurde zur Heilung der »Opiumsucht« in Thailand und Malaysia verwendet (BECKETT et al. 1965: 241, JANSEN und PRAST 1988). Die Hmong pulverisieren die Blätter und Stengel, rösten sie und legen sie als Packung auf gebrochene Knochen (ANDERSON 1993: 136).

»Liegen die zwölf Göttinnen
der Geburt
vielleicht in Streit?
Wo verstecken sie
das Liebeswerkzeug?
(...)
Wer kann es erraten,
ist es eine Flamboyant-Blume
oder eine Drachenwurzel?
Wer vermag zu unterscheiden,
ob Kelch oder Stiel?«

Ho Xuan-Huong
Vietnamesisches Liebeslied
(In Huu 1985: 32)

Zeit doch stark zurückgegangen. Den malayischen Heilern, den *bomor, pawang* oder *poyang* genannten Schamanen (Eliade 1975: 329*), sind die psychoaktiven Wirkungen des Hanfs gut bekannt. Er gehört in verschiedener Zubereitung zu ihrem traditionellen Arzneischatz. Er ist Bestandteil einer in Kelantan verwendeten narkotischen und/oder aphrodisierenden Mixtur (Gimlette 1981: 220). Zu Anfang dieses Jahrhunderts wurde ein chinesisches Hanfrezept in die malayische Medizin eingeführt. Das Medikament *Tai Foong Chee* besteht aus den Samen von *Hydnocarpus anthelmintica* Pierre und *Cannabis indica* und wird bei der Leprabehandlung eingesetzt (Gimlette und Thomson 1968, Lu 1991: 142).

In Laos, Kambodscha und Vietnam ist Hanf als Heilmittel legal und jedem zugänglich. Er gilt überall als Schmerz- und Entspannungsmittel, besonders bei Migräne und Steifheit. Diese Eigenschaften werden ihm sowohl in der Volksmedizin als auch in den staatlichen Pharmakopöen dieser Länder zuerkannt (Martin 1975: 70).

In Kambodscha wird Hanf nicht nur als Genussmittel verwendet. Das ganze getrocknete Kraut wird auf dem Markt frei verkauft, denn es ist ein wesentlicher Bestandteil würziger, anregender Suppen *(sngao, sngao moon)*, die in zahlreichen kambodschanischen Restaurants angeboten und gerne gegessen werden (vgl. Huu 1987). Für die Khmer gehört das Rauchen von Hanf (Blätter und Blüten) zu den guten Sitten und ist bei gesellschaftlichen Anlässen obligatorisch (Haag 1995: 94f.*, Martin 1975: 74). Der Hanf wird in erster Linie als Heilmittel betrachtet, egal ob er prophylaktisch (= hedonistisch und rekreativ) oder therapeutisch eingesetzt wird. Kranken, ganz gleich an welcher Krankheit sie leiden, werden oft kleine Hanfmengen unter die sonstigen Arzneimittel gemischt, damit sie sich einfach besser fühlen und wieder mit Appetit Nahrung zu sich nehmen. Man gibt ihnen auch ein Dekokt aus der ganzen Pflanze zweimal täglich, jeweils vor dem Mittag- und Abendessen zu trinken oder einen Joint zu rauchen (Haag 1995: 95f.*, Martin 1975: 70).

Zigaretten, die aus den hohlen Stengeln der *chkaê sraêng*-Pflanze (*Cananga latifolia*, ein Ylang-Ylang-Gewächs), gestopft mit Hanfkraut, bestehen, sollen täglich geraucht dazu führen, dass sich Polypen in der Nase zurückbilden und gänzlich verschwinden. Eine Rauchmischung aus Hanf und Tabak soll den übermäßigen Gallefluss eindämmen. Wer an Malaria leidet, soll zweimal täglich je 500 g männliche und weibliche Hanfblätter mit Hilfe eines Wasserbades inhalieren (Haag 1995: 97*, Martin 1975: 70, 71).

In Kambodscha werden Hanfpräparate (Tees, Blüten-Dekokte, Tinkturen) oft von Müttern nach der Entbindung zur Wiederherstellung ihrer Kräfte und ihrer allgemeinen Gesundheit eingenommen. Ebenfalls werden Hanfzubereitungen genommen, um die Milchproduktion anzuregen. Komplikationen nach der Geburt werden meist auf das Übertreten von Nahrungstabus während der Schwangerschaft zurückgeführt. Liegt ein derartiger Fall vor, wird ein alkoholischer oder wässriger Auszug von Hanf und anderen Heilpflanzen dreimal täglich getrunken, solange bis die Beschwerden abgeklungen sind.

In Vietnam wird der Hanf sehr ähnlich wie in der chinesischen Medizin, die wohl als Haupteinfluss auf die traditionelle vietnamesische Heilkunst zu betrachten ist, benutzt. In Vietnam werden hauptsächlich die Samen, getrocknet oder geröstet, medikamentös eingesetzt. Sie werden bei Gedächtnisstörungen, Verwirrtheitszuständen, vorzeitigem Altern, Geburtsschmerzen, ausbleibender Regel und Blutvergiftung verordnet (Martin 1975: 72).

In Laos wird der Hanf viel weniger als in den angrenzenden Nachbarländern

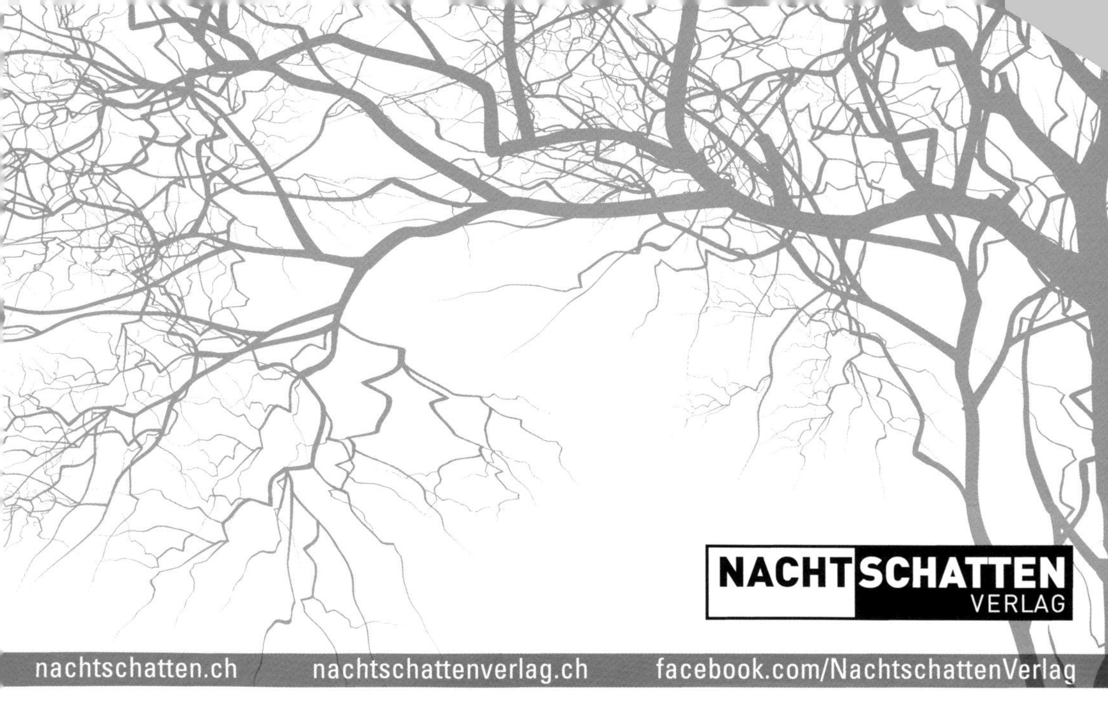
NACHTSCHATTEN
VERLAG
nachtschatten.ch
nachtschattenverlag.ch
facebook.com/NachtschattenVerlag
NACHTSCHATTEN
TELEVISION
NACHTSCHATTEN
MEMBER
Club
nachtschatten
SCIENCE
NACHTSCHATTEN
VERLAG
Shop

verwendet, weil dort das wichtigste (Volks-)Heilmittel das Opium ist. Hanftrünke aus den Blättern und Blüten werden bei Bauchschmerzen und Magenschwellung getrunken. Die einheimischen Zauberer behandeln Besessene mit Hanfrauch. Meist wird den Besessenheitsgeistern auch ein Hanfrauch-Opfer dargebracht (Martin 1975: 72f.). In Laos ist der Hanf (noch) legal (Haag 1995: 101*).

Mittel gegen Krämpfe (Thailand)

kancha (*Cannabis indica*)
ma ha hing (*Ferula* sp.)
rong thäng (*Garcinia hanburyi*)
kläy-Knollen (*Dioscorea* sp.)
sa mä thai-Früchte (*Terminalia chebula*)
sa mä phi phek-Früchte (*Terminalia belerica*)
sa khàn-Früchte (*Piper* sp.)
di phli-Früchte (*Piper retrofractum*)
ka dàt thâng song (eine Aracee)
kan phlu (*Eugenia aromaticus*)
khon thi sä-Blätter (*Vitex trifolia*)
swàt-Blätter (*Caesalpinia* sp.)
thiam dam (*Abroma augustum*)
thian khaw-Blätter (*Lawsonia inermis* – Henna)
òp choy-Stengel (*Cinnamomum* sp.)
prik thai-Früchte (*Piper nigrum*)
matum-Früchte, unreif (*Aegle marmelos*)
same-Herzen (*Aegiceras corniculatum*)

Der Hanf, als Hauptbestandteil, wird zermahlen und mit Honig und den anderen zerkleinerten Pflanzen vermischt.

Hanftinktur (Thailand)

kancha-Blüten (*Cannabis indica*)
kòt cù la lampha-Kraut (*Artemisia vulgaris* = Beifuß)
can-Früchte/-Blüten (*Myristica* sp.)
Pfefferkörner (*Piper nigrum*, *Piper chaba*, *Piper* sp.)
Ingwer (*Zingiber officinale*)
òp choy-Rinde (*Cinnamomum* sp.)
sà mun la weng (*Cinnamomum* sp.)
Khop chà nang thang song (*Salacca flavescens*)
sannu – Arsenik (?)

Alle Zutaten werden zerkleinert, vermischt und in reinem Alkohol mazeriert. Die abgeseihte Tinktur wird bei Hämorrhoiden, Kehlkopf-Polypen und Geschwüren im Darm- und Genitalbereich verwendet.

Asthma-Rauchmischung (Thailand)

kancha-Blüten (*Cannabis indica*)
Bauerntabak (*Nicotiana rustica*)

Hanf und Tabak werden zu gleichen Teilen gemischt und nach Bedarf bei asthmatischen Erscheinungen in Zigarettenform mit tiefen Lungenzügen geraucht.

大楓子

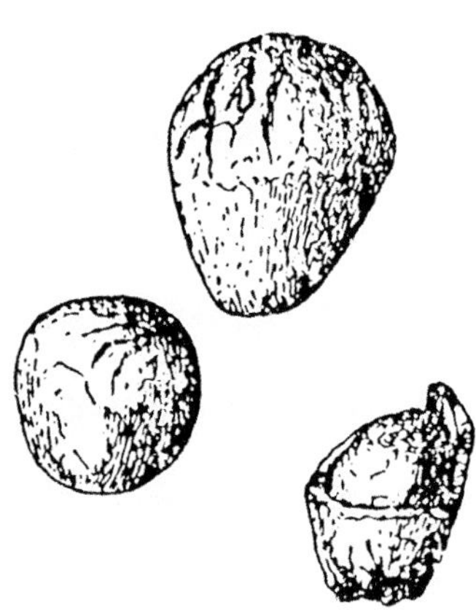

Die Dafengzi genannten Samen von *Hydnocarpus anthelmintica* PIERRE werden seit alters her in der Traditionellen chinesischen Medizin (TCM) zum Töten von Würmern, als Gegengift und zur Behandlung von Lepra medizinisch genutzt. Die Pflanze kommt in ganz Südostasien vor und wird auch mit Hanf vermischt verwendet. In Thailand heißt die Pflanze *gra-bao*. (Illustration aus einem alten chinesischen Kräuterbuch)

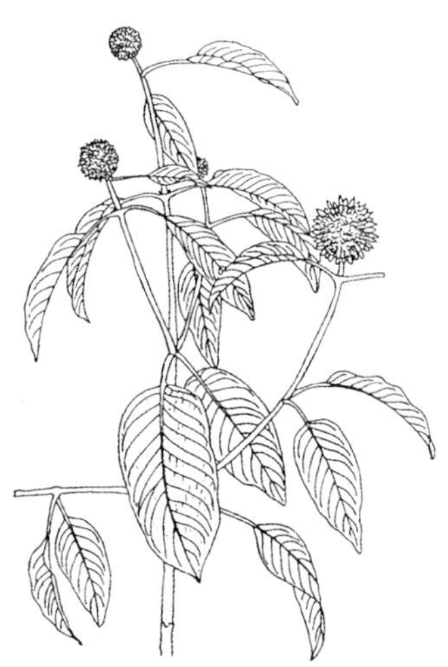

Die Blätter des *gra-tom* oder *kraton* genannten Baumes (*Mitragyna speciosa*) gelten volksmedizinisch in Thailand und anderen südostasiatischen Ländern als Ersatz für Hanf. (Nach PONGLUX et al.)

Narkotisch/Aphrodisische Mischung (Malayisch)

ganja (Hanfblüten)
chandu (Opium)
kechubong (Samen von *Datura metel* var. *fastuosa*)
ikan keli (Schleimabsonderung vom Wels)
merunggai (Saft vom Pferderettichbaum, *Moringa oleifera* oder *Moringa pterygosperma*)
sago (Marksaft der Sagopalme, *Metroxylon sagu*)

Leider sind keine Mengenangaben überliefert. Diese Mixtur erinnert stark an die »Orientalischen Fröhlichkeitspillen« (RÄTSCH 1990b*).

Tai Foong Chee (chinesisch-malayisches Lepramedikament)

2 Teile Chaulmoogra-Samen (*Hydnocarpus anthelmintica*)
1 Teil Hanfblüten/-blätter (Marihuana) (*Cannabis indica*)

Nachdem die *Hydnocarpus*-Samen zerstampft und gesiebt wurden, werden sie mit dem Marihuana vermischt. Zur äußeren, örtlichen Behandlung. (In der chinesischen Medizin besteht das Lepraheilmittel aus *Hydnocarpus*-Samen, Kalomel und Sesamöl.)

Schmerz- und Entspannungsmittel (Kambodscha, Thailand, Laos, Vietnam)

Sonnengetrocknete Hanfblätter (meist männliche und weibliche) werden gekocht (etwa 5 g pro ¼ l Wasser). Es können auch andere (aromatische) Pflanzen hinzugefügt werden. Dieses Dekokt wird gegen Migräne und Steifheit vor dem Schlafengehen oder vor dem Abendessen getrunken.

Verdauungstrunk (Kambodscha)

têpiru-Rinde (ein Myrtengewächs)
sâmbä lvêng (*Cinnamomum* sp.)
kânhcha (*Cannabis indica*)

Zutaten vermischen und mit Wasser kochen; ein Glas voll vor jeder Mahlzeit trinken.

Milchproduzierender Trunk (Kambodscha)

sâmbä lvêng-Stengel (*Cinnamomum* sp.)
kânhcha-Blüten (*Cannabis indica*)
dâng kwen (*Tetracera loureiri*)
sdok sdao (*Walsura villosa*)
vä kro:c (*Illigera* sp.)

Alle Zutaten werden vermischt und gekocht; zweimal pro Tag ein Glas trinken.

Medizinische Hanftinktur (Kambodscha)

kânhcha-Blüten (*Cannabis indica*)
têpiru-Rinde (ein Myrtengewächs)
khtom-Rinde (*Mitragyna* sp., *M. speciosa* [?])

sâmbä lvêng-Stengel (*Cinnamomum* sp.)
sdok sdao-Rinde (*Walsura villosa*)
matum-Rinde (*Aegle marmelos*)

Alle Zutaten werden mit reinem Alkohol bedeckt und für mehrere Tage mazeriert; bei nachgeburtlicher Steifheit.

Literatur

Alegre, Dennis G.
1980 *Sagada: A Survey of the Folk Herbal Practices of the Sagada Igorots in Mountain Province and Some Important Implications.* Los Baños/Luzon: College of Agriculture, University of the Philippines (MS).

Anderson, Edward F.
1993 *Plants and People of the Golden Triangle: Ethnobotany of the Hill Tribes of Northern Thailand.* Portland, Oregon: Dioscorides Press.

Beckett, A.H., E.J. Shellard und A.N. Tackie
1965 »The *Mitragyna* Species of Asia – The Alkaloids of the Leaves of *Mitragyna speciosa* Kort.: Isolation of Mitragynine and Speciofoline« *Planta Medica* 13(2): 241–246.

Gimlette, John D.
1981 *Malay Poisons and Charm Cures.* Kuala Lumpur: Oxford University Press (Oxford in Asia Paperbacks) [Reprint von 1929].

Gimlette [John D.] und Thomson
1968 »A Dictionary of Malayan Medicine, 1939« in: G. Andrews und S. Vinkenoog (Hg.), *The Book of Grass*, S. 146, New York: Grove Press.

Jansen, Karl L.R. und Colin J. Prast
1988 »Ethnopharmacology of Kratom and the *Mitragyna* Alkaloids« *Journal of Ethnopharmacology* 23: 115–119.

Huu, Tien
1985 *Augen lachen, Lippen blühen: Erotische Lyrik aus Vietnam*, München: Simon und Magiera.
1987 *Liebe im Reisfeld: Die erotische Kochkunst Asiens.* München: Simon und Magiera.

Jacquat, Christiane
1990 *Plants from the Markets of Thailand.* Bangkok: Duang Kamol Book House.

Lu, Henry C.
1991 *Legendary Chinese Healing Herbs.* New York: Sterling Publishing Co.

McMakin, Patrick D.
1993 *Flowering Plants of Thailand: A Field Guide.* Bangkok: White Lotus.

Macmillan, H.F.
1991 *Tropical Planting and Gardening* (Sixth Edition). Kuala Lumpur: Malayan Nature Society.

Martin, Marie Alexandrine
1975 »Ethnobotanical Aspects of Cannabis in Southeast Asia« in: V. Rubin (Hg.), *Cannabis and Culture*, S. 63–75, The Hague: Mouton.

Perry, Lily und Judith Metzger
1980 *Medicinal Plants of East and Southeast Asia.* Cambridge, London: MIT Press.

Ponglux, Dhavadee, et al. (Hg.)
1987 *Medicinal Plants.* Bangkok: Victory Power Point.

Sterly, Joachim
1979 »Cannabis am oberen Chimbu, Papua New Guinea« *Ethnomedizin* 5(1/2): 175–178.

Penka
Das Hanfritual der Skythen

»Man verwendete Hanf unter anderem [als Räucherstoff], um in die Zukunft sehen zu können, um mit Verstorbenen zu sprechen, aber auch bei Schlafstörungen und Migräne oder um mit dem höheren Selbst in Kontakt zu kommen.«

FRED WOLLNER
Duftender Rauch für die Seele
(1998: 141)

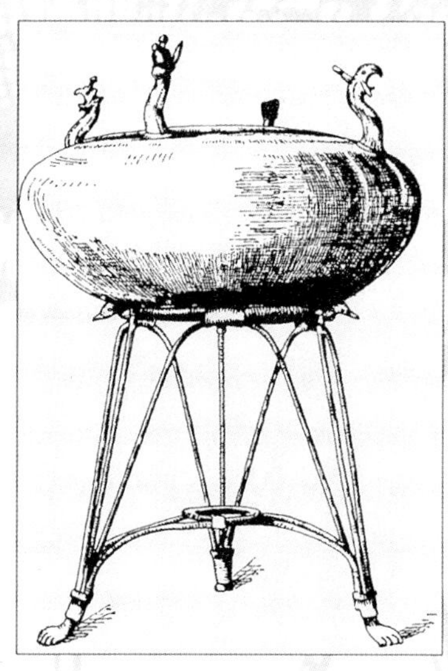

In der Antike wurde Räucherwerk meist in bronzenen Dreifüßen verbrannt. Der Hanf war als Zutat von Räuchermischungen unter dem Namen »Skythisches Feuer« bekannt. Er wurde in dieser Form als ritueller Räucherstoff im Heilkult des Asklepios (= Äskulap) verwendet.
(Illustration, 19. Jh.)

Herodot aus Halikarnassos (etwa 500–424 v. Chr.) gilt als der Begründer der Ethnographie, aber auch des Abenteuer- und Bildungstourismus. Der Grieche floh wegen politischer Wirren aus seiner Heimat, studierte lange Zeit in Athen, lebte auf Samos und unternahm zwischen 455 und 444 v. Chr. ausgedehnte Reisen nach Ägypten, Syrien, Zypern, Kleinasien, Nordgriechenland, Thrakien, Makedonien bis hoch in die Krim. Herodot verfasste das Standardwerk der Antike zur Geographie, Geschichte und Ethnographie des östlichen Mittelmeerraumes. In seinen *Neun Büchern der Geschichte* finden wir heute das wertvollste ethnohistorische Material über die Kultur der Ägypter, Babylonier, Libyer, Hyperboreer und Skythen. Im Altertum war der Name Skythen eine Sammelbezeichnung für nomadisierende Reitervölker, die am Schwarzen Meer, entlang der Donau und in Südrussland lebten und verschiedene indoiranische Sprachen oder Dialekte sprachen (Pavlinskaya 1989: 19). Viele skythische Stämme hatten ausgedehnte Handelsbeziehungen mit den Pontos-Griechen aufgebaut. Sie galten als wilde Krieger und waren ein allseits gefürchtetes und respektiertes Volk. Sie verhinderten auch das gewaltsame Eindringen der Perser in den Pontos.

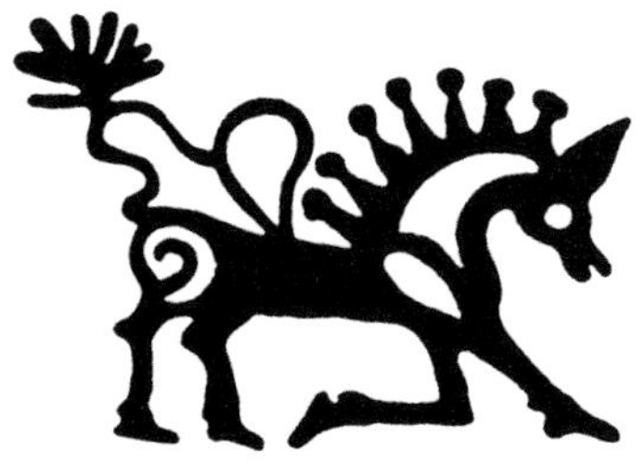

Die Skythen waren ein Nomadenvolk, das innig mit dem Pferd verbunden war, wie viele prähistorische Petroglyphen in ihrem Territorium zeigen. Durch ihre starke Beweglichkeit haben sie für eine gewaltige Verbreitung der Hanfpflanze in ganz Asien gesorgt. (Petroglyph an einem »Altarfelsen«, Westiran, ca. 1. Jahrtausend v. Chr.)

Herodot hat der Kultur der Skythen ein umfangreiches Kapitel in seinem Werk gewidmet. Er beschreibt darin die Sozialstruktur, Religion, Mythologie und die skythischen Sitten, die er immer wieder mit den griechischen, d.h. hellenistischen vergleicht. Besonders hat ihn ein Begräbnis- oder Totenritual beeindruckt:

»Nach dem Begräbnis aber reinigen sich die Skythen auf folgende Art: Nachdem sie sich die Köpfe gewaschen und gesalbt haben, machen sie mit dem Körper folgendes: Nachdem sie drei gegeneinander gekehrte Stangen aufgestellt haben, breiten sie darüber wollene Filzdecken aus, und nachdem sie sie möglichst dicht zusammengestopft haben, werfen sie aus einem Feuer glühende Steine in eine Wanne, die inmitten des durch die Stangen und Filzdecken gebildeten Raumes steht.

Nun wächst in ihrem Lande der Hanf, der ganz das Aussehen von Flachs hat, nur daß er viel dicker und höher ist. Er wächst von selbst, wird aber auch gesät; ja, die Thraker fertigen sich auch Tücher daraus, die den leinenen sehr ähnlich sind, und wer sich nicht genau darauf versteht, würde nur schwer unterscheiden können, ob sie von Flachs oder Hanf sind. Wer aber noch nie Hanf gesehen hat, wird meinen, es sei Leinen.

Vom Samen dieses Hanfes nehmen die Skythen, wenn sie unter das Filzzelt schlüpfen, und werfen ihn auf die glühroten Steine; das gibt dann einen Qualm und einen Dampf, dass kein hellenisches Schwitzbad dagegen ankommt. Die Skythen fühlen dabei ein wohliges Behagen, dass sie vor Lust aufjubeln. Es dient ihnen anstatt eines Bades; denn sie baden nicht im Wasser. Nur ihre Weiber gebrauchen Wasser für eine Mischung aus Zypressen-, Zedern- und Weihrauchholz, das sie an einem rauhen Stein zerreiben. Damit bestreichen sie sich den ganzen Leib und das Gesicht; denn das gibt ihnen einen lieblichen Duft, und wenn sie am folgenden Tag das Pflaster herabnehmen, haben sie eine reine und glänzende Haut.« (IV, 73–75)

Offensichtlich waren die Hanfsamen noch in den Blütenständen verhaftet, denn wie hätte sonst ein »Qualm und Dampf« entstehen können, der die Skythen aufjauchzen lässt. Wahrscheinlich wird hier eine »Kulthandlung beschrieben, bei der die Angehörigen des Toten in schamanistischer Trance die Seele des Abgeschiedenen ins Jenseits geleiten. Es handele sich um eine Form des ›Familienschamanismus‹, bei der noch kein ausgeprägtes Spezialistentum auftritt.« (Jettmar 1981: 310) Das Ritual dient also zum einen dem Seelenheil des Verstorbenen

»Schamanismus und vom Hanfrauch hervorgerufene ekstatische Trunkenheit waren den Skythen bekannt.«

MIRCEA ELIADE
Schamanismus und archaische Ekstasetechnik
(1975: 376*)

und zum anderen dem Seelenheil der Hinterbliebenen (ELIADE 1975: 376ff.*). Der Hanf erweicht hier die Schranken des Todes und lässt die Menschen an der Unsterblichkeit der Seele teilhaben: eine kollektive Bewältigung der Trauer durch den Körper und Geist reinigenden Effekt des Hanfes, eine Vorbeugung gegen Depressionen. Hanf war seit der Spätantike wohl deswegen auch unter dem Namen »Skythisches Feuer« bekannt. Manchmal wird angenommen, dass Hanf »wahrscheinlich die älteste vom Menschen für Räucherzwecke verwendete Pflanze« ist (WOLLNER 1998: 140).

Ähnliche Rituale waren auch anderen Stämmen des Altertums bekannt. So wussten die Thraker, wie sie sich einen heilenden Rausch verschaffen konnten. Die Massageten, ein Nomadenstamm aus Zentralasien, lagerten gemeinsam an Feuern, in die bestimmte »Früchte« geworfen wurden, so dass die Teilnehmer vor Begeisterung aufsprangen, nachdem sie den Rauch inhaliert haben (JETTMAR 1972, 1981).

Herodot hat in seinen *Büchern der Geschichte* noch folgende Geschichte aus Assyrien hinterlassen:

»Es sinkt der Himmel auf Luft,
die ihn nicht trägt,
und er bringt Dir seinen Duft,
einen betäubenden Geruch,
der die trunken macht,
die gegenwärtig sind.«

Altägyptisches Liebeslied
(Neues Reich, 1580–1085 v. Chr,
Papyrus Chester Beatty I, 2)

»Vom Fluß Araxes [= Ixartes/Syr Darja] sagen die einen, er sei größer als der Istros, andere sagen, er sei kleiner. Zahlreiche Inseln sollen in ihm liegen, so groß etwa wie die Insel Lesbos, und von Menschen bewohnt sein, die sommers allerlei Wurzeln ausgraben und sich davon ernähren, im Winter aber von Baumfrüchten leben, die sie nach der Reife gesammelt und aufbewahrt haben. Sie haben auch noch andere Bäume bei sich, die ganz besondere Früchte tragen. Wenn viel Volk zusammen ist, zünden sie ein Feuer an, setzen sich im Kreis herum und werfen die Früchte ins Feuer. Wenn dann der Geruch der verbrennenden Früchte ihnen in die Nase steigt, werden sie berauscht wie die Hellenen von ihrem Wein und werfen immer noch mehr Früchte ins Feuer, so dass sie immer berauschter werden und zuletzt aufspringen zum Tanz und zu singen anfangen. So erzählt man von ihrer Lebensweise.« (II, 202)

Die hier als Räucherwerk verbrannten »Früchte« klingen verdächtig nach den weiblichen Hanfblüten und dem damit verbundenen skythischen Reinigungsritual. Allerdings lässt sich ihre Identität nicht wirklich belegen.

Die Skythen, die eine reiche, sehr charakteristische Kunst mit Tierornamenten und anderen schamanischen Themen hinterlassen haben, sind schon im 5. Jh. v. Chr. bis tief nach Zentral- und Ostasien vorgedrungen (PAVLINSKAYA 1989). In dem Altai-Gebirge in der Mongolei wurden sehr viele archäologische Belege für die skythische Kultur ausgegraben. Die 1929 begonnene Untersuchung der im Hochgebirgseis eingefrorenen und daher vollkommen perfekt erhaltenen Hügelgräber von Pazyryk im Hochaltai haben auf sensationelle Weise den Bericht des Herodot bestätigt. Der russische Archäologe S.I. Rudenko hat verschiedene bronzene Räuchergefäße ausgegraben, über denen noch ein Gestell mit einer Filzdecke stand (CLARKE 1995*). In Rudenkos Grabungsbericht heißt es:

»In beiden Gefäßen wurde außer den erwähnten Steinen eine große Menge Hanfsamen (*Cannabis sativa* L. der Varietät *C. ruderalis* Janisch) festgestellt. Hanfsamen fanden sich auch in einer bereits beschriebenen Lederflasche, die an einem der Stäbe des Sechsfußes befestigt war, der über dem Gefäß in Form eines skythischen Kessels stand. Die Steine in den Räuchergefäßen waren angeglüht, ein Teil der Hanfsamen verkohlt. Außerdem waren die Griffe des als Räuchergefäß benutzten Kessels mit Birkenbast umwickelt. Offenbar wurde das Gefäß von den glühenden Steinen so erhitzt, dass man es mit bloßen Händen nicht hätte angreifen können ... Folglich haben wir hier vollständige Garnituren jener Utensilien vorliegen, die für die Durchführung des Reinigungsrituals notwendig waren, von dem Herodot in Bezug auf die Pontischen Skythen so präzise berichtet.« (zit. in JETTMAR 1981: 311)

In Turkmenistan und Tadschikiskan wurden in vielen dort ausgegrabenen Tempelkomplexen, die etwa aus dem 2. Jahrhtausend v. Chr. stammen und möglicherweise mit der skythischen Kultur im Zusammenhang standen, nicht nur Hanfpollen, sondern auch Überreste anderer psychoaktiver Substanzen in rituellen Trinkutensilien entdeckt (SARIANIDI 1994, SHERRATT 1995: 29).

Der Hanf wurde in der Antike und Spätantike als »skythisches Feuer« oder »skythisches Räucherwerk« bezeichnet; ein deutlicher Hinweis auf die hervorragende Stellung der Pflanze in der skythischen Ethnobotanik. Spätantike Schriftsteller äußerten sich allerdings kritisch dazu, wie der Lexikograph und Grammatiker Hesychius aus Alexandria (5./6. Jh.): »Der Hanf, ein skythisches Räucherwerk, das die Kraft hat, jeden, der dabei steht, seiner Jugendkraft zu berauben« (zit. n. HARTWICH 1997: 9*).

Der Hanf wurde von den antiken Skythen aber auch hedonistisch geraucht (ROCKER 1995). Kürzlich wurde eine skythische Schamanin in einem unversehrten, tiefgefrorenen Grab im Altai-Gebirge entdeckt. Sie hatte Haschisch und andere Hanfprodukte bei sich (*Stern* 18/94, S. 194ff.).

In Russland heißt der Hanf in manchen Gebieten noch im Mittelalter *Penka*, ein Wort, das auf die Skythen zurückgehen soll (GOLOWIN 1989: 160) und noch an das altiranische *bhanga*, »Rauschmittel« erinnert. Penka wurde in gemütlicher Runde zum Tee genossen.

Überall in den ehemals skythischen Gebieten wächst heute noch die Hanfart *Cannabis ruderalis*. Sie wird nach wie vor in der russischen als auch in der mongolischen Volksmedizin, besonders zur Befreiung von Depressionen, verwendet. In jüngster Zeit wurde von der Mongolischen Akademie der Wissenschaften ein Projekt gefördert, das der Erfassung alles schamanischen-volksmedizinischen und lamaistischen Wissens über Heilpflanzen dient (mündliche Mitteilung von Herrn Günther, Ulan-Bator). Dabei wurde festgestellt, dass in der mongolischen Tradition die medizinische Anwendung von *Cannabis sativa* und *Cannabis ruderalis* unterschiedlich ist. *Cannabis sativa* wird eher als Öllieferant verwendet, während *Cannabis ruderalis* eher aufgrund seiner psychoaktiven Eigenschaften geschätzt wird. Es ist durchaus wahrscheinlich, dass mongolische Schamanen im Altai neben Wacholder (vgl. JETTMAR 1981) oder dem Sadebaum (*Juniperus sabina*) auch *Cannabis ruderalis* zur Induktion der schamanischen Trance verwenden. Es hat sich offensichtlich ein skythisches Vermächtnis bis in unsere Zeit erhalten (vgl. SIKOJEV 1985: 325). Dazu gehört auch eine Hanfanwendung aus dem Altai-Gebirge. Aus dem Altai ist eine mongolische Medizin namens *bagaschun* bekannt, die eine Art Allheilmittel sein soll und wahrscheinlich aus Hanf, Wacholder und Fledermauskot bereitet wurde. Diese Zubereitung heißt auch *Mumio* und wird in der russischen Volksmedizin als Tonikum geschätzt.

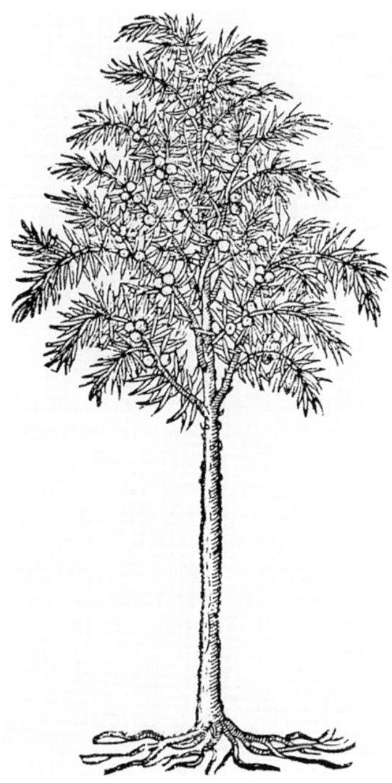

In Eurasien werden für schamanische Räucherungen oft Wacholdernadeln (*Juniperus* spp.) mit Hanfblüten gemischt. Der Wacholder ist eines der ältesten Räuchermittel der Menschheit und wird überall, wo er vorkommt, von Schamanen und Volksheilern genutzt.
(Holzschnitt aus GERARD, 1633)

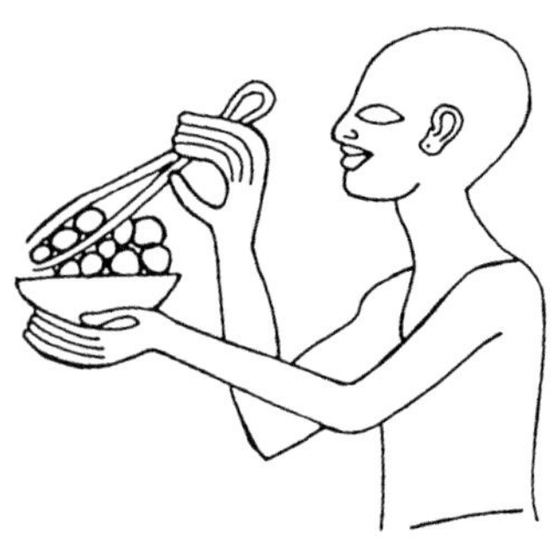

Im Altertum, zu Herodots Zeiten, war das Räuchern von aromatischen Pflanzen und Harzen überall weit verbreitet. In Mesopotamien und Ägypten wurden Räuchermischungen zu Pillen gedreht. Einige solcher Rezepte enthielten Hanfblüten und hießen in den jeweiligen Sprachen »Weihrauch«. Durch die skythischen Räucherrituale wurde auch der Hanf manchmal »Weihrauch« genannt. (Relief in einem Grab, Memphis, 19. Dynastie)

Schamanisches Räucherrezept

Man nehme gleiche Teile von

Hanfblüten, weiblich *Cannabis* spp.
Wacholdernadeln *Juniperus communis* L.
Quendelkraut *Thymus serpyllum* L.
Fichtenharz *Picea* spp.

und gebe alles auf die glühende Räucherkohle. Bei tiefer Inhalation kommt es zu psychoaktiven Wirkungen.

Statt Wacholdernadeln können auch Zweigspitzen des Sadebaumes (*Juniperus sabina* L.), statt Quendel kann Thymian (*Thymus vulgaris* L.) und anstelle von Fichtenharz kann auch Tannen- oder Kiefernharz (*Abies* spp., *Pinus* spp.) verwendet werden.

Eine ähnliche schamanische Räucherung mit psychoaktiver Wirkung kann aus je gleichen Teilen Hanfblüten, Wacholderzweigspitzen (*Juniperus communis* L., *Juniperus recurva* Buch.-Ham., *Juniperus* spp.), Thymian (*Thymus* spp.) und Sumpfporst (*Ledum palustre* L.) gemischt werden.

Literatur

Clarke, Robert C.
1995 »Scythian *Cannabis* Verification Project« *Journal of the International Hemp Association* 2(2): 194.

Golowin, Sergius
1989 *Das Reich des Schamanen.* München: Goldmann.

Herodot
1984 *Neun Bücher der Geschichte.* Essen: Phaidon.

Jettmar, Karl
1972 »Schamanismus in Nord- und Zentralasien« in J. Zutt (Hg.), *Ergriffenheit und Besessenheit,* S. 105–115, Bern.
1981 »Skythen und Haschisch« in: Gisela Völger (Hg.), *Rausch und Realität,* Bd. 1: 310–313, Köln: Rautenstrauch-Joest-Museum.

Meuli, K.
1935 »Scythia« *Hermes* 70/1, Berlin.

Pavlinskaya, Larisa
1989 »The Scythians and Sakians, Eighth to Third Centuries B. C.« in: Vladimir Basilov (Hg.), *Nomads of Eurasia,* S. 19–39, Los Angeles: Natural History Museum/Seattle: University of Washington Press.

Rocker, Tom
1995 »Hanfkosum im Altertum: Die Skythen« *Hanfblatt* 2(11): 19.

Rudenko, S.I.
1970 *Frozen Tombs of Siberia: The Pazaryk Burials of Iron Age Horsemen.* Berkeley: University of California Press.

Sarianidi, V.
1994 »Temples of Bronze Age Margiana: Traditions of Ritual Architecture« *Antiquity* 68: 388–397.

Sherratt, Andrew
1995 »Alcohol and Its Alternatives: Symbol and Substance in Pre-industrial Cultures« in: J. Goodman et al. (Hg.), *Consuming Habits,* S.11–46, London und New York: Routledge.

Sikojev, André
1985 *Die Narten – Söhne der Sonne: Mythen und Heldensagen der Skythen, Sarmaten und Osseten.* Köln: Diederichs.

Wollner, Fred
1998 *Duftender Rauch für die Seele: Vom praktischen Umgang mit Räucherwerk.* München: Goldmann.

Nascha
Hanf in der russischen Volksmedizin

»In den Millionenstädten Moskau
und Sankt Petersburg ist Kiffen
beim russischen Nachwuchs
zum Massenphänomen geworden.«

STEFAN HAAG
Hanfkultur weltweit
(1995: 46*)

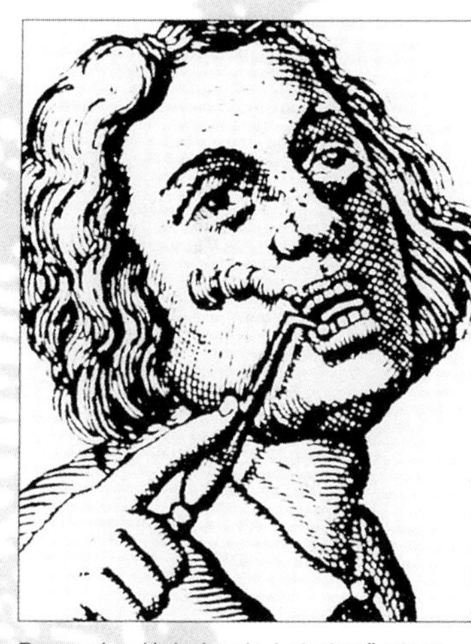

Bevor das Kokain als Lokalanästhetikum in die westliche Zahnmedizin eingeführt wurde, war es in ganz Eurasien üblich, Räucherungen von Bilsenkraut und Hanf an den schmerzenden Zahn zu leiten. Dafür wurden sogar spezielle Geräte entwickelt, wie auf dieser alten Darstellung zu ersehen ist.
(Stich aus JOHANNES SCULTETUS, *Armamentarium chirurgicum*, Ulm 1665)

»Die wichtigste Kraft, die (...) das alte Russland entstehen und wachsen ließ, ist die Güte, Gastfreundschaft, Leutseligkeit, Freundlichkeit, Liebenswürdigkeit des Fürsten: Handelt er entsprechend, dann eilen von allen Seiten der Welt die ›Helden‹ zu ihm, um am Glück und der Gnade in seiner Umgebung teilhaben zu können (...) Dann auch die ausgewählten Rauschtränke, der ›Kräuterwein‹ und der Met (*zeleno wino i mjod*), die um ihn endlos fließen (...) Vieles in dieser Märchenwelt erscheint tatsächlich aus wirklichen Berichten der schamanistischen Sitzungen entstanden zu sein.«

Sergius Golowin
Das Reich des Schamanen
(1989: 171f.)

In einem so großen Land wie Russland war die Volksmedizin schon immer von herausragender Bedeutung. In vielen abgelegenen Gebieten war die Volksmedizin über Jahrhunderte hinweg die einzige medizinische Versorgung für große Bevölkerungsgruppen. Im Vordergrund der russischen Volksmedizin steht der Gebrauch von Kräutern. Dabei werden viele Nahrungspflanzen medizinisch, d.h. vor allem diätetisch verwendet; aber es kommen auch pharmakologisch hochaktive Pflanzen zur Anwendung, etwa die orientalische Alraune (*Mandragora turcomanica* Mizgireva), Bilsenkraut (*Hyoscyamus physaloides* L.), Nieswurz (*Helleborus* und *Veratrum*) und verschiedene *Aconitum*-Arten (Khlopin 1980, Rowell 1978). Die volksmedizinischen Anwendungen dieser Pflanzen erinnern an die antiken Überlieferungen.

Der Hanf ist vermutlich eine der ältesten Heilpflanzen unter den russischen Volksarzneien. Viele Botaniker lokalisieren den Ursprung der Hanfpflanze nahe des Kaspischen Meeres, wo er heute noch wild wächst (die Art *Cannabis ruderalis*). Von dort ist er möglicherweise von skythischen Reitervölkern in alle Gebiete Zentral- und Westasiens verbreitet worden (Merlin 1972*).

In Russland herrscht seit alters her der Glaube, dass Zahnschmerzen durch einen »Wurm« verursacht werden. Übrigens ist diese Vorstellung auch im alten Europa verbreitet gewesen. Noch heute sagt man, »da ist der Wurm drin«. In Russland, genauso wie auch in Polen und Litauen, waren Hanfsamen und -blüten über Jahrhunderte eins der wenigen bekannten Mittel bei Zahnschmerzen. Der Leidende warf etwas Hanf auf heiße Steine und inhalierte den aufsteigenden Rauch. (Vielleicht leitet sich von dieser Praktik das Wort *stoned* ab ...) Aus dem 16. Jahrhundert ist ein genaues Rezept überliefert:

»Für Würmer in den Zähnen, koche Hanfsamen in einem neuen Topf und gib heiße Steine hinzu. Wenn der Dampf eingeatmet wird, fallen die Würmer heraus.« (zit. n. Benet 1975: 46*)

In der Ukraine wurde bei Zahnschmerzen ein Hanfschleim gekocht. Sowohl die beim Kochen aufsteigenden Dämpfe als auch der Schleim im Munde haben den »Wurm besoffen« gemacht und ihn so aus dem schmerzenden Zahn getrieben.[22]

Hanfbereitungen werden auch bei anderen Schmerzen eingesetzt. Das Öl zerquetschter Samen wird bei Gicht und Rheuma auf die schmerzenden Partien aufgetragen. In Polen wurden Wunden mit einer Paste aus Hanfblüten, Wachs und Olivenöl behandelt (Benet 1975: 46*).

Hanf wurde sogar in der volkstümlichen Tiermedizin verwendet. Wenn Hauskatzen *mukhomor*-Pilze (*Amanita muscaria*, *Amanita pantherina*) gefressen haben – Katzen zeigen häufiger Appetit auf Fliegenpilze! – werden sie in ein Hanffeld gesetzt. Sie sollen soviel Hanf fressen, bis sie von der pilzigen Benommenheit geheilt sind (Benet 1975: 46*).

Hanfzubereitungen wurden im alten Zarenreich nicht nur medizinisch, sondern auch rituell verwendet. Die *semieniatka* genannten Hanfsamen wurden zu einer Suppe verkocht, die in der Weihnachtsnacht als Seelenspeisung den gestorbenen Ahnen geopfert wurde (Benet 1975: 43*).

Den weiblichen, psychoaktiven Blüten wurden magische und apotropäische Wirkungen zugeschrieben. In der Ukraine galten in der Johannisnacht gesammelte Blüten als Amulette, die gegen Hexerei wirkten und das Vieh vor dem »Bö-

22 In ganz Eurasien war oder ist der Gebrauch von Bilsenkrautrauch zur Behandlung von Zahnschmerzen verbreitet (Klein 1907). In manchen orientalischen Sprachen tragen Hanf und Bilsenkraut (*Hyoscyamus* spp.) sogar denselben Namen, z.B. *benj*, *bhanj*.

sen Blick« schützten. Ebenso galten die Samen als aphrodisischer Liebeszauber. Die liebeshungrigen Mädchen trugen einige Samen in ihren Gürteln, sprangen auf einen Haufen und riefen: »Andrei, Andrei, ich pflanze den Hanfsamen in dich. Möge Gott mich wissen lassen, mit wem ich schlafen werde!« Die Mädchen zogen sich danach aus, nahmen Wasser in den Mund, um damit die Samen zu benetzen, und mussten nackt dreimal ums Haus tollen (Benet 1975: 44*).

Aber auch die aus Hanffasern gewebten Hemden konnten magisch wirksam werden. In der Ukraine wird die Geschichte von einem Drachen erzählt, der in Kiev lebte, die Menschen unterdrückte und hohen Tribut forderte. Der Drache konnte nur von einem Mann, der ein Hanfhemd trägt, getötet werden. Somit trug der Hanf zur ›politischen‹ Freiheit der Stadt bei.

In Tashkent in Zentralasien wird der Hanf liebevoll *nascha* genannt und ebenso liebevoll verwendet. Neben seiner Verwendung zur Behandlung von Alkoholikern (Antzyferov 1934) dient der Hanf vor allem als euphorisierendes Genussmittel und psychoaktives Aphrodisiakum. In Lammfett gelöstes Haschisch wird als aphrodisierender Brotaufstrich gegessen oder bei Kopfschmerzen an den Schläfen in die Haut einmassiert. Diese Mixtur wird besonders den jungfräulichen Bräuten empfohlen. Zum einen werden sie davon erotisiert, zum anderen sollen die Deflorationsschmerzen damit ausgeschaltet oder vermindert werden. Den Schmerzen, die bei der Beschneidung der Jungen auftreten, wird ebenfalls mit einem haschischhaltigen Konfekt *(guc-kand)* entgegengewirkt. Manche Frauen stellen eine Salbe aus Haschisch, Tabak und Fett her. Damit bestreichen sie die Vagina, um sie enger und somit verführerischer zu machen. Gleichzeitig soll diese Prozedur vor Fluor Albus (Weißfluß; weibl. Scheidensekret ohne Krankheitswert) schützen (Benet 1975: 47*). Das berühmteste und aufwendigste

Hanfersatz: Das Berauschende Hasenlippenkraut (*Lagochilus inebrians* Bunge; Labiatae) ist eine buschförmige Minzenart, einheimisch in den zentralasiatischen Steppen von Turkestan und Usbekistan; es gilt als Ersatz für den Hanf. Das Hasenlippenkraut wird gewöhnlich im Herbst gesammelt und zum Trocknen den Winter über an den Dachbalken aufgehängt. Aus den Blättern wird ein mit Honig gesüßter Tee aufgebrüht, der eine milde Euphorie bewirkt, aber auch als Beruhigungsmittel dient (McKenna 1995: 103).
In der russischen Volksmedizin und Phytotherapie wird diese Pflanze auch zur Behandlung von Allergien, Blutgerinnseln und Hauterkrankungen verwendet (Schultes und Hofmann 1995: 47*). In den trockenen Blättern sind bis zu 17% Lagochilin, ein Diterpen-Alkohol, enthalten (der Durchschnitt liegt bei 3%; Tyler 1966: 287). Es liegen zahlreiche Untersuchungen in der russischen Literatur vor. Die Pflanze ist oder war sogar in die *Russische Pharmakopöe* als »natürlicher Tranquilizer« aufgenommen worden (McKenna 1995: 103, Scholz und Eigner 1983: 78).

Guc-Kand

Hanfkraut und/oder Blüten werden in Wasser ausgekocht, bis ein tiefgrüner Sud entsteht. Durch ein Sieb gießen, mit reichlich Zucker versetzen, Safranfäden (je nach Geldbeutel) zufügen und mit Eiweiß zu einer schaumigen Paste schlagen. Daraus werden kleine Bälle geformt, die zum Trocknen in die Sonne gelegt werden.

Fröhlichkeitsbrei

Zutaten:

- Hanfblüten und -samen
- Getrocknete Rosenblüten
- Blütenblätter der Gartennelke
- Bertramwurzelpulver (*Anacyclius pyrethrum*)
- Safranfäden
- Muskatnuss
- Kardamom
- Honig, Zucker
- Mandelbutter

Alle Zutaten zerkleinern und in die zerlassene Mandelbutter geben. Mit Honig und braunem Zucker zu einem Brei verrühren. Die Dosierung muss individuell erprobt werden.

Aphrodisiakum ist aber der »Fröhlichkeitsbrei«, der an die altorientalischen »Fröhlichkeitspillen« erinnert (Rätsch 1990b*). Die Männer von Tashkent sind ganz wild danach.

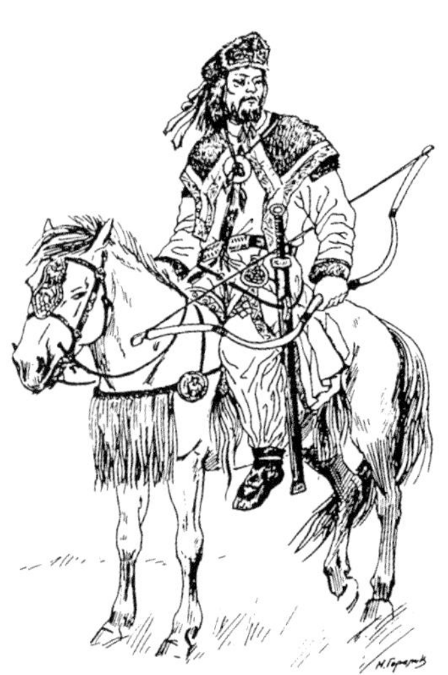

Die skythischen Reiternomaden sollen den Hanf in Asien verbreitet haben. Dadurch gelang er auch in den Arzneischatz der russischen Volksmedizin.
(Zeichnung von M. V. Gorelik)

Literatur

Antzyferov, L.V.

1934 »Hashish in Central Asia« *Journal of Socialist Health Care in Uzbekstan*, Tashkent [in Russisch].

Golowin, Sergius

1989 *Das Reich des Schamanen: Die eurasische Kultur der Spiritualität*. München: Goldmann.

Khlopin, Igor N.

1980 »*Mandragora turcomanica* in der Geschichte der Orientalvölker« *Orientalia Lovaniensia Periodica* 11: 223–231.

Klein, G.

1907 »Historisches zum Gebrauche des Bilsenkrautextraktes als Narkotikum« *Münchener medizinische Wochenschrift* 22: 1088–1089.

McKenna, Dennis

1995 »Bitter Brews and Other Abominations: The Uses and Abuses of Some Little-Known Hallucinogenic Plants« *Integration* 5: 99–104.

Rowell, Margery

1978 »Plants of Russian Folk Medicine« *Janus* 65: 259–282.

Scholz, Dieter und Dagmar Eigner

1983 »Zur Kenntnis der natürlichen Halluzinogene« *Pharmazie in unserer Zeit* 12(3): 74-79.

Tyler, Varro E.

1966 »The Physiological Properties and Chemical Constituents of Some Habit-Forming Plants« *Lloydia* 29(4): 275–292.

Azallû-Qannapu

Hanf im alten Orient

»Der Glaube an die magischen Kräfte der Pflanzen gipfelte im alten Orient in der Vorstellung vom Kraut des Lebens... Als Kraut des Lebens bezeichnete man auch die verschiedensten heilkräftigen Pflanzen. So sagt ein von schwerer Krankheit genesener Assyrer: ›Ich trank das Lebenskraut meiner Herrin, der Göttin Gula, und ich genas.‹«

Volkert Haas
Magie und Mythen im Reich der Hethiter
(1977: 142f.)

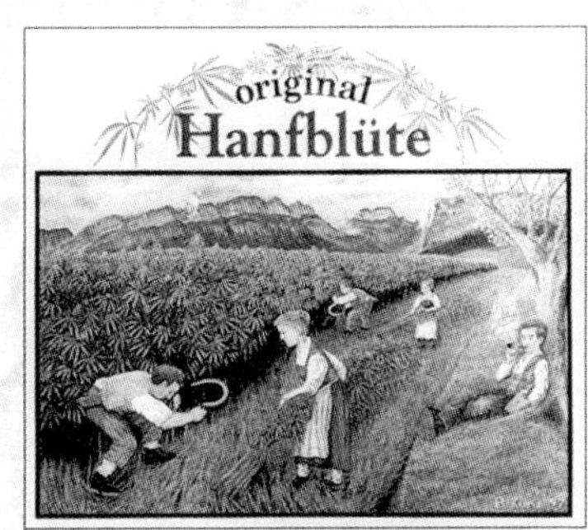

Etikette eines modernen Hanfbieres, gebraut in der Schweiz. Hanfversetztes Bier war schon in Mesopotamien bekannt und wurde bereits medizinisch verwendet.

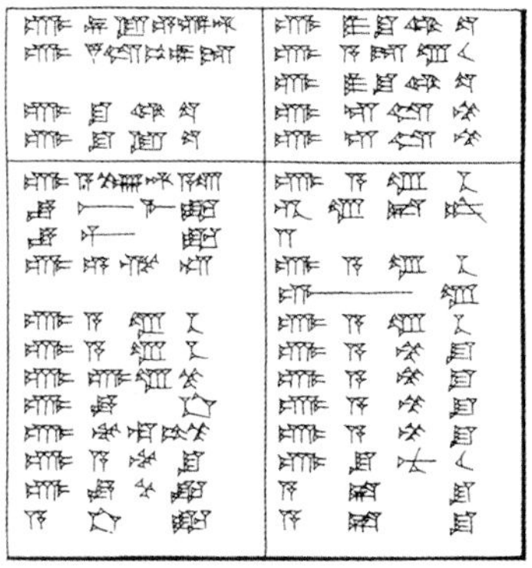

Die Assyrer hinterließen eine Reihe von medizinischen Kräuterbüchern in Keilschrifttexten.
(Ausschnitt des Kräuterbuches aus der Bibliothek des assyrischen Königs Ashur-Banipal, Nineveh; nach Thompson)

In der mesopotamischen Medizin wurde auf den Erhalt der Gesundheit und das Freisein von Krankheiten ein besonderer Wert gelegt. Schon die Sumerer verfügten über viele magische und medizinische Techniken, um Krankheiten fernzuhalten bzw. zu verhindern. Die Krankheiten hatten ihren Ursprung in der Schattenwelt, dem dunklen unfreundlichen Jenseits. Dort lauerten sie in Form von Geistern und Dämonen (Thompson 1903). So »erscheint es geradezu zwingend, hier auf Erden so lange wie nur eben möglich ein angenehmes und heiteres Leben zu führen. Wenn einem ein solches Leben voller Heiterkeit beschieden war, so wurde dies seinerzeit als unwiderlegbares Zeichen der göttlichen Gnade interpretiert.« (Zaragoza 1990: 91) – Auf dieser Grundlage lässt sich auch die hohe Wertschätzung des Hanfs verstehen. In der sumerischen Stadt Ur wurde eine kostbare Halskette gefunden, die in Hammergold nachgebildete Hanfblätter enthält (Emboden 1995: 99).

Die Grundlage der mesopotamischen Therapie war der Exorzismus, die Vertreibung des Krankheitsdämons aus dem Kranken. Der Exorzismus wurde von Ärzten unter rituellen Vorschriften ausgeführt (Haas 1977, Klengel-Brandt o.J.). Räucherungen, Beschwörungen und das Verabreichen von Medikamenten wurde mit zauberkräftigen, wirklichkeitsverändernden Gesängen begleitet:

»Er hat den Dämon der Krankheit, der ihn mit seinen ausgebreiteten Schwingen umfing, vertrieben. Er hat das Unheil, das ihn verwundete, hinweggenommen. Er hat das Leiden des Menschen in Jubel verwandelt. Er hat ihm wohltätige Genien als Wächter und Beschützer zur Seite gestellt« (zit. nach Zaragoza 1990: 105).

Die mesopotamische Materia Medica war der ägyptischen sehr ähnlich. Es wurden zahlreiche Früchte, Getreide, Gewürze, Gemüse, Baumharze, Mineralien und organische Ausscheidungen (»Dreckapotheke«) verwendet: »Unter den stark wirkenden Heilmitteln waren Nieswurz, Bilsenkraut, Alraune, Opium und Hanf« (Sigerist 1972: 101, Pollak 1978: 140*).[23]

Der Hanf gehörte in Mesopotamien zu den häufig verwendeten Heilmitteln (Zaragoza 1990: 102). Er wurde bei Blasenleiden, Schlaflosigkeit, Rheumatismus und schmerzender Bronchitis benutzt (Thorwald 1985: 170). Die *azallû* genannte Pflanze wurde auch »Pflanze des die Sorgen Vergessens« bezeichnet (Farber 1981: 271). Samen, Wurzeln und Ästchen wurden in verschiedenen medizinischen Tränken (mit Bier oder Palmwein) zur Behebung von Potenzstörungen[24] und magischen Räuchermitteln verarbeitet (Bennett et al. 1995: 19*).

Besonders die Assyrer verwendeten Hanf *(azallû, qannapu,*[25] *ganzigunnu)* und Haschisch *(martakal)* in ihrer Medizin (Albright 1926, Thompson 1924). Zahlreiche Keilschrifttafeln zeugen davon. Die Hanfwurzeln wurden bei schwierigen Geburten verordnet. Bei Leibschmerzen wurde die Pflanze ausgekocht und als Klistier verabreicht. Ebenso wurde Hanföl oder Hanf in Petroleum auf einen geschwollenen Magen gerieben. Die gerösteten Samen wurden bei der *arimtu*-Krankheit (eine Art Gliederzittern) gegeben. Hanf mit Getreidemehl vermischt wurde als Antidot verwendet. Mit anderen Pflanzen vermischt wird Hanf mit »Schweineöl« als kleine Anal-Kompresse aufgelegt. Schließlich kommt der Hanf

23 D.h., die stärksten psychoaktiven Stoffe galten als die besten Heilmittel, darum waren sie heilig und gehörten zur Hierobotanik (Samorini 1996). Die Alraune (*Mandragora* sp.) diente in Mesopotamien und angrenzenden Gebieten zur rituellen und medizinischen Geisterbeschwörung und zum Exorzismus (vgl. Emboden 1995).

24 »Ihre beliebteste Zauberkunst besteht darin, Fruchtbarkeit und Unfruchtbarkeit, Potenz oder Impotenz zu bewirken« (Haas 1977: 58).

25 Ob der babylonische Name *qu-nu-bu*, der während der Herrschaft des Esarhaddon (ca. 680 v.Chr.) dokumentiert wurde, tatsächlich den Hanf bezeichnet hat, ist ungewiss, aber möglich (Emboden 1995: 104).

im Bier zur Verwendung. Dieses Gebräu wird gegen Krankheiten, die durch Hexerei entstanden sind, getrunken (Thompson 1949: 221). Das Bier war in Mesopotamien die wichtigste Trägersubstanz für Heilmittel (Hartman und Oppenheim 1950, Röllig 1970). Also wurde schon damals ein Hanfbier als gesundheitsfördernd angesehen!

Möglicherweise haben die Assyrer die Inhalation von Hanfrauch von den Skythen kennengelernt und übernommen. Die Skythen hatten lange Handelsbeziehungen zu den Assyrern, bevor sie zu deren Vernichtung beigetragen haben (Pjotrowski 1980: 178–182). Die Assyrer atmeten den Hanfrauch ein, um Sorgen, Nöte und Trauer zu beheben (Thompson 1949: 220). Da sich diese Leiden oft hinter den Masken der Dämonen verbergen, ist es sehr wahrscheinlich, dass der Hanf auch in den oben erwähnten Exorzismen verwendet wurde. Immerhin wurde der Exorzismus meist im Tempel durchgeführt und begann mit dem Verbrennen von Räucherwerk (Davies 1898). Manche Gelehrte vermuten, dass das assyrische Wort *qunapu* nicht nur die Cannabispflanze bezeichnet hat, sondern auch »Räucherwerk« bedeutet (Leipe 1997: 131f.*).

Wahrscheinlich haben die alten Assyrer eine *dilbat* genannte Art der Gattung *Mesembryanthemum* zusammen mit indischem Hanf (*Cannabis indica*) medizinisch zur »Unterdrückung der Geister« verwendet (Thompson 1949: 222).[26]

Der Hanf war auch im »Gelobten Land« bekannt. Im Talmud heißt er *kanbus* und wird vornehmlich als Faserlieferant betrachtet (Palgi 1975: 209). In der Bibel (z.B. *Exodus* 35:10,17,18; *Ezekiel* 27:19) wird er ebenfalls als Faserlieferant für Kleidung, Seile, Netze usw. angeführt. Er war ein wichtiger Werkstoff für das Tabernakel (Waal 1988: 44). Ebenso wurde er bei Salomons Tempelbau gebraucht (Benet 1975: 42*).

Obwohl der medizinische Gebrauch des Hanfs in der Bibel nicht ausdrücklich erwähnt wird (Rätsch 1991c*), wurde er im alten Israel doch wohl als Schmerzmittel verwendet. In einer dpa-Meldung vom 4.6.1992 heißt es: »Davon sind israelitische Archäologen überzeugt, die in einem 1700 Jahre alten Familiengrab die Überreste eines etwa 14jährigen Mädchens fanden, das hochschwanger war. Neben dem Skelett entdeckten die Forscher ein eingetrocknetes Gebräu aus Haschisch, Kräutern und Früchten. Die israelische Altertumsbehörde wertet den Fund als Beweis dafür, dass Haschisch die Geburtsschmerzen lindern sollte. In dem Fall der jungen Frau aber hätte kein Mittel aus der damaligen Zeit helfen können. Ein Kaiserschnitt wäre notwendig gewesen.«

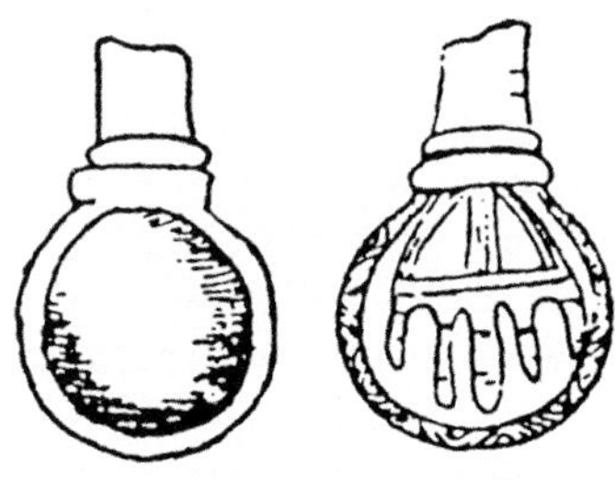

Bei archäologischen Grabungen im Gebiet zwischen Palästina und Syrien wurden Steinpfeifen gefunden, die aus der Zeit zwischen 1000–600 v. Chr. stammen. Sie wurden vermutlich mit Hanf, Bilsenkraut und anderen Substanzen gestopft.
(Nach C. Ernest Wright, *Biblical Archaeology*)

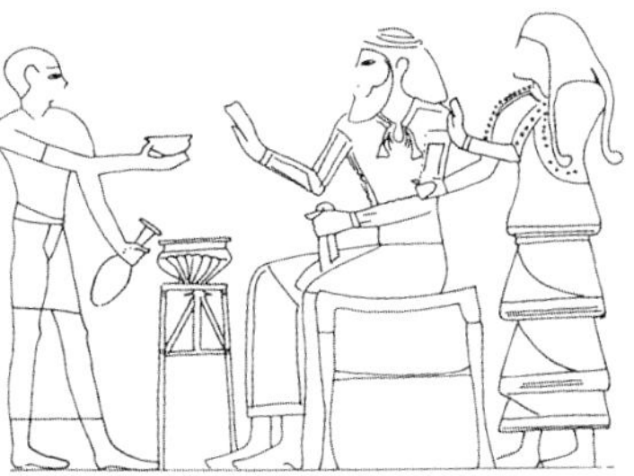

Im alten Orient war die ägyptische Medizin wegen ihrer wirkungsvollen Behandlungen und Medikamente weithin berühmt. Diese Wandmalerei nimmt darauf Bezug: Der ägyptische Arzt Nebamun reicht ausländischen Patienten ein Heilmittel.
(Grab 17, Theben, 18. Dynastie)

Literatur

Albright, W. F.
1926 »Assyr. *martakal* ›Haschisch‹ und *amurtinnu* ›Sidra‹« *Zeitschrift für Assyrologie* 37: 40.

Couliano, Ioan P.
1995 *Jenseits dieser Welt: Außerweltliche Reisen von Gilgamesch bis Albert Einstein.* München: Diederichs.

Davies, T. Witton
1898 *Magic, Divination, and Demonology Among the Hebrews and Their Neighbours.* London: James Clark.

Emboden, William A.
1995 »Art and Artifact as Ethnobotanical Tools in the Ancient Near East with Emphasis on Psychoactive Plants« in: Richard Evans Schultes und Siri von Reis (Hg.), *Ethnobotany: Evolution of a Discipline*, S. 93–107, Portland, Oregon: Dioscorides Press.

26 Möglicherweise war die entsprechende *Mesembryanthemum* sp. (= *Sceletium* ?) ebenfalls psychoaktiv (vgl. Rätsch 1998: 360f.*). Arten dieser Gattung werden bis heute in Südafrika als psychoaktive Substanzen konsumiert (Smith et al. 1996).

In der ältesten Geschichte der Menschheit, im Gilgamesch-Epos, wird erzählt, wie Gilgamesch auf die Suche nach der »Pflanze des Lebens« (auch »Gras des Lebens«) geht. Diese wunderbare Pflanze bewirkt, dass sich der Mensch »verjüngt wie ein Adler«. Auf seiner abenteuerlichen Suche, die ganz an eine schamanische Geschichte erinnert, durchstreift Gilgamesch die verschiedenen Welten. Dabei gelangt er zu dem mächtigen Berg Mâschu, »dessen Gipfel zum Himmelsgewölbe reichen und dessen Brüste die Unterwelt berühren«. Dieser Mythos hat sich von Mesopotamien über den Himalaya nach China verbreitet. Auch dort gibt es zahlreiche Geschichten von Göttern, Heroen oder Menschen, die auszogen, die Pflanze des Lebens oder den Unsterblichkeitstrank zu suchen. (Couliano 1995: 78–86).

Farber, Walter

1981 »Drogen im alten Mesopotamien – Sumerer und Akkader« in: G. Völger (Hg.), *Rausch und Realität* Bd. 1, S. 270–290, Köln: Rautenstrauch-Joest-Museum.

Haas, Volkert

1977 *Magie und Mythen im Reich der Hethiter: I. Vegetationskulte und Pflanzenmagie.* Hamburg: Merlin Verlag.

Hartman, Louis Francis und A. Leo Oppenheim

1950 »On Beer and Brewing Techniques in Ancient Mesopotamia« *Journal of the American Oriental Society, Supplement* No.10 (Baltimore).

Klengel-Brandt, Evelyn

o.D. *Magie im Alten Vorderasien.* Berlin: Staatliche Museen zu Berlin, Vorderasiatisches Museum.

Palgi, Phyllis

1975 »The Traditional Role and Symbolism of Hashish Among Moroccan Jews in Isreal and the Effects of Acculturation« in: V. Rubin (Hg.), *Cannabis and Culture*, S. 207–216, The Hague: Mouton.

Pjotrowski, Boris

1980 *Urartu.* München: Heyne (Archaeologia Mundi).

Röllig, Wolfgang

1970 *Das Bier im alten Mesopotamien.* Berlin: GGBB.

Samorini, Giorgio

1996 »Ierobotanica mesopotamica«, *Altrove* 4: 13–28.

Sigerist, Henry E.

1972 *Der Arzt in der mesopotamischen Kultur.* Esslingen: Robugen.

Smith, Michael T., Neil R. Crouch, Nigel Gericke und Manton Hirst

1996 »Psychoactive Constituents of the Genus *Sceletium* N.E.Br. and Other Mesembryanthemaceae: A Review« *Journal of Ethnopharmacology* 50: 119–130.

Thompson, R. Campbell

1903 *The Devils and Evil Spirits of Babylonia.* London: Luzac and Co.

1924 *The Assyrian Herbal.* London: The British Academy.

1949 *A Dictionary of Assyrian Botany.* London: The British Academy.

Thorwald, Jürgen

1985 *Macht und Geheimnis der frühen Ärzte.* München: Droemer-Knaur.

Waal, M. de

1988 *Medicinal Herbs in the Bibel.* York Beach, Maine: Samuel Weiser.

Zaragoza, Juan R.

1990 »Die Medizin in Mesopotamien« in: R. Toellner (Hg.), *Illustrierte Geschichte der Medizin*, Bd. 1, S. 91–107, Salzburg: Andreas und Andreas.

Šmšmt
Hanf bei den Pharaonen

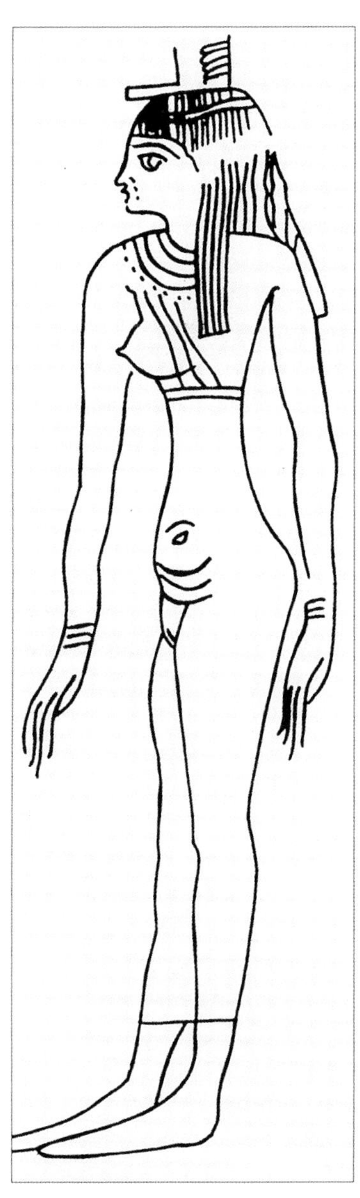

Die ägyptische Göttin Isis wurde die »Zaubermächtige«, »die Zauberreiche«, die »Große Zauberin« genannt. Sie war »groß an Zauberkraft«, stand im Ruf »außergewöhnlicher Klugheit, List und Ausdauer«. Isis war vor allem die Göttin der Zauber- und Heilpflanzen. Unter ihrem Schutz stand auch der Hanf.
(Zeichnung nach einer altägyptischen Leinenmalerei)

»Der Tod steht vor mir,
wie der Geruch von Lotosblumen,
wie wenn man auf dem Ufer
der Trunkenheit sitzt.«

Aus dem ägyptischen Totenbuch

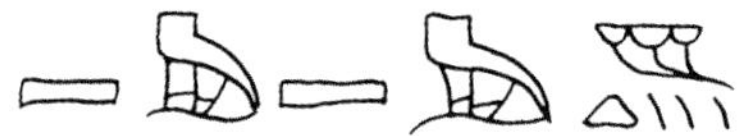

Der altägyptische Name *šmšmt* für Hanf in Hieroglyphenschrift. (Nach Manniche 1989)

Homer (9./8. Jh. v. Chr.), der große griechische Poet, sagte über Ägypten: »Ein fruchtbarer Boden, der Drogen im Überfluss hervorbringt; die einen sind Heilmittel, die anderen Gifte. Die Heimat der gelehrtesten Ärzte der Welt.« (zit. nach Leca 1990: 119) – Ein überschwängliches Lob, aber wohl auch eine für damalige Verhältnisse zutreffende Aussage. Die ägyptische Heilkunst war weit über die Landesgrenzen hinweg berühmt und hat maßgeblich die antike Medizin im östlichen Mittelmeerraum geprägt (Westendorf 1992).

Die wichtigsten Quellen zur altägyptischen Pharmazie sind die medizinischen Papyri. Der *Papyrus Edwin Smith* (2700–2400 v. Chr.) ist im Wesentlichen eine Abhandlung zur Wundmedizin und traumatologischen Chirurgie. Im etwas jüngeren *Papyrus Hearst* werden mehrere medizinische Rezepte angeführt. Im *Kahunpapyrus* (um 1900 v. Chr.) werden eine Reihe von Heilmitteln aufgelistet. Das umfangreichste Rezeptbuch ist der *Papyrus Ebers* (1555 v. Chr.). Es muss sehr viele solcher Medizinbücher gegeben haben, jedoch sind bislang nur wenige Schriftrollen als Fragmente gefunden worden (Valette 1990: 463). Leider sind die meisten Namen der Heilmittel in den Papyri botanisch nicht eindeutig zu bestimmen. So war auch die Identifikation des Hanfs immer problematisch. Das hat sich mit der modernen Archäologie und der Pollenanalyse geändert.

Im Grab des Amenophis IV. (Akhenaten) in el-Amarna (1550–1070 v. Chr.) wurden Hanfteile gefunden. Hanfpollen wurden an der Mumie von Ramses II. identifiziert (Manniche 1979: 82). Somit ist der rituelle Gebrauch (Totenkult) von Hanf bereits für das dynastische Ägypten (Neues Reich) des 2. Jahrtausend v. Chr. belegt. Dadurch konnte auch der altägyptische Name *šmšmt* als Hanf identifiziert werden. Aus den medizinischen Pyramideninschriften und Papyri geht eine vielseitige Verwendung von Hanf als Heilmittel hervor (vgl. Manniche 1989: 82f.):

»Ein Heilmittel für die Augen: Sellerie; Hanf; wird zermahlen und im Tau der Nacht gelassen. Beide Augen des Patienten werden damit am Morgen gewaschen.« (P. Ramesseum II., 1700 v. Chr.)

Dieses Rezept wird als Behandlung des Glaukoms, einer in Ägypten verbreiteten Krankheit (vgl. Westendorf 1992: 74), gedeutet (Manniche 1989: 82).

»Ein Heilmittel um Entzündungen zu behandeln: Blätter [oder Blüten?] des Hanfs; weißes Öl. Gebrauch es als Salbe.« (*Papyrus Berlin* 3038: 81, 1300 v. Chr.)

»Ein Heilmittel um die Gebärmutter zu kühlen: Hanf wird in Honig zerstoßen und in die Vagina gefüllt. Dies ist eine Kontraktion [des Uterus].« (*Papyrus Ebers* 821, 1550 v. Chr.)

Ebenfalls im *Papyrus Ebers* (618) wird aus Hanf eine Packung für Zehennägel erwähnt. Im *Papyrus Chester Beatty* VI: 24 (1300 v. Chr.) wird Hanf zusammen mit Johannisbrot (*Ceratonia siliqua* L.) als Klistier verwendet (Manniche 1989: 82).

Neben der alkaloidhaltigen, stark berauschenden Alraune (*Mandragora autumnalis*) und dem opiumhaltigen Mohn (*Papaver somniferum*) benutzten die Ägypter den Indischen Hanf zur Beruhigung und als krampfstillendes Mittel (Valette 1990: 468). Ob Hanf ebenso wie Alraune, Opium und Seerose *(Nymphaea caerulea)* als rituelles Rauschmittel (Emboden 1978, 1981, 1989) genutzt wurde, entzieht sich noch unserer Kenntnis. Möglicherweise war der Hanf ein Bestandteil der Gebräue, die den Patienten vor dem heilsamen Tempelschlaf verabreicht wurden (Stetter 1990: 127f.). Es ist sehr wahrscheinlich, dass im alten Ägypten THC-reiche Hanfprodukte rituell oder hedonistisch genutzt wurden. Es wurden in neun Mumien hohe Cannabinoid-Konzentrationen gemessen (Balabanova et al. 1992*).

Der Gebrauch von Hanfharz (Haschisch) als Rauschmittel wird für Ägypten in das 12. Jahrhundert n. Chr. datiert. Es wurde während der islamischen Ayyubid-Dynastie von syrischen Mystikern nach Ägypten gebracht. Es wurde zunächst für Meditationen, zur Intelligenzsteigerung und zur Erzeugung mystischer Visionen benutzt (Khalifa 1975: 199). Im 16. Jahrhundert waren die *assis* genannten Kugeln aus pulverisierten Hanfblättern populär. Als besonders stark psychoaktiv wurde die *bosa* genannte Mischung aus Hanffrüchten und dem Mehl des ebenfalls psychoaktiven Taumellolches (*Lolium temulentum* L.) von Prospero Alpini in seiner Schrift *De medicina Aegyptorum* (London 1719) erwähnt (Hartwich 1997: 14*). Der Haschischgebrauch hat sich seitdem enorm verbreitet. Heute ist Ägypten im Gegensatz zu den islamisch-arabischen Nachbarstaaten ein echtes Kifferland (Sami-Ali 1971). Hanf wird manchmal mit dem Ägyptischen Bilsenkraut (*Hyoscyamus muticus* L.)[27] kombiniert.

Ägyptische Rauchmischung

Gleiche Teile von

Ägyptischem Bilsenkraut (*Hyoscyamus muticus* L.)

weiblichen Hanfblüten *(Cannabis)*

Das Gemisch wird am besten in einer Wasserpfeife geraucht. Wenn man kein Ägyptisches Bilsenkraut zur Hand hat, kann man auch jede andere *Hyoscyamus*-Art benutzen (sie enthalten alle dieselben Wirkstoffe, allerdings sind sie im Ägyptischen Bilsenkraut am konzentriertesten).

Kokain und Haschisch im alten Ägypten

In ägyptischen Mumien haben Wissenschaftler der Universitäten München und Ulm Spuren von Haschisch, Kokain sowie Nikotin nachgewiesen. Die Drogen fanden sich in Haaren, Knochen und weichem Körpergewebe aller neun untersuchten Proben. Das Material stammte von Mumien aus der Zeit von etwa 1070 v. Chr. bis 395 n. Chr. („Naturwissenschaften", Bd. 79, S. 358). Der Befund läßt Rückschlüsse auf die Lebensführung der damaligen Bevölkerung zu und erlaubt Vergleiche mit heutigen Gewohnheiten. Offenbar haben die Ägypter sogar Drogen verwendet, um schreiende Kinder zu besänftigen. Das geht aus einem Papyrus hervor, auf dem ein Gebräu aus Mohnsamen und Fliegenexkrementen als verblüffend wirksamer Beruhigungstrank gepriesen wird. Auf Haschisch, Kokain und Nikotin waren die Forscher zuvor schon bei der Untersuchung mehrerer peruanischer Mumien gestoßen. F.A.Z.

Zeitungsmeldung
(Frankfurter Allgemeine Zeitung, 26.8.1992)

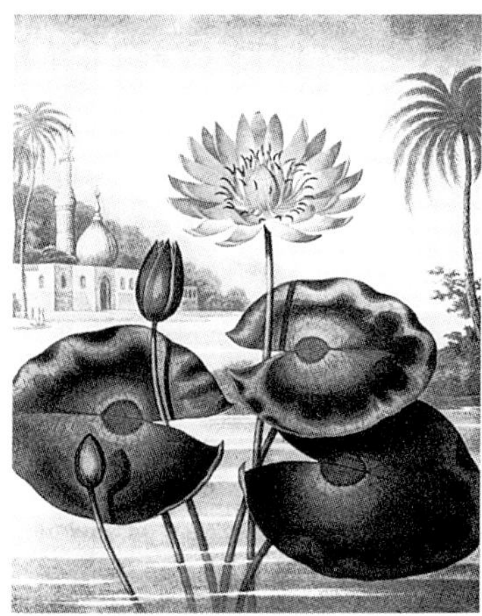

Im alten Ägypten waren viele psychoaktive Pflanzen bekannt und wurden sowohl medizinisch als auch rituell genutzt. Das wichtigste Gewächs war wahrscheinlich der Blaue Lotus *(Nymphaea caerulea)*.
(Aquatinta von Stadler, aus Robert John Thorntons, *The Temple of Flora*, 1799–1801)

Literatur

Emboden, William A.
1978 »The Sacred Narcotic Lily of the Nile: Nymphaea caerulea« *Economic Botany* 32(4): 395–407.
1981 »Transcultural Use of Narcotic Water Lilies in Ancient Egyptian and Maya Drug Ritual« *Journal of Ethnopharmacology* 3: 39–83.
1989 »The Sacred Journey in Dynastic Egypt: Shamanistic Trance in the Context of the Narcotic Water Lily and the Mandrake« *Journal of Psychoactive Drugs* 21(1): 61–75.

Germer, Renate
1985 *Flora des pharaonischen Ägypten*. Mainz: Philipp von Zabern.

Khalifa, Ahmad M.
1975 »Traditional Patterns of Hashish Use in Egypt« in: V. Rubin (Hg.), *Cannabis and Culture*, S. 195–205, The Hague: Mouton.

Kottek, Samuel S.
1994 *Medicine and Hygiene in the Works of Flavius Josephus*. Leiden usw.: E. J. Brill.

Leca, Ange-Pierre
1990 »Die Medizin im alten Ägypten« in: R. Toellner (Hg.), *Illustrierte Geschichte der Medizin*, Bd. 1, S. 109–143, Salzburg: Andreas und Andreas.

Manniche, Lise
1989 *An Ancient Egyptian Herbal*. London: British Museum Publ.

Sami-Ali
1971 *Le haschisch en égypte*. Paris: Payot.

Stetter, Cornelius
1990 *Denn alles steht seit Ewigkeiten geschrieben: Die geheime Medizin der Pharaonen*. München: Quintessenz.

Valette, Simone
1990 »Die Pharmakologie im alten Ägypten« in: R. Toellner (Hg.), *Illustrierte Geschichte der Medizin*, Bd. 1, S. 463–479, Salzburg: Andreas und Andreas.

Westendorf, Wolfhart
1992 *Erwachen der Heilkunst: Die Medizin im Alten Ägypten*. Zürich: Artemis und Winkler.

27 Die alten Ägypter nannten das bei ihnen heimische Bilsenkraut *sakran*, »das Trunkene«; sie benutzten damit ein arameisches Lehnwort (Kottek 1994: 129). Als Heilpflanze wird es in einem griechischen Papyrus aus dem 1. Jahrhundert n. Chr. erwähnt. Dieses Nachtschattengewächs wird bis heute in Ägypten als Heil- und Rauschmittel verwendet (Germer 1985: 169).

Kannabion – Cannabis

Hanf in der antiken Medizin

»Heimlich fuhr ich mit einem Boot zur
Drachenhöhle –
Drei Bekiffte lagen ausgestreckt am Strand
Bátis, Artémis und der faule Strátos –
Bereite uns eine argilé [Wasserpfeife], Strátos;
Artémis bringt uns guten Stoff aus der Stadt
[Konstantinopel] –
Dope aus Persien kann der mángas ruhigen
Gewissens rauchen.«

Efstratios Pyioymidzís
Zeïmbékano Spanimid (1934)

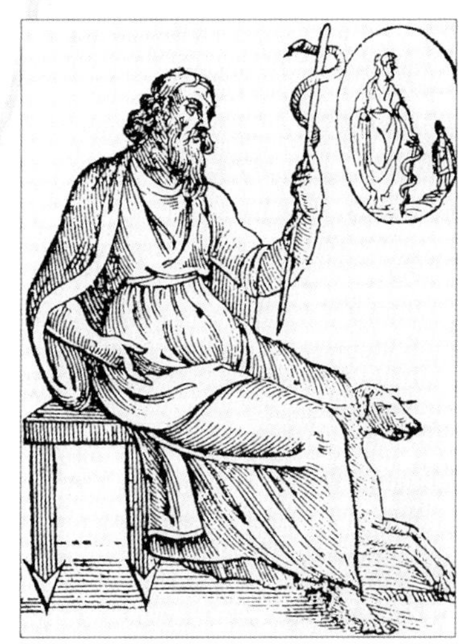

Der griechische Gott Asklepios (= Äskulap), ein Sohn des Apollon, war der Herr des heilsamen Tempelschlafes und der Heilkräuter. Sein Stab – der »Äskulapstab« –, der heute zum internationalen Symbol der Ärzteschaft wurde, erinnert stark an altchinesische Zauberstäbe, die aus verholzten Hanfstengeln geschnitten wurden. Die sich um den Stab windende Schlange erinnert an die indische Kundalinischlange, die sich um den Phallus des Gottes Shiva schlängelt. Asklepios könnte ursprünglich ein aus Asien eingewanderter Kräuterheiler oder Schamane gewesen sein, der durch seine heilerischen Fähigkeiten die antike Medizin maßgeblich beeinflusst hat und deshalb zur Gottheit erhoben wurde.
(Holzschnitt, 16. Jh.)

Homer beschreibt im 8. Jahrhundert v. Chr. in seiner *Odyssee* das vieldiskutierte *Pharmakon Nepenthes*, ein ägyptisches Medikament, das den Kummer vertreibt:
»Helena aber, die Tochter des Zeus, besann sich auf andres:
Gab in den Wein, den sie tranken, sogleich ein bezauberndes Mittel,
Gut gegen Trauer und galliges Wesen: Für sämtliche Übel
Schuf es Vergessen. War es im Mischkrug: wer es dann schlürfte,
Diesem läuft an dem Tag keine Träne die Wange herunter,
Selbst wenn ihm Vater und Mutter beide verstürben, ja selbst wenn
Grade vor ihm seinen Sohn, den geliebten, oder den Bruder
Feinde mit Schwertern erschlügen, so dass er vor Augen es sähe.
Nun verfügte die Tochter des Zeus von solcher
Tüchtigen Wirkung...« (IV, 219–228)

Dieses bezaubernde Mittel wurde in der medizinhistorischen und altphilologischen Literatur als Bilsenkraut *(Hyoscyamus niger)*, Alraune *(Mandragora officinarum)*, Tollkirsche *(Atropa belladonna)*, Opium oder Haschisch gedeutet (Baissette 1990: 204; vgl. Schmiedeberg 1918).

Demokrit (460–371 v. Chr.), der »lachende Philosoph«, erwähnte eine Pflanze namens *potamaugis*, die wahrscheinlich als Hanf zu deuten ist. Er sagte, wenn diese Pflanze zusammen mit Myrrhe in Wein getrunken werde, würde sie Delirien und Visionen erzeugen. Besonders fiel ihm das unmäßige Lachen auf, das dem Genuss eines derartigen Trankes zwangsläufig folgte (Emboden 1990: 219*).

Theophrast (371–287 v. Chr.), der Begründer der wissenschaftlichen Botanik, beschrieb den Hanf unter dem Namen *dendromalache*. Seine Darstellung gilt als botanisch korrekt (Emboden 1990: 219*).

In der dionysischen Tradition waren bewusstseinsverändernde Drogen nicht nur akzeptiert, sondern waren die Grundlage des ekstatischen Gottesdienstes (Evans 1988: 184). Ob der Wein des Dionysos mit Hanf versetzt wurde, um die Stimmung auf den bacchantischen Orgien zu heben, kann nur vermutet werden (vgl. Ruck 1982 und 1995).

Es ist durchaus möglich, daß das Inhalieren von Hanfrauch zu den hierobotanischen, d.h. rituellen Praktiken, gehörte. Es ist der klassisch-griechische Ausdruck *cannabeizein*, »Hanfrauch einatmen«, überliefert (Emboden 1990: 219*). Ein weiteres Wort ist *methyskesthai*, »berauscht werden durch Drogengebrauch« (Brunner 1977: 222); Herodot benutzte dieses Wort, um die durch Rauch erzeugte Berauschung der Bewohner der Insel im Araxes zu beschreiben. Vielfach wurde auch vermutet, daß die Pythia, die Orakelpriesterin von Delphi, den Rauch von Haschisch einatmete, um in ihre prophetische Trance zu verfallen (Cooke 1860: 149*; vgl. dazu Rätsch 1987, Stefanis et al. 1975: 305).

Im Altertum war es üblich, sich in Orakel- und Heilstätten eines Tempelschlafes zu unterziehen. In diesem Tempelschlaf offenbarten sich Götter und Göttinnen und gaben den Ratsuchenden Antworten auf ihre Fragen oder zeigten Leidenden die Wege, wie sie wieder gesund werden könnten. Besonders das Heiligtum des göttlichen Arztes Asklepios von Epidauros in der Argolis und das Totenorakel von Ephyra am Acheronfluß in Kleinasien waren berühmte Pilgerstätten für Gesundheitssucher. Die Tempelschläfer wurden mit hierobotanischen Mitteln wie Opium, Mandragora und alkaloidhaltigen Samen der Lupinen (*Lupinus hirsutus, L. angustifolius*) oder Hanf in den prophetischen und heilsamen Schlaf versetzt. Der griechische Archäologe Sotiris Dakaris, der seit 1959 das Totenorakel von Acheron erforscht, hat in Ephyra »sackweise schwarze Klumpen von Haschisch« entdeckt (Vandenberg 1988: 24). Es ist durchaus möglich, dass den

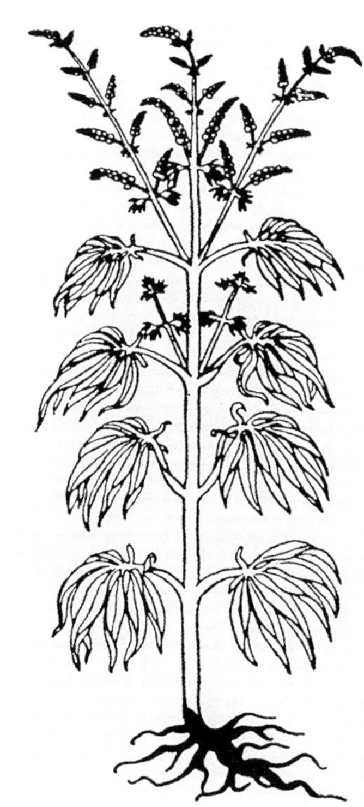

Diese Illustration aus einer sehr frühen Handschrift der Arzneimittellehre des Dioskurides wird in der Hanf-Literatur meist als »eine der frühesten Abbildungen einer Cannabis-Pflanze« interpretiert. Die Darstellung zeigt aber mit großer Wahrscheinlichkeit den Keuschlammstrauch *(Vitex agnus-castus)*, eine in Griechenland weit verbreitete Pflanze, die bei oberflächlicher Betrachtung tatsächlich leicht mit dem Hanf zu verwechseln ist. Keuschlamm heißt auch Mönchspfeffer und wird als starkes Anaphrodisiakum verwendet.

Tempelschläfern am Acheron eine Hanfzubereitung verabreicht wurde, um besonders heftige Träume zu erzeugen.

Hanf war im Altertum als sehr guter Faserlieferant bekannt und geschätzt, wie viele antike Autoren (z.B. Varro, Columbarius und Gellus) bekunden, auch im großen Stile angebaut (Lenz 1966: 432–434).

Cajus Plinius Secundus, meist Plinius der Ältere genannt (24–79), war Römer, bezog aber sein naturkundliches Wissen überwiegend aus griechischen Schriften. Von ihm ist die unfangreichste und bedeutendste Naturkunde *(Naturalis Historia)* des späten Altertums in 37 Bänden erhalten geblieben. Über den Hanf, bei ihm *cannabis* genannt, schrieb er:

»Hanf ist ausgesprochen brauchbar für Seile. Hanf wird ausgesät, wenn der Westwind des Frühlings bläst. Je dichter er nebeneinander wächst, desto dünner werden seine Stengel. Die reifen Samen werden nach dem Herbstanfang abgestreift und in der Sonne, im Wind oder über dem Feuer getrocknet. Die Hanfpflanze wird ausgerissen, wenn sie ausgewachsen ist. Das Schälen [der Stengel] und das Reinigen wird bei Kerzenschein getätigt. Der beste stammt aus Arab-Hissar; er wird besonders zur Herstellung von Jagdnetzen benutzt. An dem Ort werden drei Arten von Hanffasern produziert. Diejenigen direkt unter der Rinde werden als minderwertig betrachtet, während die aus dem Inneren sehr gepriesen werden. Der zweitbeste Hanf kommt aus Mylasa. Was die Höhe betrifft, so wächst der Hanf von Rosea im Land der Sabiner so hoch wie ein Obstbaum« (*Nat. Hist.* 19.174).

Über die medizinischen Eigenschaften schreibt Plinius:

»Der Hanf wuchs ursprünglich mit schwärzeren und rauheren Blättern in den Wäldern. Sein Same soll die Zeugungsfähigkeit der Männer zerstören. Der Saft davon vertreibt die kleinen Würmer aus den Ohren, sowie, freilich unter Kopfschmerzen, jedes Tier, welches auch immer hineingeraten ist; und so groß ist seine Wirkung, dass, wie man sagt, Wasser, in das man ihn gießt, verdickt wird; daher hilft er auch, in Wasser getrunken, beim Durchfall der Lasttiere. Die Wurzel, in Wasser gekocht, erweicht steif gewordene Gelenke, ebenso bei Gicht und ähnlichen Anfällen. Auf Brandwunden legt man die Wurzel roh, wechselt aber öfters, bevor sie austrocknet.« (*Nat. Hist.* 20.259)

Plinius beruft sich in seinen Ausführungen hauptsächlich auf seinen Zeitgenossen Dioskurides, dessen *Arzneimittellehre* das einflussreichste Werk seiner Art war (Baissette 1990). Es hat im Wesentlichen die Römer, Araber und Autoren des Mittelalters und der Renaissance beeinflusst. Meist wurde sein Werk nur abgeschrieben und kommentiert.

Pedanios Dioskurides lebte und wirkte im 1. Jahrhundert während der Regierungszeit von Kaiser Nero. Der Grieche stammte aus Anazarba in Kilikien (Kleinasien), war Arzt im Gefolge des Heeres und beschäftigte sich hauptsächlich mit Botanik und Pharmakologie. Auf zahlreichen Feldzügen trug er sein Wissen zusammen und probierte viele Arzneimittel an den Soldaten aus. Seine sonstigen Quellen waren die Abhandlungen des Rhizotomen (= Wurzelgräber) Krateuas, das Buch des Andreas von Karystos und die *Historia plantatum* des Theophrast. Dioskurides sagt in seiner fünfbändigen, griechisch verfassten *Arzneimittellehre* zum Hanf:

»Gebauter Hanf. Der Hanf – Einige nennen ihn Kannabion, andere Schoinostrophon [= »Stricke drehend«], Asterion [= »Sternähnlich«] – ist eine Pflanze, welche im Leben sehr viel Verwendung findet zum Flechten der kräftigsten Stricke. Er hat denen der Esche ähnliche, übelriechende Blätter, lange einfache

Stengel und eine runde Frucht, welche, reichlich genossen, die Zeugung vernichtet. Grün zu Saft verarbeitet und eingeträufelt ist sie ein gutes Mittel gegen Ohrenleiden.« (III, 156 [= 166])

Der römische Arzt Claudius Galen (131–201 n.Chr.) gilt als der bedeutendste Repräsentant der Medizin des Altertums (Debru 1997). Galen legte die Grundlage für eine rein organisch ausgerichtete Medizin, empfahl aber auch die Traumdeutung und die medizinische Astrologie zur Diagnose (Villey 1990). Galen studierte Medizin in Smyrna (= Izmir), Korinth und Alexandria und sammelte Heilpflanzen und Erfahrungen bei seinen Reisen nach Syrien, Phönizien, Palästina und Zypern. Es wird behauptet, Galen hätte über 500 medizinische und philosophische Bücher verfasst, allerdings ist kaum ein Zehntel erhalten geblieben. Viele seiner Aussagen stammen aus der spätantiken Sekundärliteratur. Galen war ein Bewunderer des Hippokrates und bezeichnete sich selbst als einen Eklektiker (Villey 1990).

Galen beschrieb als erster neben der rein medizinischen Verwendung, die auf Dioskurides zurückgeht, den hedonistischen Gebrauch von Hanf. Er verglich den Hanf mit dem sehr ähnlich erscheinenden Keuschlammstrauch *(Vitex agnus-castus)*, dem heiligen Baum der Hera. Die Hanfsamen seien aber schwer verdaulich, schlecht für den Magen, unbekömmlich und würden Kopfschmerzen erzeugen. Die »Samen vertreiben die Winde aus dem Unterleib und trocknen den Gebraucher so weit, dass – im Übermaß gegessen – die Sexualität ausgelöscht wird. Einige quetschen den Saft aus dem grünen Samen und gebrauchen ihn als Schmerzmittel für Schmerzen, die durch Ohrenverschluss erzeugt werden« (zit. nach Brunner 1977: 223). Er schrieb, in Italien sei es üblich geworden, zum Nachtisch kleine marijuanahaltige Kuchen zu reichen, die die Lust am Trinken erhöhten, im Übermaß genossen aber betäubend wirkten (Galen VI 549f.). Es gehörte zum guten Benehmen, den Gästen Hanf anzubieten, da er als »Förderer der Fröhlichkeit« galt (Brunner 1977: 223, Merlin 1972: 71*).

Die meisten ärztlichen Autoren, die Galen folgten, erwähnten den Hanf als Heilmittel bei Ohrenschmerzen und führten den männlichen Samen austrocknende Eigenschaften an. Erst in der römischen Spätzeit kam Neues dazu. Pseudo-Apuleius sagt, dass eine Salbe aus Hanfkraut und Fett Schwellungen oder Vergrößerungen der Brust abschwellen lässt und dass eine Mischung aus zerstoßenen Hanfsamen und Nesselsamen (*Urtica* sp.) in Essig bei Herpes hilft (*De Herbis* 116: Brunner 1977: 224, Hunger 1935). Die Anwendung bei Ohrenleiden wird auch bei Marcellus Empiricus (*De Medicamentis* 9.27/9.77–78) beschrieben. Er fügt an anderer Stelle eine medizinisch-magische Wundbehandlung – die Wundbehandlung spielte in der kriegerisch-imperialistischen römischen Kultur eine sehr bedeutende Rolle – mit der Hanfwurzel hinzu:

»Binde die Hanfwurzel an deinen rechten Arm: bevorzugterweise soll der ganze Arm mit dieser Wurzel umwickelt werden; hast du nur eine kleine Menge zur Hand, so hänge es dir mit einem Faden vom Webstuhl um den Hals. Um dir zu zeigen, wie kräftig dieses Heilmittel ist. Wenn du die Wurzel wie angegeben verwendest, wird der Blutfluss sofort zum Stoppen kommen. Wenn du aber die Wurzel losbindest und wegnimmst, so wird das Blut weiter fließen.« (*De Medicamentis* 10.82; zit. nach Brunner 1977: 224f.)

In einem spätantiken bzw. mittelalterlichen Manuskript (13. Jh.) zur antiken Medizin wird der Hanf als Heilmittel genannt:

»116. Der Name der Pflanze: *Cannabis silvatica*.
Sie wächst an trockenen Plätzen, Wegrändern und an Einfriedungen.

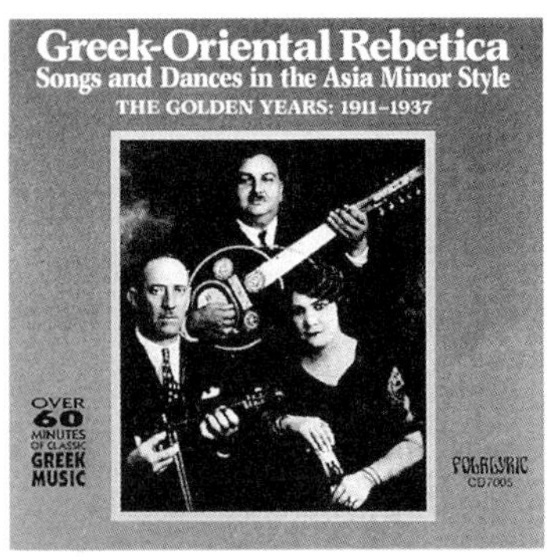

1. Kur: bei Schmerzen der Brustwarzen.
Das Auftragen der zerriebenen Cannabis silvatica mit Fett vertreibt Geschwüre ohne Verzögerung und bei Ansammlungen von (schlechten Säften) löst es diese auf.

2. Bei Erfrierungen.
Trage zerriebene Cannabis-Früchte mit Uertice-Samen und Essig auf; über die gute Wirkung wirst du staunen.«[28]

Über den griechischen Hanfgebrauch in nachantiker Zeit ist kaum etwas bekannt. Erst mit der Rembetiko-Bewegung tauchte der Hanf wierder auf und befruchtete das Bewußtsein vieler Menschen.

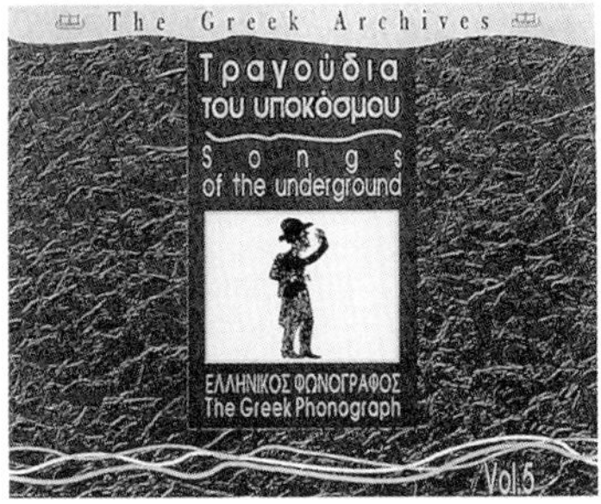

Hanf und griechischer Blues: PEMTTETIKH (Rembetiko)

Der Hanf hat, genauso wie er jede Kultur durchdrungen hat, jeden Musikstil erobert. Nicht nur der frühe Jazz und Blues war von Marijuanarauch durchzogen. In Griechenland hat sich parallel dazu Anfang dieses Jahrhunderts (ab zirka 1910–1920) der stark orientalisch (türkisch) gefärbte Rembetiko[29], auch »Griechischer Blues« genannt, entwickelt (Dietrich 1987). In den Hafenbars (*tekédes* oder »Haschisch-Cafés«; *Cafés Amman, Café-aman*) von Piräus und an anderen Orten (Smyrna = Izmir, Volos, Thessaloniki, Athen) trafen sich die Anarchisten (das »Lumpenproletariat«) und Gegner des Faschismus, um zusammen bei haschischgestopften Wasserpfeifen, Kaffee, Ouzo und selbstgespielter Musik die Schrecken des Totalitarismus zu vergessen und sich anhand der klagenden Rhythmen und sehnsüchtigen Melodien ihrer eigenen Musik zu berauschen, sich damit den Rücken beim Widerstand zu stärken.[30] Die besänftigende Hanfwirkung hat zum einen den emotionalen Zusammenhalt der Rebellen (*mangas, dais, koutsavakis*) gefördert als auch vorschnelles, unüberlegtes, aggressives Verhalten unterdrückt. In diesem Falle ist Hanf als ein *soziales Heilmittel* anzusehen.

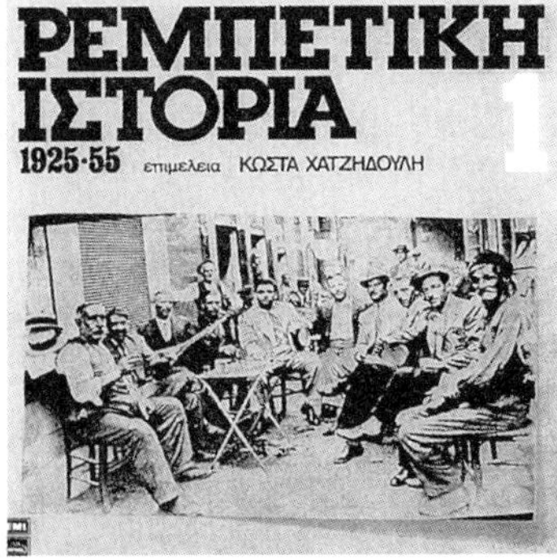

In den Rembetiko-Liedertexten wird hauptsächlich über Haschisch und dessen Gebrauch, über Ouzo und andere Drogen (Heroin, Kokain), Sorgen und Nöte, Einsamkeit und Gefängniserfahrungen, Krankheit und Unterdrückung, Sex und Prostitution gesungen.

Die Rembetiko-Szene wurde mit Hanfprodukten aus Kairo, der Türkei, aber auch vom Peloponnes versorgt. Im Hochland vom Peloponnes wurde »Hanf in großem Umfang gebaut und zu Haschisch verarbeitet. Die jährliche Ernte beträgt etwa 4 Millionen Kilo« (Hartwich 1911: 820*).

Genauso wie der Haschischgebrauch in Griechenland illegal war, wurde auch der Rembetiko, sogar der Gebrauch des Wortes *rebetika* verboten. Das Rembetiko-Verbot wurde erst 1974 nach dem Sturz der Junta wieder aufgehoben.

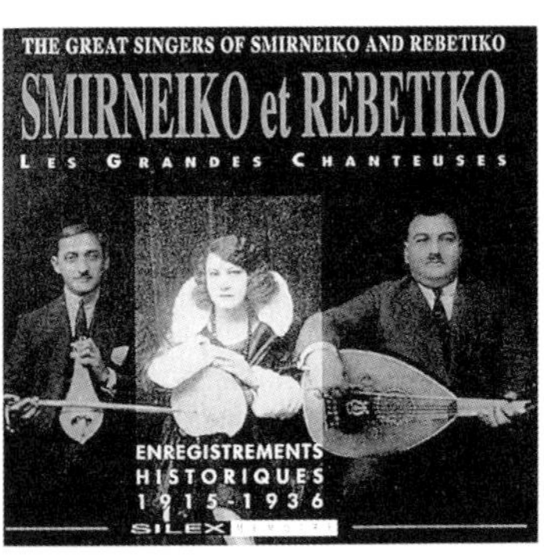

28 *Medicina antiqua*, fol. 108r/108v; zit. n. Zotter 1980: 181; vgl. *Medicina antiqua* 1996: 53.

29 Andere Schreibweisen: Rebetiko, Rebetico, Rembetica, Rembetico u.ä.; Rebetes heißen die Musiker, die auch manchmals *mangas* genannt wurden. Das Wort *rebetis* bedeutet »unabhängig/widerspenstig« oder »Rebel«. Die Spielart aus Smyrna heißt *smirneiko* oder *zeibekiko*.

30 Zur Zeit der Nazi-Okkupation von Griechenland (1942) entstanden auch die *Rebetika tis katochis*, Lieder gegen den deutschen Faschismus (z.B. »Saltadoros« von Michalis Jenitsaris).

Auswahl-Diskographie

Greek-Oriental Rebetica: Songs and Dances in the Asia Minor Style – The Golden Years: 1911–1937 (CD 7005 Arhoolie Productions 1991)
Rebettiki Istoria 1255–1955 (2 Vols., Minos/EMI 703642/703652)
Rembetica: Historic Urban Folk Songs from Greece (CD 1079 Rounder Records 1992) [historische Originalaufnahmen (30er-Jahre) aus den legendären *tekedes* (Haschisch-Cafés)]
Rembetica in Piraeus 1933–1937 (Heritage Records HT CD 26 1994)
The Rebetiko Song in America 1920–1940 (The Greek Archives, Vol. 1, F.M. Records 627)
Songs of the Underground (The Greek Archives, Vol. 5, F.M. Records 631)
Woman of the Rebetiko Song (The Greek Archives, Vol. 6, F.M. Records 632)

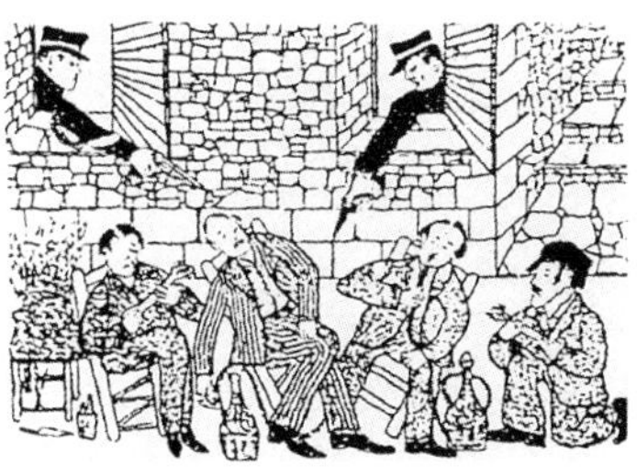

Polizisten überfallen ein *teké*, ein griechisches Haschisch-Café, Heimat der Rembetiko-Musik. (Zeitgenössische Zeitungsabbildung)

Hanfwein (nach Demokrit)

Ein Teelöffel Myrrhe (Harz von *Commiphora* spp.) und eine Handvoll weibliche Hanfblüten werden für eine Woche in einem Liter Retsina (geharzter Weißwein) oder trockenem griechischen Weißwein mazeriert. Vor dem Trinken abseihen.

Literatur

ALIOTTA, Giovanni, Danielle PIOMELLI und Antonio POLLIO
1994 »Le piante narcotiche e psicotrope in Plinio e Dioscoride« *Annali dei Musei Civici de Revereto* 9(1993): 99–114.

BERENDES, Julius
1891 *Die Pharmacie bei den alten Culturvölkern.* Halle: Tausch und Grosse.

BAISETTE, Gaston
1990 »Die Medizin bei den Griechen« in: R. TOELLNER (Hg.), *Illustrierte Geschichte der Medizin*, Bd. 1, S. 179–292, Salzburg: Andreas und Andreas.

BIEDERMANN, Hans
1972 *Medicina Magica.* Graz: Akademische Druck- u. Verlagsanstalt.

BRUNNER, Theodore F.
1977 »Marijuana in Ancient Greece and Rome? The Literary Evidence« *Journal of Psychedelic Drugs* 9(3): 221–225.

DEBRU, Armelle (Hg.)
1997 *Galen on Pharmacology, History and Medicine.* Leiden, New York, Köln: Brill.

DIETRICH, Eberhard
1987 *Das Rebetiko: Eine Studie zur städtischen Musik Griechenlands* (2 Teile). Hamburg: Karl Dieter Wagner.

DIOSKURIDES, Pedanios
1902 *Arzneimittellehre* [Übersetzt und erläutert von J. BERENDES]. Stuttgart: Enke.

ELIADE, Mircea
1992 *Schamanen, Götter und Mysterien: Die Welt der alten Griechen.* Freiburg: Herder.

EMBODEN, William A.
1977 »Dionysus as a Shaman and Wine as a Magical Drug« *Journal of Psychedelic Drugs* 9(3): 187–192.

EVANS, Arthur
1988 *The God of Ecstasy.* New York: St. Martin's Press.

HUNGER, F.W.T.
1935 *The Herbal of Pseudo-Apulei: From the Ninth-Century Manuscript in the Abbey of Monte Cassino (Codex Casinensis 97) Together with the First Printed Edition of Joh. Phil. de Lignamine (Editio princeps Romae 1481) Both in Facsimile.* Leyden: Brill.

KISSLING, H.J.
1957 *Zur Geschichte der Rausch- und Genussgifte im osmanischen Reiche.* München: Südostasiatische Forschungen, Bd. 16.

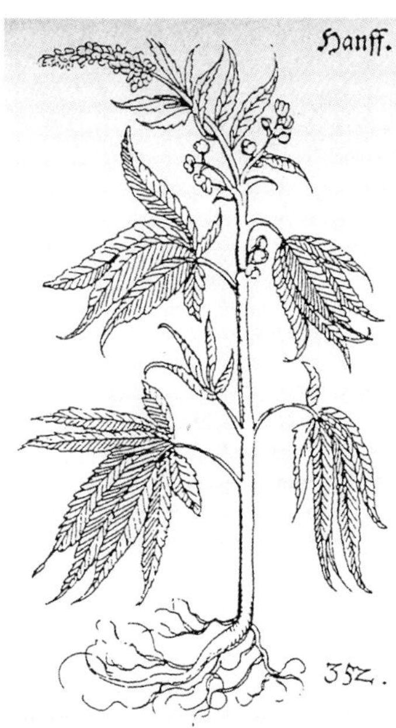

Eine männliche Hanfpflanze in der deutschen Ausgabe von Dioskurides. (Holzschnitt, 1610)

Krug, Antje

1993 *Heilkunst und Heilkult: Medizin in der Antike.* München: C.H.Beck.

Lenz, Harald Othmar

1966 *Botanik der alten Griechen und Römer.* Vaduz/Liechtenstein: Saendig Reprint (von 1859).

Medicina Antiqua

1996 *Codex Vindobonensis 93 der Österreichischen Nationalbibliothek*, Kommentar von Hans Zotter. Graz: Akademische Druck- u. Verlagsanstalt (Glanzlichter der Buchkunst, Bd. 6).

Plinius, Caius [der Ältere]

1950 [Pliny:] *Natural History* [Translated by H. Rackham]. London: Heinemann und Cambridge: Harvard University Press.

1973ff. *Naturkunde* [herausgegeben, übersetzt und erläutert von Roderich König und Gerhard Winkler]. München: Heimeran, dann Artemis und Winkler.

Pseudo-Apuleius

9. Jh. *Herbarium* (vgl. Hunger 1935).

Rätsch, Christian

1987 »Der Rauch von Delphi: Eine ethnopharmakologische Annäherung« *Curare* 10(4): 215–228.

1994 »Die Alraune in der Antike« *Annali dei Musei Civici dei Rovereto* 10: 249–296.

1995 *Heilkräuter der Antike in Ägypten, Griechenland und Rom.* München: Diederichs Verlag (DG) [2., korr. Aufl. 1998].

Ruck, Carl A. P.

1982 »The Wild and the Cultivated: Wine in Euripides' Bacchae« *Journal of Ethnopharmacology* 5: 231–270.

1995 »Gods and Plants in the Classical World« in: Richard Evans Schultes und Siri von Reis (Hg.), *Ethnobotany: Evolution of a Discipline*, S. 131–143, Portland, Oregon: Dioscorides Press.

Schmiedeberg, O.

1918 »Über die Pharmaka in der Illias und Odyssee« *Schriften der wissenschaftlichen Gesellschaft in Straßburg* 36.

Stefanis, Coastas N., C. Ballas und D. Madianou

1975 »Sociocultural and Epidemiological Aspects of Hashish Use in Greece« in: V. Rubin (Hg.), *Cannabis and Culture*, S. 303–326, The Hague: Mouton.

Vandenberg, Philip

1979 *Das Geheimnis der Orakel.* München: Orbis.

Villey, Raymond

1990 »Die Medizin in Rom: Galen« in: R. Toellner (Hg.), *Illustrierte Geschichte der Medizin*, Bd. 1, S. 395–423, Salzburg: Andreas und Andreas.

Zotter, Hans

1980 *Antike Medizin: Die medizinische Sammelhandschrift Cod. Vindobonensis 93 in lateinischer und deutscher Sprache.* Graz: ADEVA.

Haschisch
Hanf in den islamisch-arabischen Medizinlehren

»Das Haschisch ist es, das dem Verstand Erleuchtung bringt;
(doch) zum Esel wird, wer ihn wie Futter verschlingt.
Das Elixier ist Genügsamkeit: iss von ihm nur ein Korn,
damit es goldgleich ganz das Sein deines Daseins durchdringt.«

Amir Ahmad
Mahsati-Roman
(12. Jh.)

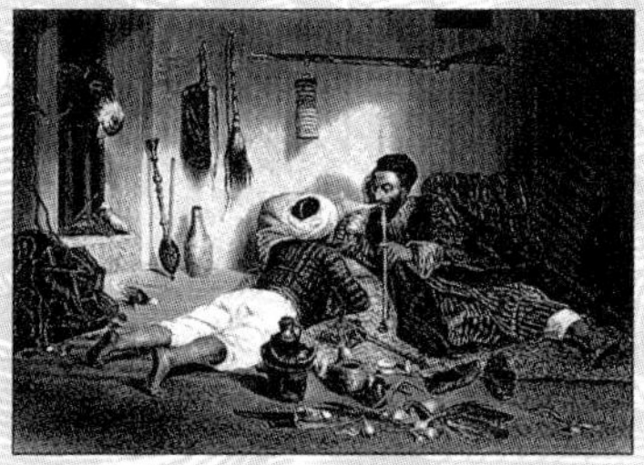

In der islamisch-arabischen Welt ist das Rauchen und Genießen von Hanfprodukten weit verbreitet und kulturell akzeptiert. Ebenso ist die medizinische Anwendung gesellschaftlich etabliert. (Kupferstich von W. French, »Der Kiafir«, 19. Jh.)

Eigentlich kann man weder von einer islamischen noch arabischen Medizin sprechen, auch wenn es sich so eingebürgert hat. Es ist eine »Medizin arabischer Sprache«, denn die Literatur ist durchweg in Arabisch, der orientalischen Gelehrtensprache des Mittelalters, geschrieben. Obwohl die meisten Autoren Moslems waren, haben auch Juden, z.B. Moises Maimonides, und Christen mit ihren arabischen Schriften dazu beigetragen. Auch waren die meisten Autoren Araber, aber auch Spanier, Perser und Griechen hinterließen eine arabisch geschriebene Medizinliteratur (Sournia 1990).

Die Hochzeit der arabischen Medizin war im frühen Mittelalter. Es wurden nicht nur originäre Werke verfasst, es wurden auch die Klassiker der Griechen und Römer, namentlich Hippokrates, Dioskurides, Plinius und Galen ins Arabische übersetzt. In der arabischen Literatur wurde besonders breiter Raum der Toxikologie gewidmet. Zahllose Texte befassen sich mit der Herstellung, Anwendung und Wirkung des Theriaks, der neben Opium, Schlangenfleisch, Gewürzen und Kräutern oft den Hanf enthielt. Theriak galt als universelles Antidot, als Panazee und Tonikum (Steinschneider 1971, Watson 1966). Theriak wird übrigens noch heute in deutschen Apotheken verkauft, allerdings ohne Opium und Hanf. In der modernen Volksmedizin ist der Theriak Bestandteil der sogenannten Schwedentropfen, die von Maria Treben als Universalmittel berühmt gemacht wurden (Treben 1980: 67).

Der Hanf ist in der arabischen Literatur fast ausschließlich unter dem Namen Haschisch zu finden. Haschisch bedeutet wörtlich »die Kräuter« und war ursprünglich ein Deckname der berauschenden Pflanze (Rosenthal 1971). Obwohl heute in manchen moslemischen Ländern, wie Pakistan und Marokko, das Kiffen toleriert wird, ist der Hanfgenuss doch von allen islamischen Herrschern verboten worden – oft bei Todesstrafe (Rosenthal 1971). Im islamischen Mittelalter brachte man den Gebrauch »der Kräuter«, auch »Hefe des Denkens« genannt, meist mit dem Geheimorden der Sufis in Zusammenhang (Bakhtiar 1976, Gelpke 1982, Nahas 1982: 817*). Der mystische Orden entstand im 8. Jahrhundert und hat sich schnell über die islamische Welt verbreitet (von Spanien bis zum Himalaya). Die Sufis waren den Herrschenden immer ein Dorn im Auge und galten als gesetzlos. Viele Sufis gehörten aber zur Intelligenz: sie waren oft Alchemisten, Ärzte und Drogisten (Shah 1980: 296).

Die Sufis haben nicht nur den Derwischtanz, die Herzmeditation und eine ekstatische Musik entwickelt und in der islamischen Welt verbreitet, sondern auch viele psychoaktive Drogen entdeckt, rituell und medizinisch verwendet und weltweit verbreitet. So wird ihnen die Verbreitung des Opiums zur Erzeugung mystischer Erlebnisse und göttlicher Visionen zugeschrieben (Seefelder 1987: 77). Den stimulierenden Qat-Strauch (*Catha edulis*) und den wachmachenden Kaffee (*Coffea arabica*) haben ägyptische oder äthiopische Sufi-Mönche entdeckt, als sie nach Mitteln suchten, die das Einschlafen bei den langen Meditationen verhindern konnten (Ferré 1991: 21f., Schopen 1981: 496, Shah 1980: 51). Die Sufis benutzten aber auch den vom Islam verbotenen Wein und kannten *banj* oder *bendsch* (Bilsenkraut, *Hyoscyamus muticus, Hyoscyamus niger*)[31], Stechapfel (*Datura metel*), Muskatnuss und Safran (Gelpke 1982: 97). Einer der Stammväter des Sufismus, der Drogist Fariduddin Attar (12. Jahrhundert), hat sogar psychedelische Pilze gekannt (Shah 1980: 104–107). Bei diesem Angebot an psychotropen Dro-

31 Der Name *banj, bangh, bendsch* usw. bezeichnet in arabischen Sprachen einerseits »berauschende Mittel« im Allgemeinen, andererseits das Bilsenkraut im Speziellen (Hartwich 1997: 8*). Da der Name stark an das in Pakistan/Indien/ Bangladesch/Nepal gebrauchte Wort für Hanf erinnert, tauchen oft falsche botanische Identifikationen in der Sekundärliteratur auf.

gen wundert es nicht, dass auch den Sufis die Entdeckung der berauschenden Wirkung des Hanfs in die Schuhe geschoben wird (Anwari-Alhosseyni 1981: 482).

Der im 12. Jahrhundert lebende al-Ukbary hat die Geschichte von der Entdeckung des Haschisch durch Scheich Haidar, dem Begründer des Haidari-Sufi-Ordens von Kharasan (Iran/Afghanistan), erzählt. Haidar lebte in einem Kloster in den Rama-Bergen. Er übte sich in langen Meditationen und verbrachte seine Zeit in totaler Zurückgezogenheit. Eines Tages bemerkte er bei einem Spaziergang in der sengenden Mittagshitze, dass es absolut windstill war. Dennoch fiel sein Blick auf eine buschige Pflanze, deren Blätter wie vom Winde hin- und herbewegt wurden. Dieses Phänomen deutete er als Zeichen göttlicher Offenbarung. Daraufhin verspeiste er einige Blätter oder Blüten und erlebte die Erleuchtung. Begeistert von der fantastischen Wirkung erklärte er seinen Schülern: »Dieses Geschenk des allmächtigen Gottes sollt ihr einnehmen, damit ihr die Schattenseite eurer Seele überwindet und sich euer Geist erhellt.« Obwohl die Schüler angehalten wurden, das Geheimnis zu bewahren, wurde das Haschisch schnell in der islamischen Welt bekannt (Nahas 1982b: 817f.*, Rosenthal 1971: 48ff.).

Der Sufi-Arzt al-Razi (865–925) hat angegeben, dass die Hanfblätter ein Medikament bei Ohrenleiden sind, und hat sie bei Haarschuppenkrankheit und Blähungen verordnet. Er beschrieb auch als erster die Heilkraft des Hanf bei Epilepsie (Nahas 1982b: 823*). Der Zeitgenosse und Arzt Ibn Wahshiyah (frühes 10. Jahrhundert) hingegen warnte in seinem *Buch der Gifte* vor dem Gebrauch des Haschisch, besonders wenn es mit anderen Drogen vermischt werde (Nahas 1982b: 814*).

Der islamische Autor Ibn-al-Baytar (gestorben 1248) hat ein sehr einflussreiches Werk über Nahrungs- und Heilpflanzen hinterlassen. Er hat ausdrücklich zwischen dem Faserhanf und dem berauschenden Indischen Hanf unterschieden. Während er den Indischen Hanf als zu berauschend empfindet, verordnet er Faserhanf bei Ohrenschmerzen, obwohl er auch Kopfweh bewirken könne. Die Samen hält er für schwer verdaulich, aber für harntreibend (II: 327). Der berühmte arabische Arzt Abu Ali Ibn Sina, genannt Avicenna (980–1037) fügt dem nichts weiter hinzu, nur dass der Hanf gegen Kopfweh wirke (Lib. II, trac. II, cap. 174). Der arabische Arzt al-Badri (1251) hat den Hanf als Appetitanreger beschrieben. Oft wurde der Hanf als Aphrodisiakum charakterisiert: es hieß, er könne die »Pforten der Begierde« öffnen. Übermäßiger Hanfgebrauch könne jedoch den Wunsch nach Geschlechtsverkehr mindern (Nahas 1982b: 823*; vgl. Gelpke 1982: 103f.). For

Der deutsche Forschungsreisende und Naturforscher Georg Eberhard Rumpf, genannt Rumphius (1627–1702), hat in seinem *Herbarium* beschrieben, dass die Muselmanen den Indischen Hanf als Heilmittel bei Asthma, Gonorrhö und Verstopfung sowie als Antidot bei Vergiftungen benutzen (Nahas 1982b: 823*).

In der islamischen, von der arabischen Medizinliteratur beeinflussten Welt wird Haschisch für hedonistische Zwecke meist in der Wasserpfeife geraucht. Man benutzt es pur, mit Bilsenkraut oder Tabak vermischt. Für aphrodisische und medizinische Zwecke wird es meist getrunken (*bhang*) oder gegessen. Oft wird Haschisch mit Honig und Gewürzen vermischt, manchmal auch mit Alraunenwurzel (Rosenthal 1971: 34). Der ägyptische Autor al-Maqrizi (13. Jahrhundert) gab an, dass die Ärzte vorschreiben, den Hanf (Samen oder Blätter) nur mit Zucker oder Honig, mit Mandeln, Pistazien oder Mohnsamen einzunehmen.

»Derwische lieben auch den Genuss von Haschisch: Es erhöht das Vergnügen beim Hören von Musik, verstärkt die Verzückung beim Tanz und lenkt in der Ekstase zu Gott hin … Im islamischen Orient gilt Haschisch als perfektes Instrument, um mystische Erfahrungen zu sammeln und zu intensivieren.«

Jürgen Frembgen
Derwische: Gelebter Sufismus
(1993: 198)

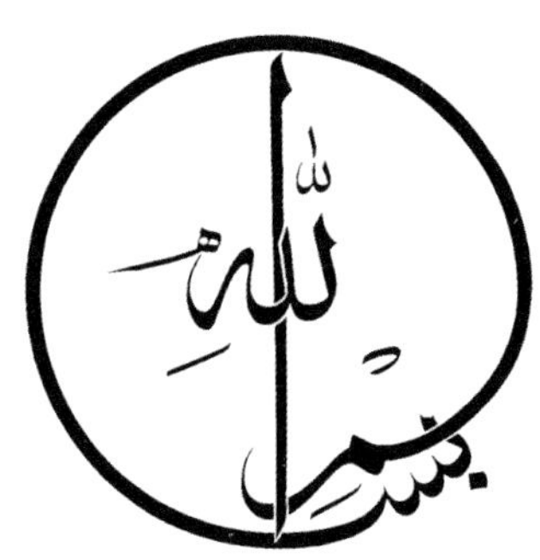

Eine von Sufis benutzte Kalligraphie, »Im Namen Gottes«, bezeichnet den mystischen Weg. Viele Sufis nutzen dazu das »heilige Kraut« Haschisch oder Hanf.

Außerdem sollte der Hanf vor dem Gebrauch geröstet werden. Andernfalls könne darin ein Dämon sitzen, der den Menschen irre macht (Rosenthal 1971: 57).

In Pakistan, wo der traditionelle Hanfgebrauch gesellschaftlich akzeptiert und kulturell erwünscht ist (Khan et al. 1975), und im islamischen Norden Indiens hat sich die sogenannte Unani-Medizin seit dem Mittelalter gehalten. Sie ist im Wesentlichen eine Kräuterheilmethode, die sich direkt auf Avicenna zurückführen lässt. Wie schon Avicenna den Hanf als Heilmittel rühmte, so wird er auch in der islamischen Unani-Medizin verwendet (Khan et al. 1981). Der Hanf wird vor allem bei »Kopfschmerzen durch Heiße oder Kalte Temperamente ohne Schleim« verordnet (Chisti 1988: 195). In Pakistan wurde zudem beobachtet, dass regelmäßige Bhang-Genießer niemals an Dysenterie, eine in Pakistan sehr häufige Krankheit, leiden (Khan et al. 1975: 348f.).

Noch heute wird Hanf unter dem Namen *hasis* im islamischen Yemen für medizinische Zwecke kultiviert. Das Harz und die (weiblichen) Blütenstände werden als Narkotika verwendet (Fleurentin und Pelt 1982: 90f.). Im Yemen werden die Hanfblüten auch mit ephedrinhaltigen getrockneten Qat-Blättern (*Catha edulis*) vermischt geraucht (Schopen 1981).

Bezeichnend für die islamische Feindlichkeit psychoaktiven Drogen gegenüber ist die Tatsache, dass der Hanf in den modernen Werken zur islamischen Heilkunst der Sufis gar nicht erwähnt wird (z.B. Moinuddin 1984).

Unani-Kopfschmerzmittel

»Wenn die Kopfschmerzen nur auf der einen Seite des Kopfes, nicht aber auf der anderen erscheinen, ist dieses Rezept brauchbar: 1 Teelöffel von Gummi arabicum [Harz der *Acacia senegal*], ½ Teelöffel Hanf, ¼ Teelöffel Safran. Misch dieses mit Eiweiß oder Rosenwasser. Verteile dies auf einem Stück Papier und hefte es an die Schläfe der betroffenen Seite. Es ist besonders brauchbar, wenn man es an einer pochenden Ader anbringt.« (Chisti 1988: 195)

Bhang (Pakistan)

Getrocknete Hanfblätter werden für 15 Minuten in Wasser geweicht, dann im selben erhitzt (aber nicht gekocht). Das Wasser wird abgegossen, und die vollgesogenen Blätter werden in fließendem Wasser für 15 bis 20 Minuten gewaschen. Die so behandelten Blätter werden zu einer Paste zerrieben. Zum Konsumieren wird diese Paste in kaltem Wasser gelöst. Der Drink kann mit zermahlenen Mandeln, Zucker und Kardamom geschmacklich verbessert werden (Khan et al. 1975: 352).

Duq-e wah-dat, »Buttermilch der göttlichen Einheit« (Iran)

Weibliche Hanfblüten werden zerkleinert mit Zucker vermischt in Milch gelöst.

Gehanfter Kaffee (Yemen)

Haschisch wird mit Kardamom vermischt in zerlassenem Butterschmalz (Ghee) aufgelöst. Einen Teelöffel davon in eine Tasse heißen Kaffee geben; nach Geschmack süßen.

Literatur

ANWARI-ALHOSSEYNI, Schams
1981 »Über Haschisch and Opium im Iran« in: G. VÖLGER (Hg.), *Rausch und Realität*, Bd. 2: 482–487, Köln: Rautenstrauch-Joest-Museum.

BAKHTIAR, Laleh
1976 *Sufi: Expressions of the Mystic Quest*. London: Thames and Hudson.

CHISTI, Hakim G. M.
1988 *The Traditional Healer: A Comprehensive Guide to the Principles and Practice of Unani Herbal Medicine*. Rochester, Vermont: Healing Arts Center.

FERRÉ, Felipe
1991 *Kaffee: Eine Kulturgeschichte*. Tübingen: Wasmuth.

FLEURENTIN, Jacques und Jean-Marie PELT
1982 »Repertory of Drugs and Medicinal Plants of Yemen« *Journal of Ethnopharmacology* 6: 85–108.

FREMBGEN, Jürgen
1993 *Derwische: Gelebter Sufismus*. Köln: DuMont.

GELPKE, Rudolf
1982 *Vom Rausch im Orient und Okzident*. Frankfurt/M. usw.: Ullstein (Klett-Cotta).

KHAN, A.B., M. TARIQ, S.H. AFAQ und M. ASIF
1981 »Poisons and Antidotes in Unani Systems of Medicine« *Indian Journal of History of Science* 16(1): 57–63.

KHAN, Munir A., Assad ABBAS und Knud JENSEN
1975 »Cannabis Usage in Pakistan: A Pilot Study of Long Term Effects on Social Status and Physical Health« in: V. RUBIN (Hg.), *Cannabis and Culture*, S. 345–354, The Hague: Mouton.

MOINUDDIN, Abu Abdallah Gulam
1984 *Die Heilkunst der Sufis: Grundsätze und Praktiken*. Freiburg i.B.: Bauer.

ROSENTHAL, Franz
1971 *The Herb: Hashish versus Medieval Muslim Society*. Leiden: E. J. Brill.

SEEFELDER, Matthias
1987 *Opium: Eine Kulturgeschichte*. Frankfurt/M.: Athenäum.

SCHOPEN, Armin
1981 »Qat in Yemen« in: G. VÖLGER (Hg.), *Rausch und Realität*, Bd. 2: 496–501, Köln: Rautenstrauch-Joest-Museum.

SHAH, Idries
1980 *Die Sufis: Botschaft der Derwische, Weisheit der Magier*. Düsseldorf, Köln: Diederichs.

SOURNIA, Jeans-Charles
1990 »Die arabische Medizin« in: R. TOELLNER (Hg.), *Illustrierte Geschichte der Medizin* Bd. 2: 585–625, Salzburg: Andreas und Andreas.

STEINSCHNEIDER, Moritz
1971 *Die toxikologischen Schriften der Araber*. Hildesheim: Gerstenberg.

TREBEN, Maria
1980 *Gesundheit aus der Apotheke Gottes*. Steyr: Ennsthaler.

WATSON, Gilbert
1966 *Theriac and Mithridatium: A Study in Therapeutics*. London: The Wellcome Historical Medical Library.

»Durch das Essen von Haschisch
wird der Verstand nicht vermehrt,
und nicht anders wird vom Nicht-
essen die Welt (und ihr Wert).
Gegen Traurigkeit (hilft es),
davon ein wenig zu essen;
doch esse keiner sich voll, damit
ihn nicht Frechheit versehrt.«

Mahsati (12. Jh.)
(Zit. n. GELPKE 1995: 65*)

Hanaf

Das Kraut der germanischen Liebesgöttin

»Freyja ist die Königin der Valküren (Toten-Erkürerinnen). Sie ist denen gewogen, welche sie anrufen und von ihr hat der Name ›Frau‹ den Ursprung, den man heute für Weiber nimmt. Sie liebt den Minnesang und es ist gut, sie in Liebessachen anzurufen. Freyja ist die Liebesgöttin, die Göttin der Nacht und des Nachthimmels, und damit auch die Mondgöttin.«

GÉZA VON NEMÉNYI
Heidnische Naturreligion
(1988: 62)

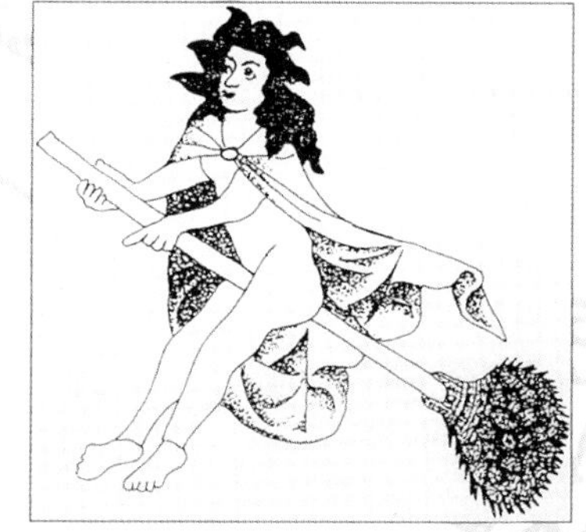

Eine Wandmalerei in einem Kuppelgewölbe des Schleswiger Domes (Norddeutschland) zeigt die germanische Liebesgöttin Freia, die nackt – wie eine Hexe – auf einem Besen reitet. Sie trägt den typischen Umhang der germanischen Seherin (Völva, Alruna). Der Hexenbesen ist vielleicht eine Erinnerung an den schamanischen Zauberstab aus Hanfstengeln. Der Hanf war die heilige Pflanze der Freia. (Umzeichnung, 12. Jh.)

Richard Wagner hat mit seiner romantischen Oper *Tannhäuser*, besonders in der Pariser Fassung (1861), die Sage um den Sänger und Frau Venus unsterblich gemacht. Venus – der römische Name der Liebesgöttin – lebt der Sage nach im Inneren eines Berges, in einer gemütlichen Grotte, einer kuscheligen Höhle, in der Gebärmutter der Erde. Dort wird sie umschwärmt von rasenden Bacchantinnen, lüsternen Mänaden, tanzenden Nymphen, lockenden Sirenen, geilen Satyrn und potenten Faunen. Im Venusberg wird jeder erotische Traum wahr. Orgien, Gruppensex, Homo und/oder Hetero, es darf auch mal ein Tier sein, wie Leda mit dem Schwan, Europa mit dem Stier. Die Erotik ist ein Rausch der Sinneslust, kollektive Ekstase, sexuelle Raserei. Weil Tannhäuser ein begnadeter Sänger war, der wie keiner vor ihm die Liebe und Lust besingen konnte, wurde er persönlich von Venus in ihr Sinnesreich eingeladen. Wie ein Schamane zieht er in den Berg der Göttin ein. Dort findet er das wilde Treiben, stürzt sich berauscht in die Schenkel der lieblichen Venus und feiert mit ihr das Fest der Liebe, die heilige Hoch-Zeit. Archetypisch erfüllt er die kollektive Männerphantasie: die Vereinigung mit der Göttin als Gipfel der sexuellen Ekstase. Und all das geschah in einer Höhle in Thüringen.

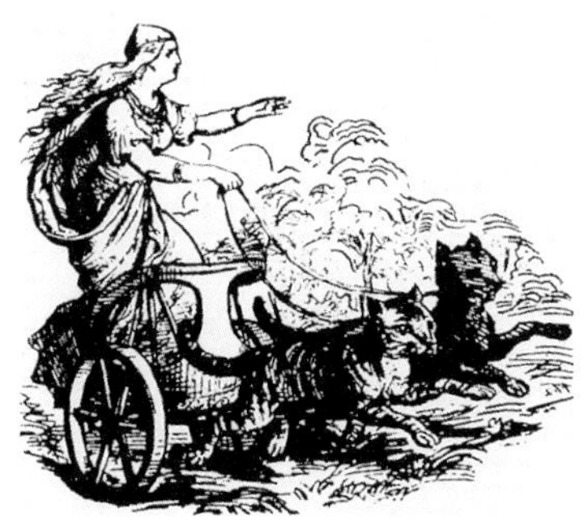

Die germanische Liebesgöttin Freia oder Freya besaß »goldene Äpfel«, durch deren täglichen Genuss die Götter und Göttinnen unsterblich und jung blieben. Ihre »goldenen Äpfel« waren wahrscheinlich die Früchte oder Blütenstände der ihr geweihten, aphrodisischen Hanfpflanze. (Illustration, 19. Jh.)

Der Legende nach soll die Venushöhle im Hörselberg liegen. Es ist zwar heute noch ein Hörselberg auf der Thüringer Landkarte verzeichnet, jedoch gibt es verschiedene Möglichkeiten seiner Lokalisation. Nach Tannhäuser hat zwar niemand den Weg in die Venusgrotte gefunden, suchen tun ihn aber viele. Denn der Mensch wird durch einen heftigen Trieb nach Lust, Rausch und Ekstase durchs Leben gepeitscht. Wie schön, dass er auf dem Weg dorthin den Hanf entdeckt hat!

Die Menschen in Thüringen müssen den Hanf schon sehr früh entdeckt haben, denn es wurden Hanfsamen in einer Höhle bei Eisenberg gefunden. Die Ablagerungen stammen aus der Bandkeramikzeit, also aus der jüngeren Steinzeit und sind etwa 7500 Jahre alt. Ob die Thüringer Höhlenmenschen den Hanf als Nahrung, Faserlieferant oder Rauschmittel nutzten, geht aus den Funden nicht hervor. Aber vielleicht liegt hier ja der Ursprung von der Venusberg-Sage verborgen.

Der älteste bisher bekannte archäologische Hanffund (von Eisenberg/Thüringen) stammt noch aus vorgermanischer Zeit. Aber schon für die frühe germanische Zeit gibt es archäologische Belege. In der Asche einer Graburne aus Wilmersdorf in Brandenburg wurden die Samen von *Cannabis sativa* entdeckt. Der Fund wird auf das 5. Jahrhundert v. Chr. datiert (Hartwich 1997: 7*, Reininger 1941: 2791* und 1968: 14*).[32] In südgermanischen Gräbern aus dem gleichen Zeitraum wurden Hanfsamen, -fasern und -blütenstände gefunden (Kessler 1985: 22). Daraus lässt sich schließen, dass der Hanf bereits in prähistorischer Zeit bei den südgermanischen Stämmen rituell, eben als Grabbeigabe, verwendet wurde. Er muss sehr hoch geschätzt worden sein. Denn man gibt den Toten nur das Allerbeste und Allerwichtigste mit auf ihre Reise in das Jenseits.

Der Hanf hieß bei den Germanen, die hauptsächlich Bauern waren, *hanapiz*, *haenep* oder *hanaf*. Der germanische Name *hanaf* oder *hanef* für »Hanf« wurde bei den Südgermanen auch als Vorname für Männer benützt; berühmt wurde ein gewisser Hanef von Othveginstunga (vgl. Grönbech 1997: 55f.). Er wurde zusammen mit Getreide, Gemüse und anderen Nutzpflanzen auf Äckern angebaut (Derolez 1963: 21). Der Hanf durfte nur von Frauen ausgesät, gepflegt und geerntet

32 Der Fund »bestand aus Blättern und Früchten, das sind Teile, die von Hanf noch heute als Genussmittel Verwendung finden ... Wir dürfen daher schließen, dass der bei Wilmersdorf vergrabene Hanf bestimmt gewesen ist, als Genussmittel zu dienen« (Hartwich 1997: 7*).

werden (Storl 1986: 324). Aussaat und Ernte erfolgten unter erotischen Ritualen (Rätsch 1992). Bei der Ernte kam es zu starken Berauschungen: »Von dieser Betäubung kann man auch in deutschen Hanffeldern durchaus eine Vorstellung bekommen« (Tobler 1938: 67). Der Hanf diente als Faserlieferant, als Nahrungsmittel sowie als Aphrodisiakum und Heilmittel. Die Stengel wurden bei der rituellen Austreibung des Winters verwendet: »Man legt einen solchen Stengel quer auf zwei Gartenböcke, schnellt ihn mit einer Gerte in die Luft... Diese fliegenden Hanfstengel stellen die Pfeile des Frühlings vor, durch die der Winter fortgeschossen wird« (Perger 1864: 197). Ist der Winter vertrieben, erstrahlt die Erde unter dem Schein des Wonnemonds. Die immer höher steigende Sonne befruchtet die Wälder, Auen und Felder. Ostern steht vor der Tür. Ostern, das Fest der Ostara, der Liebesgöttin im Frühlingsgewand. Ihre heiligen Tiere, die Hasen – selber Ausgeburten der erotischen Ekstase – werden geopfert und gemeinschaftlich verspeist. Hasenfleisch trägt in sich die Kraft ungezügelter Sexualität. Heruntergespült wird es am besten mit einem guten Hanfbier. Die anschließenden bacchantischen Orgien, durch die sympathiemagisch die Fruchtbarkeit auf die Pflanzen und Tiere übertragen wird, ist leider der christlichen Lithurgie zum Opfer gefallen. Was wäre doch ein altgermanisches Ostern! Ein Fest des erotischen Rausches, ein Fest der Freude, der Natur und des Hanfes! Durch Genuss zur Lust. Mit dem Hanf in die Arme der Liebesgöttin!

Der Hanf symbolisierte bei den germanischen Völkern die Fruchtbarkeit:

»Die Hanfsamen scheinen auch als Fruchtbarkeitssymbol zu gelten. Hanfsamen den Hühnern gegeben bewirken, dass diese den ganzen Winter Eier legen. Am Weihnachtsabend isst man Hanfsuppe, Mohnklöße, Fisch und Backobst (Beuthen in Oberschlesien). Das Hanfsäen, als Liebesorakel, wie es in England von Mädchen geübt wird, scheint in Deutschland nicht belegt zu sein. Auch bei den slawischen Völkern wird der Hanf im Liebesorakel gebraucht. Umgekehrt bringt die Frau ihrem Hanf säenden Manne eine Eierspeise (›Hanfeier‹) auf das Feld, damit der Hanf gerät. Zu dem gleichen Zwecke backt man in Siebenbürgen am Hl. Dreikönigstag Hanfpfannekuchen... Die kinderlose Magyarin isst jeden Freitag [dem Tag der Liebesgöttin Freia/Venus] vor Sonnenuntergang in Eselsmilch gekochte spanische Fliegen und Hanfblumen.« (*Handwörterbuch des Deutschen Aberglaubens*, 1931)

Der Hanf war die heilige Pflanze der Liebesgöttin (Kessler 1985: 22, Nemenyi 1988: 94). Die Liebesgöttin Frija – von den Römern Venus genannt und auch unter den Namen Freia, Holda, Frau Holle, Frau Venus bekannt – war die Göttin der Fruchtbarkeit, des Frühlings und der Erotik; sie war die Schutzgöttin des Lebens und der Ehe. Der ihr heilige Hanf sollte bei den Menschen Lust, Fruchtbarkeit und Gesundheit bewirken. In einer Kultur, wo Lust und Erotik heilig sind, ist auch der Hanf eine »Pflanze der Götter«, genauer eine Pflanze der Liebesgöttinnen.

Möglicherweise symbolisierte der Hanf bei den Germanen auch das Schicksal, das von den drei Nornen, den Schicksalsgöttinnen, die Vergangenheit, Gegenwart und Zukunft personifizieren, in einem endlosen Band aus (Hanf-)Fasern gesponnen wird (vgl. Storl 1986: 325).

Da zur traditionellen Gewinnung der Fasern die ganzen Pflanzen geschwelt werden (Tobler 1938), muss man davon ausgehen, dass die Germanen die psychoaktive Wirkung der Blüten bei der Räucherung erkannt haben:

»An diese Hanfräucherungen mit narkotischer Wirkung knüpfen sich auch die vermeintlichen Wirkungen der Einwickelung schmerzhafter Glieder mit Hanfwerg ›Haarbad‹ in der oberdeutschen Volksmedizin (Ersatz des Hanfbades [der Skythen]) oder der Bähung mit Hanfkraut, eine Erfahrung vermutlich aus der germanischen Nomaden-Periode, wo in den Zelthütten Hanfgras zeitweise zur Feuerung benutzt worden sein dürfte. Wenn das Hanföl heute noch gegen das Keuchen der Pferde verwendet wird, so ist auch dies eine Ableitung aus jener Hanfräucherung. Die Hanfkultur wurde aber im Mittelalter zumeist nur wegen des Hanföls, eines Fastenfettes (mhd. hanef-suppe) in eigenen Hanfgärten betätigt, damit erklärt sich auch, dass die ernährende Ölpflanze wie andere fruchtbarmachende Nährpflanzen als Heiratsorakel dient« (Höfler 1990: 99).

Was war das Zauberkraut der Druiden?

In der antiken Literatur wird mehrfach die wichtigste Zauberpflanze der gallischen Druiden unter dem Namen *verbena* angeführt und beschrieben (z.B. Plinius XXV, 105f.). Heute wird diese Pflanze botanisch meist als Eisenkraut (*Verbena officinalis* L.) gedeutet. Das Eisenkraut zeigt jedoch keine der im antiken Schrifttum aufgelisteten Wirkungen. Deshalb ist die botanische Identifizierung bis heute zweifelhaft.

Der Gallier Marcellus (um 400 n. Chr.) diente als hoher Staatsbeamter unter Kaiser Theodosius I. und verfasste für seine Söhne ein lateinische Rezeptbuch namens *De medicamentis*, »Von den Heilmitteln«. Diese Schrift ist eine der bedeutendsten Quellen zur gallokeltischen Ethnobotanik. Darin schreibt er von der *verbena*, dass sie den als »Königsübel« bekannten Kropf heile sowie ein Sympathiemittel gegen den Blutfluss sei (X, 81; Höfler 1911: 9, 277).

In einer althochdeutschen Glosse heißt es *verbena herba quam dicimus hanaf*, »Eisenkraut welches man *hanaf* nennt«. Die Gallier benutzten also das germanische Wort für den Hanf, um das magische »Eisenkraut« der Druiden zu benennen. Es gibt archäologische und ethnohistorische Hinweise auf einen gallokeltischen Gebrauch von Hanf als Räucherstoff: »auch wenn der europäische Hanf nicht dieselbe Kraft wie der ›indische Hanf‹ hat, vermag er doch in Trancezustände zu versetzen, und wurde in ländlichen Gebieten lange zu diesem Zweck verwendet. Mit hoher Wahrscheinlichkeit kann man annehmen, dass die Druiden sich ebenfalls seiner bedienten« (Markale 1989: 162).

»Das Weibliche der Freyja hat nicht nur bei Saat und Ernte, sondern auch bei Liebesorakeln und im Liebeszauber zu erotischen Bräuchen geführt, die auf vorchristliche Fruchtbarkeitsriten zurückgehen und auch die heiratswilligen Burschen einbeziehen. Oft war ganze oder teilweise Nacktheit der Teilnehmerinnen gefordert, die nicht im Kult, sondern in Magie und Zauber beruhte: ›Am Vorabend des Johannistages gehen die katholischen Mädchen von Krnjak unbesehen [?] auf ein fremdes Hanffeld; sie wälzen sich nackt im Hanfe und reissen dreimal drei Hände voll Hanfblätter ab; davon winden sie einen Kranz und werfen ihn auf den nächsten Baum; so oft der Kranz herunterfällt, so viel Jahre bleibt das Mädchen unverheiratet.‹ Ob der Brauch wirklich nur dem Orakel diente, ist mehr als fraglich. Die Burschen des Dorfes wussten mit Bestimmtheit, wo die Hanffelder angelegt waren, und sie kannten auch den Zeitpunkt des ›Orakels‹. Die Vermutung ist naheliegend, dass das nächtliche Treiben den unverheirateten Mädchen zur Partnerfindung diente. Dass es bei jenen, die sich im Hanffeld gefunden hatten, auch zu ›unerlaubten‹ Intimitäten kam, darf vorausgesetzt werden.«

Kurt Lussi
Verbotene Lust
(1996: 133*)

»Temperirendes Aposema [= aphrodisierendes Dekokt]. Nimm 3 Unzen zerstoßenen Hanfsamen; Lattig [*Lactuca virosa*], Portulak [*Portulaca oleracea* L.], 1½ Handvoll von jedem, 2 Unzen von vier abkühlenden Körnern, lasse das Ganze in 6 Pfund Wasser aufsieden, bis dieses auf 4 Pfund eingekocht ist, seihe den Decoct ab, versüße ihn mit feinem Zucker, und thue noch 3 Quintel Salpetersalz hinzu.«

Neu-vermehrte, heylsame Dreck-Apotheke
(Frankfurt a.M., 1714, S. 79)

Germanische Räucherung

(nach Olaf Rippe)

Man nehme gleiche Teile von
Lorbeerblättern *Laurus nobilis* L.
Bilsenkrautsamen *Hyoscyamus niger* L., *H. albus* L.
Beifußkraut *Artemisia vulgaris* L.
weibliche Hanfblüten *Cannabis* spp.

Die Mischung wird auf die glühende Räucher- oder Holzkohle gestreut. Sie soll zum Orakeln geeignet sein.

Nordischer Weihrauch

(nach Margret Madejsky)

Man nehme gleiche Teile von:
Wacholdernadeln (*Juniperus communis* L.)
Beifußkraut (*Artemisia vulgaris* L.)
Fichten- (*Picea abies* [L.] Karsten)
oder Tannenharz (*Abies alba* Mill., *Abies* spp.)
Eibennadeln (*Taxus baccata* L.)

eventuell:
etwas zerstoßenen Bernstein
Hanfblüten (*Cannabis sativa* L.)
Bilsenkraut (*Hyoscyamus niger* L.)

Literatur

Derolez, R. L. M.
1963 *Götter und Mythen der Germanen.* Einsiedeln usw.: Benziger.

Grönbech, Wilhelm
1997 *Kultur und Religion der Germanen.* Darmstadt: Primus Verlag.

Höfler, Max
1911 »Volksmedizinische Botanik der Kelten« *Archiv für Geschichte der Medizin* 5(½): 1–35, 5(⁴⁄₅): 241–279.
1990 *Volksmedizinische Botanik der Germanen.* Berlin: VWB (Reprint von 1908).

Kessler, Thomas (Hg.)
1985 *Cannabis Helvetica.* o.O.: Nachtschatten-Verlag.

Markale, Jean
1989 *Die Druiden: Gesellschaft und Götter der Kelten.* München: Goldmann.

Nemenyi, Géza von
1988 *Heidnische Naturreligion.* Bergen: Bohmeier Verlag.

Perger, K. Ritter von
1864 *Deutsche Pflanzensagen.* Stuttgart, Oehringen: Schaber.

Rätsch, Christian
1992 »Die heiligen Pflanzen unserer Ahnen« in: Ders. (Hg.), *Das Tor zu inneren Räumen*, S. 95–103, Südergellersen: Verlag Bruno Martin.

Storl, Wolf-Dieter
1986 *Vom rechten Umgang mit heilenden Pflanzen.* Freiburg i.B.: Bauer.

Tobler, Friedrich
1938 *Deutsche Faserpflanzen und Pflanzenfasern.* München, Berlin: Lehmanns Verlag.

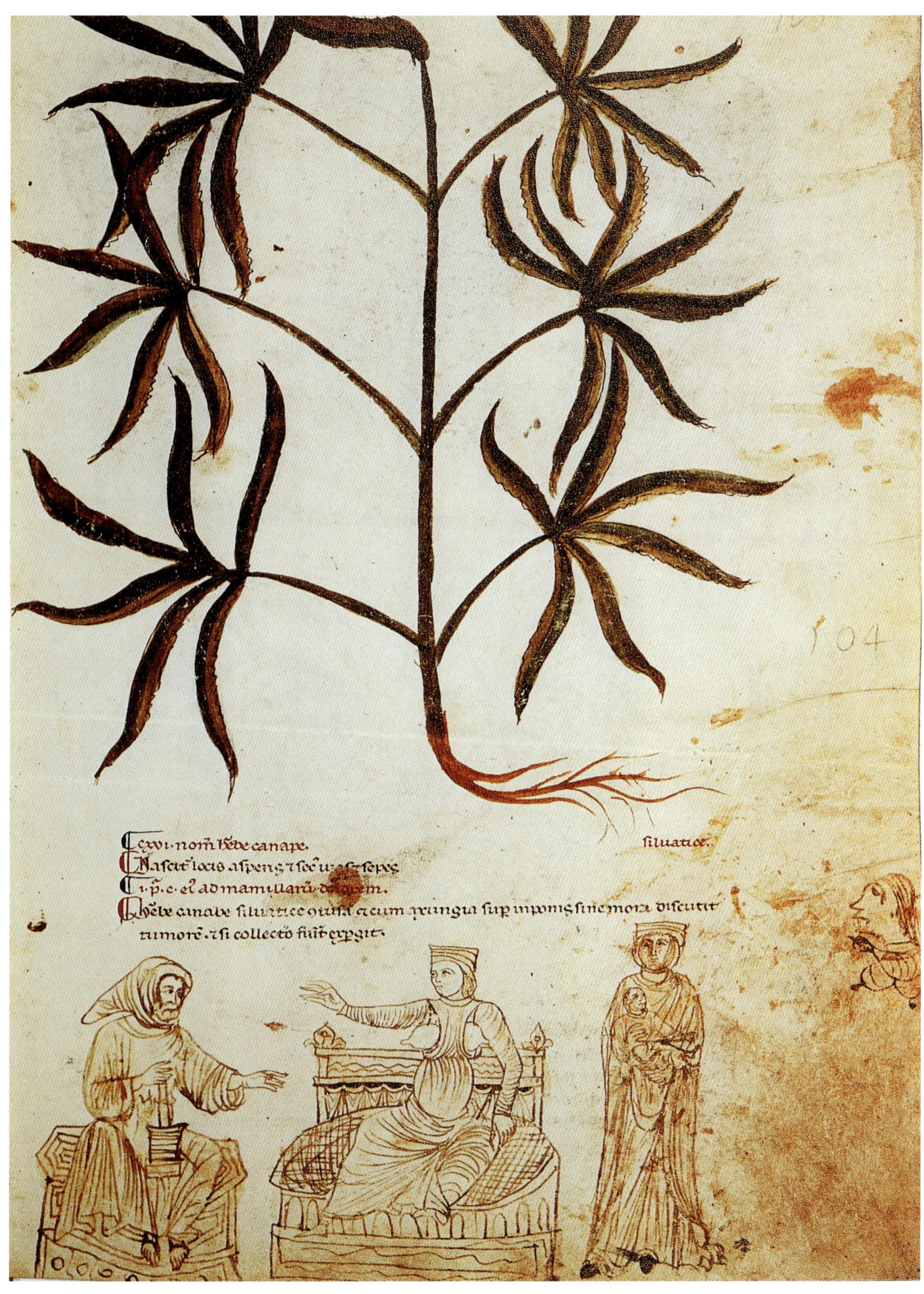

Die Hanfpflanze, hier *canape* genannt, in der Handschrift *Medicina antiqua* (9. Jh.), dem Pseudo-Apuleius zugeschrieben, wird als Heilmittel bei Brustwarzenschmerzen und Erfrierungen ausgewiesen. (*Codex Vindobonensis* 93, 108r)

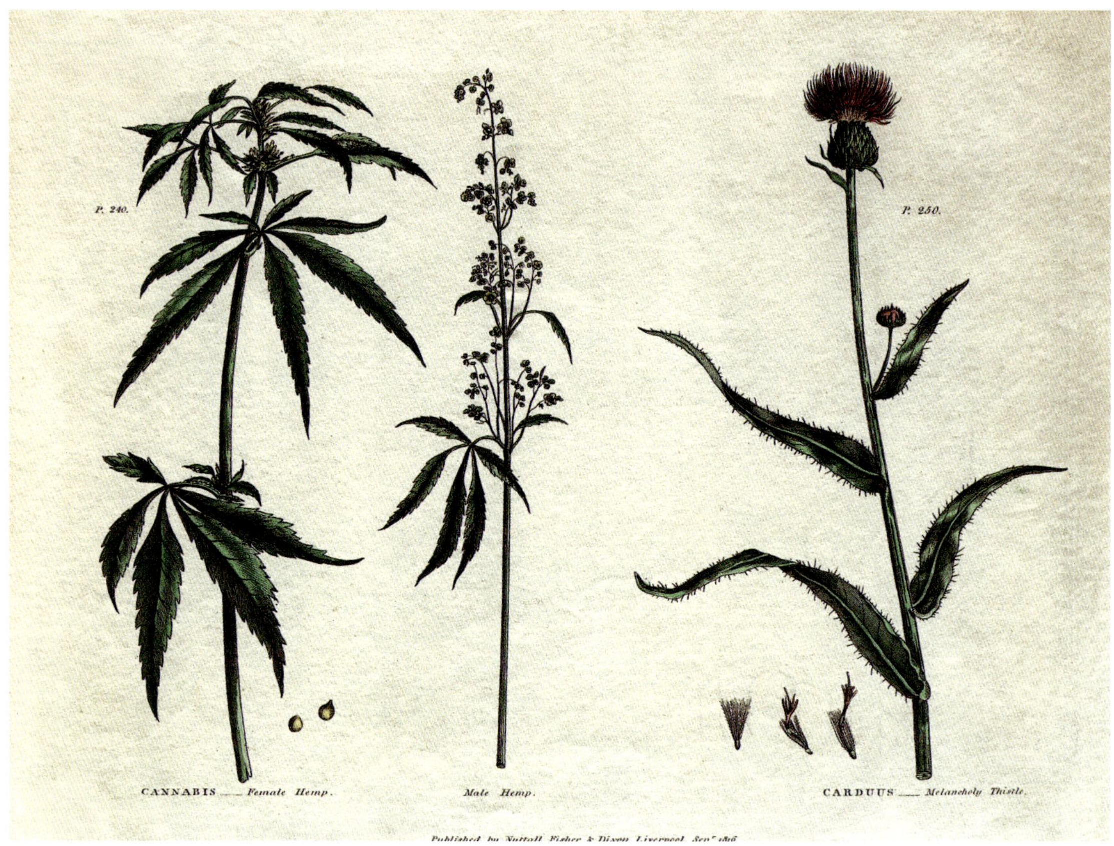

Botanische Illustration des zweihäusigen Hanfs. (Handkolorierter Kupferstich, England, 1816)

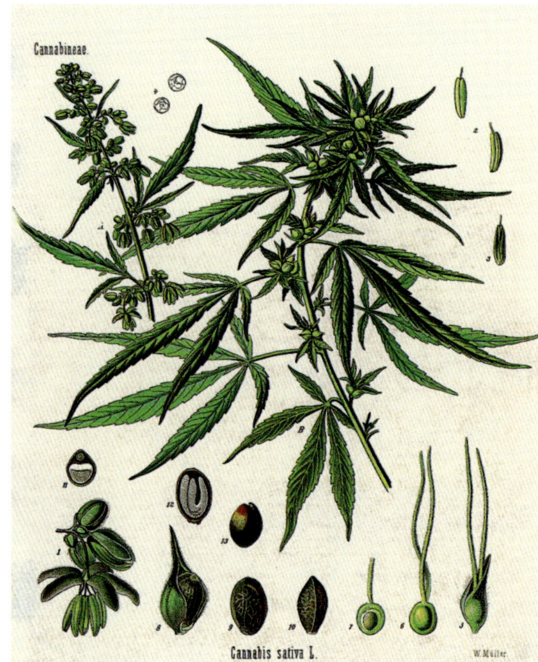

Botanische Darstellung der Hanfpflanze *(Cannabis sativa)*

A männlicher Blütenstand
B weiblicher Fruchtstand
1 männliche Blüte
2 Staubbeutel
3 Staubbeutel, von anderer Seite
4 Pollenkorn
5 weibliche Blüte mit Schutzblatt
6 weibliche Blüte ohne Schutzblatt
7 Fruchtknoten im Längsschnitt
8 Frucht mit Schutzblatt
9 Frucht ohne Schutzblatt
10 Same
11 Same im Querschnitt
12 Same im Längsschnitt
13 Same ohne Samenschale

(Aus *Köhler's Medizinal-Pflanzen*, 1887)

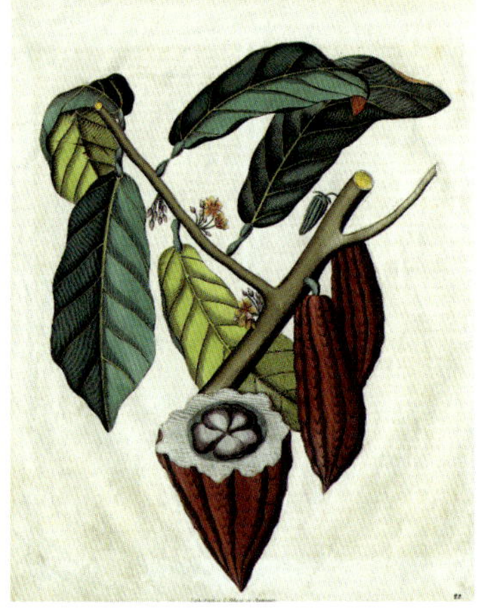

Die aus dem Kakaobaum *(Theobroma cacao)* hergestellte Schokolade enthält nach neuesten Untersuchungen Anandamid, die Substanz, die sich im menschlichen Nervensystem an die THC-Rezeptoren bindet und angenehme Zustände erzeugt. (Handkolorierter Kupferstich, Deutschland, 19. Jh.)

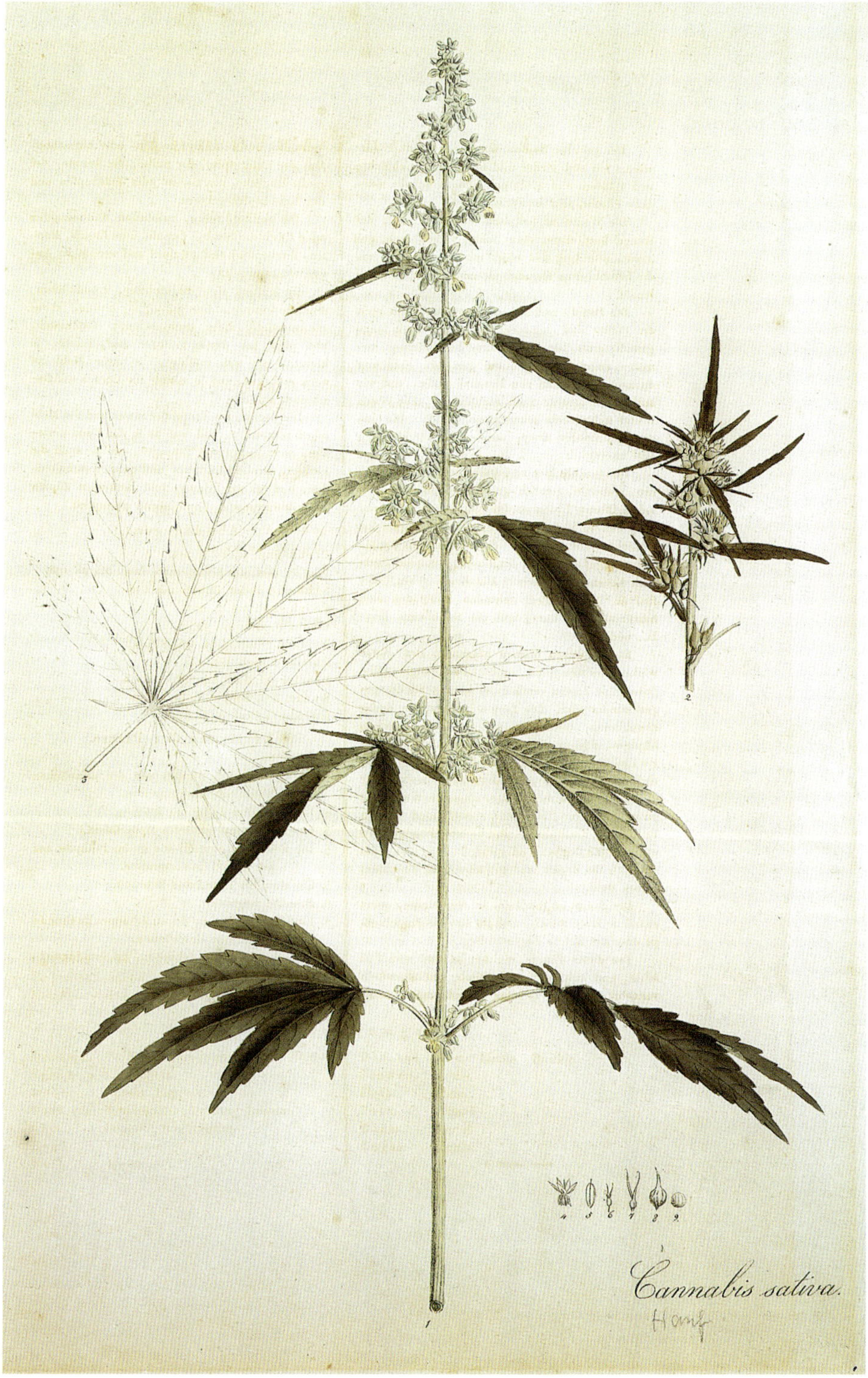

Der Nutzhanf oder *Cannabis sativa* gehört zu den traditionellen mitteleuropäischen Kulturpflanzen. In der Mitte ist eine blühende männliche Pflanze dargestellt; rechts eine weibliche Blüte.
(Altkolorierter Kupferstich, 1850)

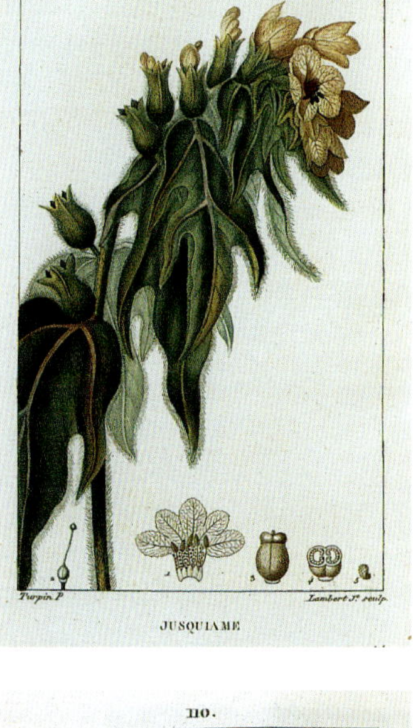

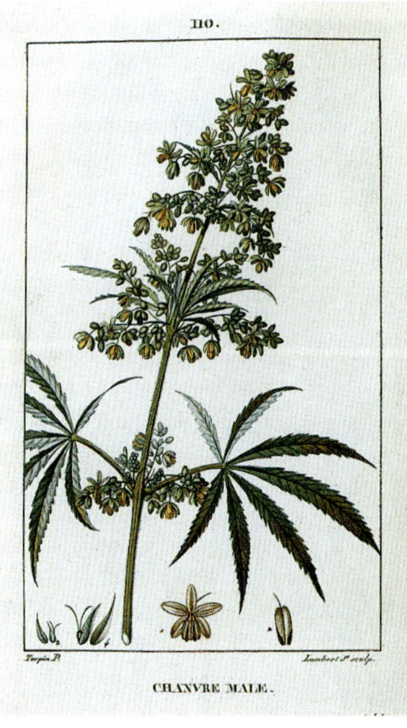

Oben: Das Schwarze Bilsenkraut (*Hyoscyamus niger*) ist ein beliebter Tabakersatz und wird in vielen Ländern der Erde mit Hanf vermischt geraucht.
(Kupferstich aus Tabernaemontanus, 1731)

Unten: Früher hielt man die nach heutiger botanischer Erkenntnis männliche Hanfpflanze für das »Weible«, wahrscheinlich weil sie nur wenige Wirkstoffe enthält und eigentlich nichts taugt.
(Kupferstich aus Tabernaemontanus, 1731)

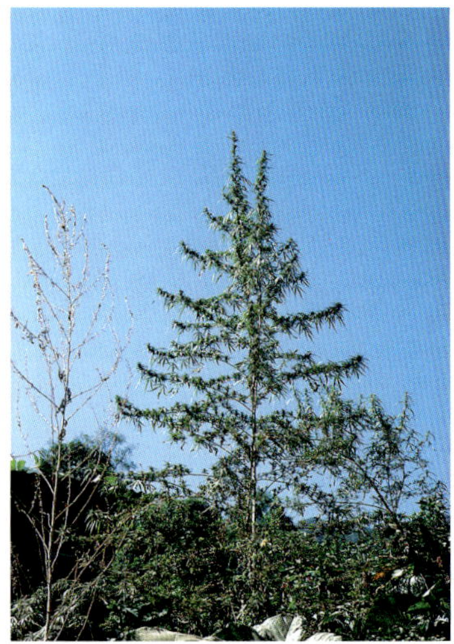

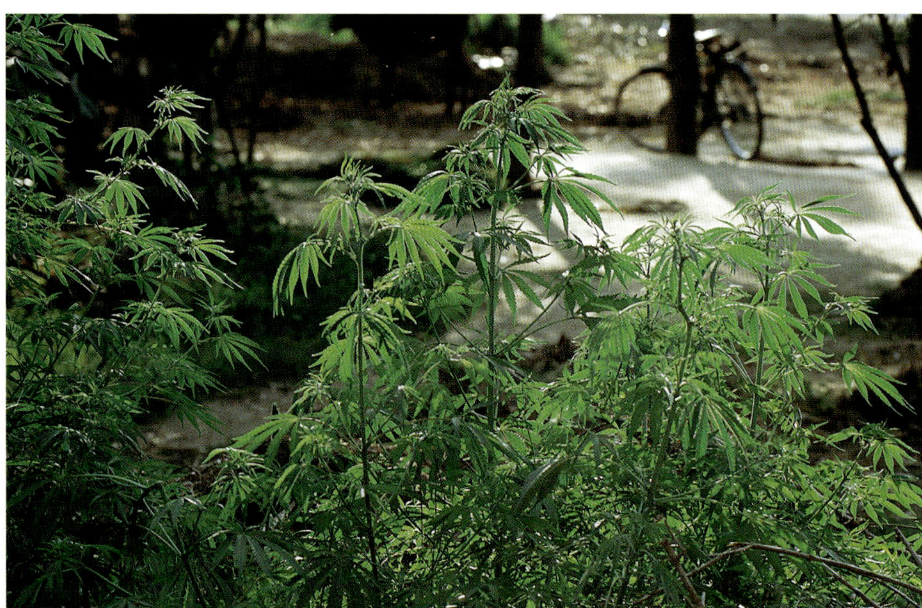

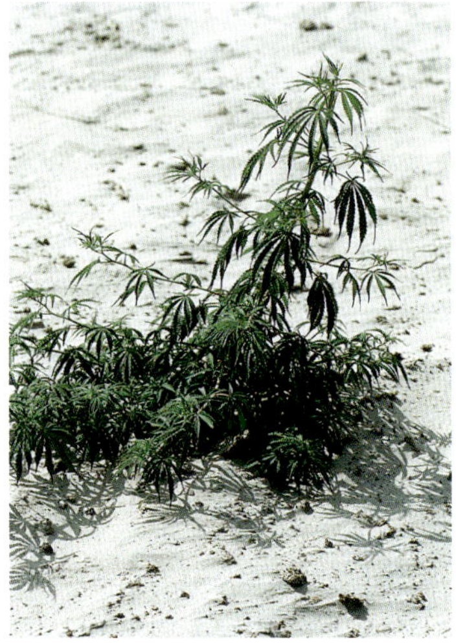

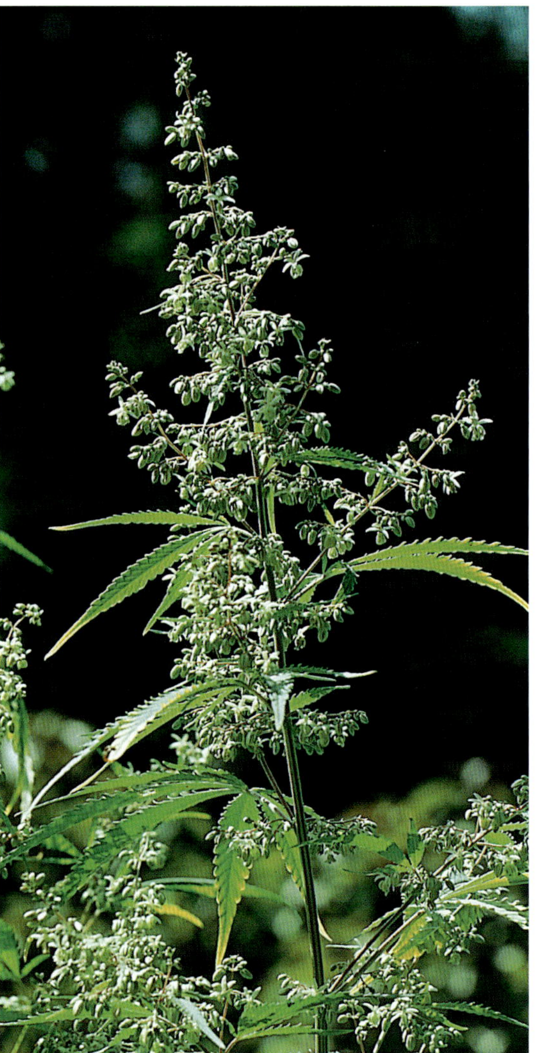

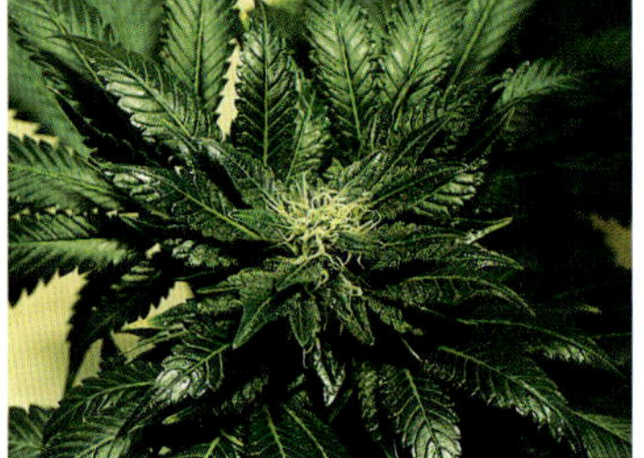

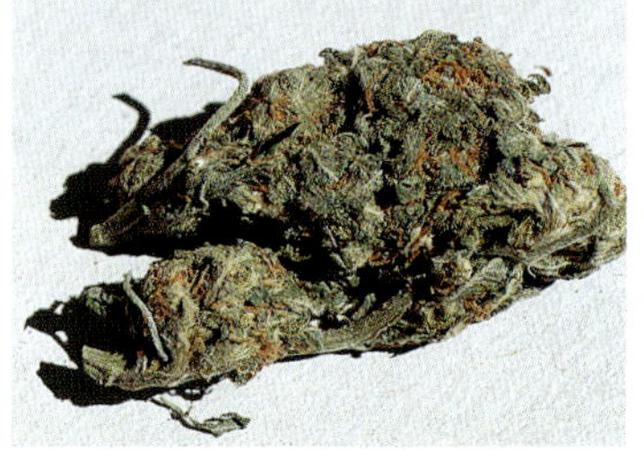

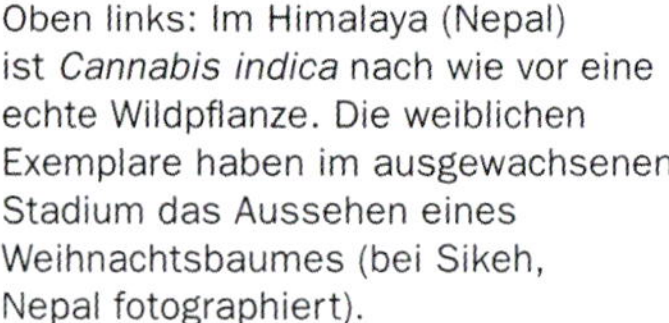

Oben links: Im Himalaya (Nepal) ist *Cannabis indica* nach wie vor eine echte Wildpflanze. Die weiblichen Exemplare haben im ausgewachsenen Stadium das Aussehen eines Weihnachtsbaumes (bei Sikeh, Nepal fotographiert).

Unten links: In Uttar Pradesh, Nordindien, wächst *Cannabis sativa* als echte Wildpflanze in riesigen natürlichen Vorkommen.

Oben rechts: Der Hanf *(Cannabis sativa)* ist eine sehr anpassungsfähige Pflanze. In Nordindien gedeihen Wildpflanzen sogar im Sand! (Auf einer Ganges-Insel von Septarishi bei der heiligen Pilgerstadt Hardwar.)

Unten Mitte: Der Blütenstand der männlichen Pflanze von *Cannabis sativa.*

Kleines Bild oben: Die weibliche Blüte einer sehr THC-reichen Indoor-Züchtung aus *Cannabis indica* ist mit Harztröpchen übersät.

Unten: Die getrockneten, harzreichen Blütenstände der weiblichen Hanfpflanze werden gewöhnlich als Marijuana, Ganja oder Grass bezeichnet.

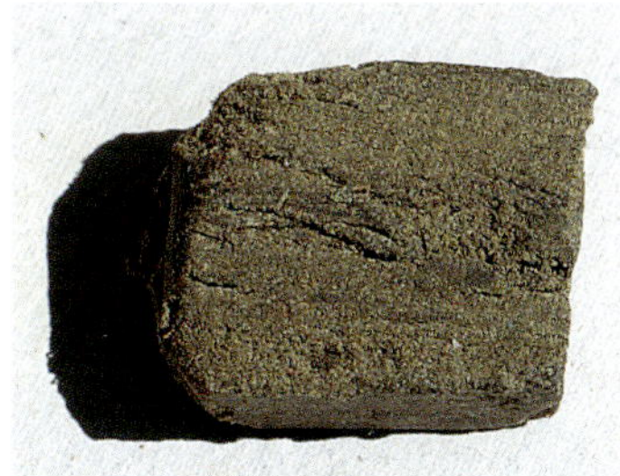

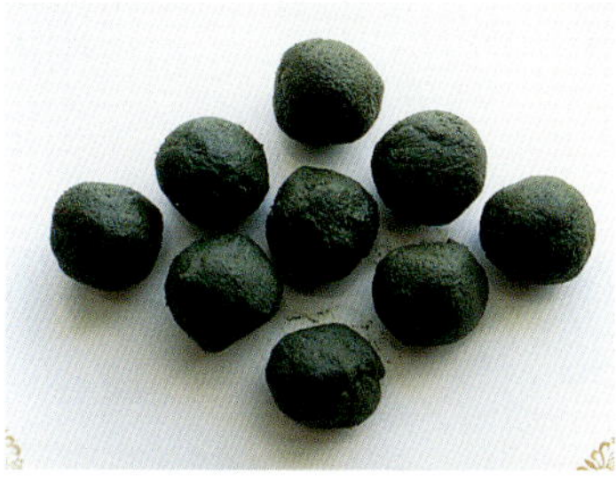

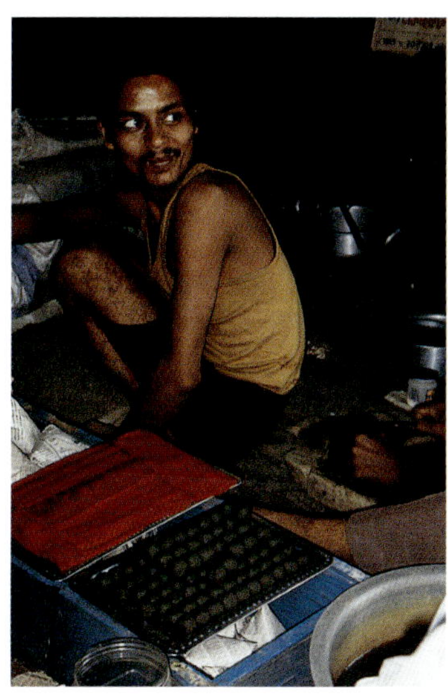

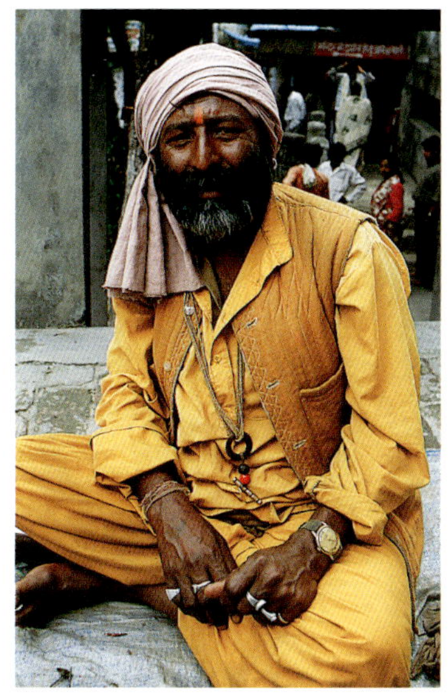

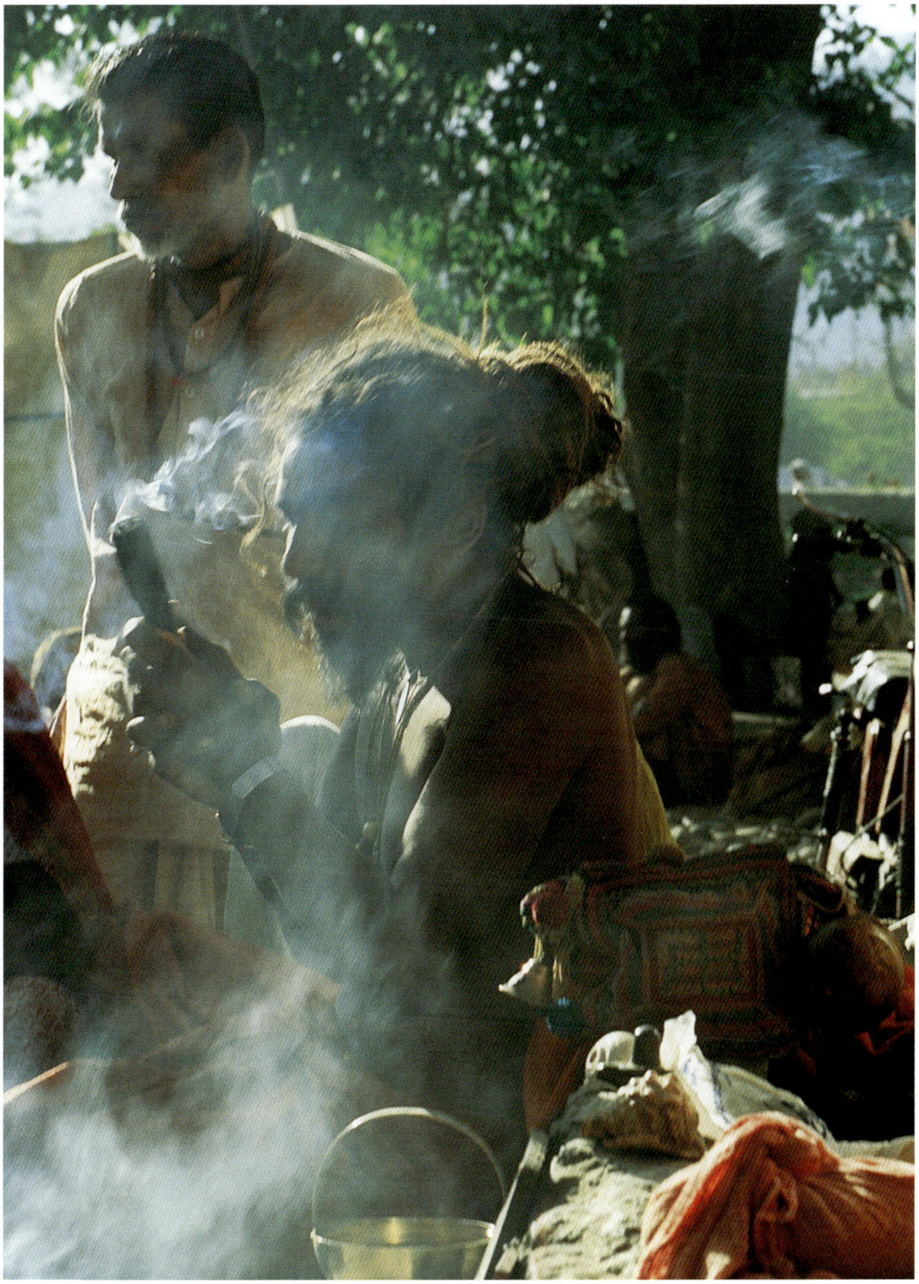

Links von oben nach unten:
Das von den weiblichen Blütenständen abgeriebene Harz heißt im Himalayagebiet *charas*, wird in Europa aber meist unter dem Namen Haschisch gehandelt. Hier ist ein Schweizer Produkt zu sehen.

Bhang-Kugeln aus Varanasi, Indien.

In Varanasi (= Benares), der Shiva geheiligten »Stadt des Lichtes«, gibt es kleine Läden, die Bhang verkaufen.

Die nordindischen Volksheiler benutzen neben magischen Objekten auch Heilpflanzen, vor allem den Hanf bei der Behandlung ihrer Kunden.

Die Sadhus, die »Heiligen Männer« in Indien und Nepal, praktizieren verschiedene Formen von Yoga. Dazu rauchen sie sehr viel *charas* (= Haschisch). Dadurch können sie dank der psychoaktiven Wirkung ihren Körper bzw. ihre Körperfunktionen willentlich steuern. Die Sadhus verfügen gewöhnlich über gute Kenntnisse der tantrischen Medizin und yogischen Alchemie.
(In Hardwar bei der Kumbha Mela 198 fotografiert.)

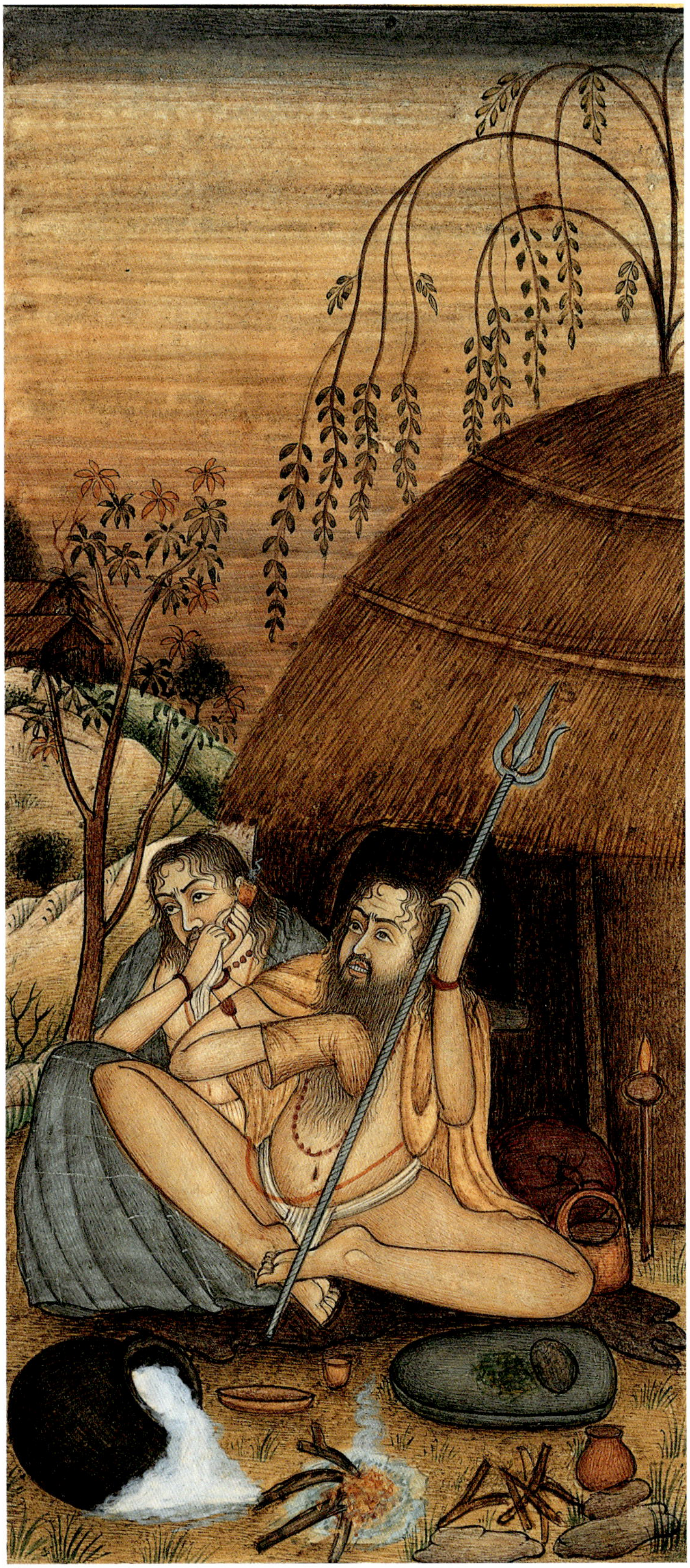

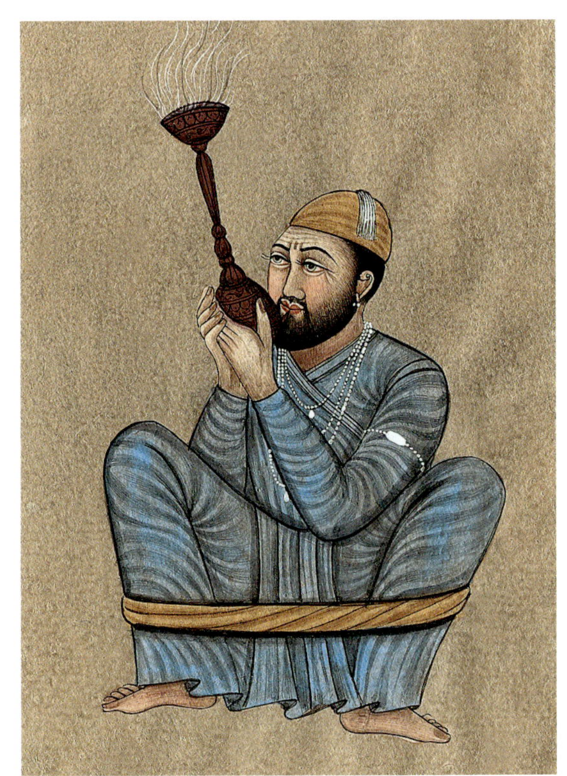

Oben: In der moslemischen Kultur gehört das Haschischrauchen mit einer Hooka zum täglichen Leben, wird aber auch medizinisch und spirituell eingesetzt. (Miniatur, Rajasthan, 20. Jh.)

Links: Chillumrauchende Sadhus oder Yogis vor ihrer Einsiedelei. (Miniatur, Rajasthan, 20. Jh.)

Rechte Seite: Hindus, besonders die Brahmanen, rauchen Hanfprodukte zur Entspannung, Inspiration, religiösen Einsicht, spirituellen Entwicklung und besseren Gesundheit. (Kolorierter Kupferstich aus F. Baltazard Solvyns, *Les Hindoûs*, Bd. 3, Paris, 1811)

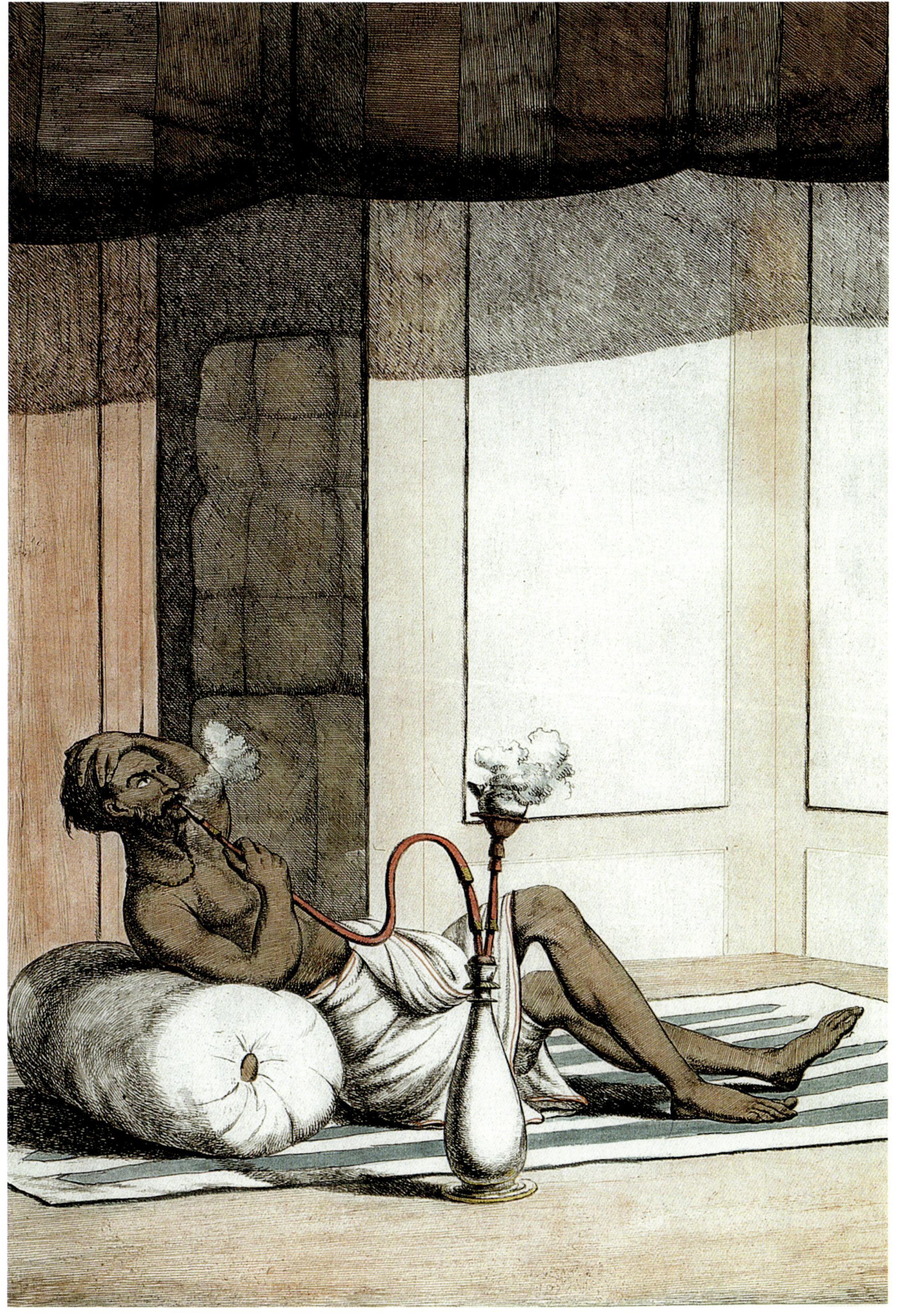

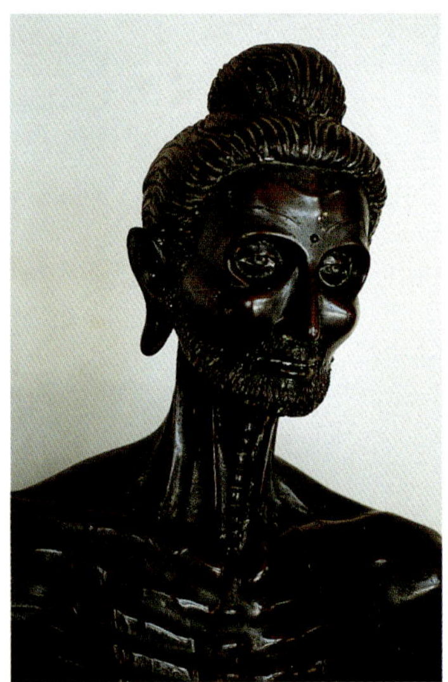

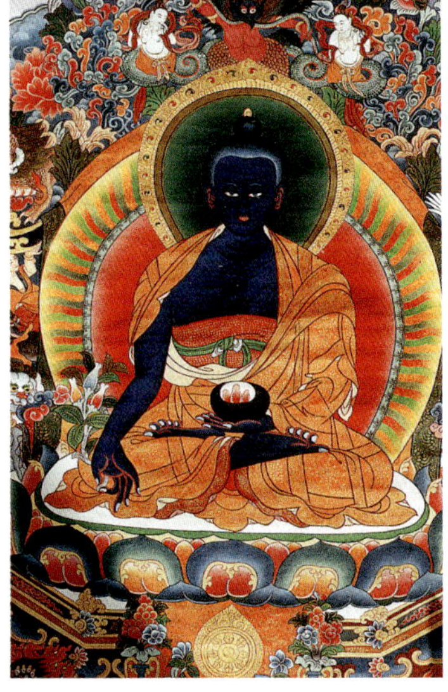

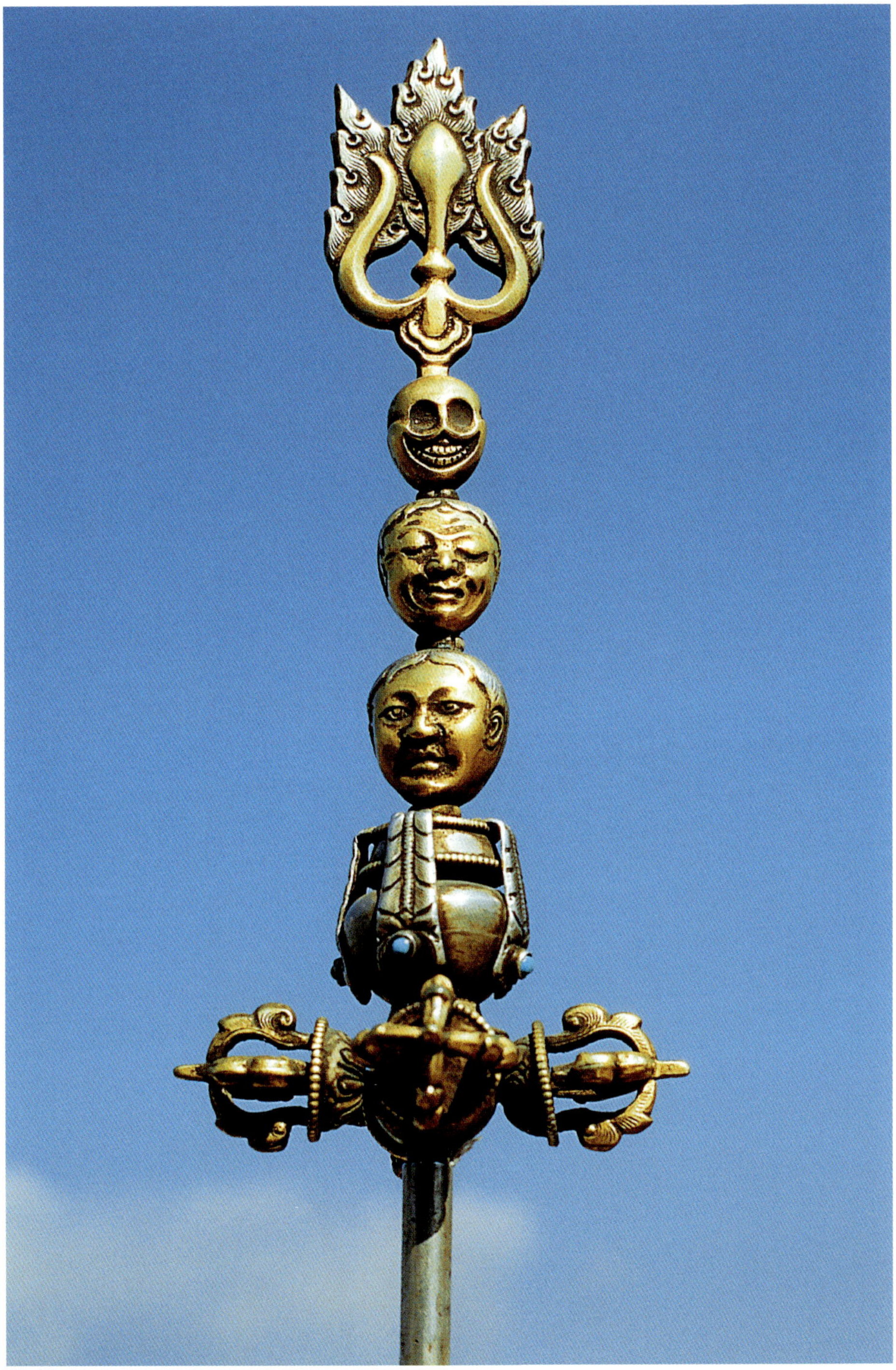

Oben: Der fastende Buddha hat sich in der Zeit vor seiner Erleuchtung angeblich nur von ein bis zwei Hanfkörnern pro Tag ernährt. (Thailändische Kopie einer alten Skulptur aus Pakistan)

Unten: Der Medizinbuddha wird im Himalayaraum als Gott der Heilpflanzen verehrt. Eines seiner heiligen Gewächse ist der Hanf. (Newari-tibetisches Thangka, 20. Jh.)

Rechts: In der tibetischen und tantrischen Medizin werden bis heute nach Geheimrezepten Lebenselixiere (Nektar, Amrita, Soma), oft unter Verwendung von Hanf, hergestellt. Dieses tantrische Zepter *(Kathvanga)*, das Attribut des Padmasambhava, gehört zu den schamanischen Zauberwaffen aus der Verwandtschaft des Geisterdolches *(Phurba)*. Das Ritualgerät stellt das Amrita-Gefäß sowie die drei Stufen des Alterns dar. Das Gefäß ruht auf einem doppelten Donnerkeil, dem Symbol des tantrischen Pfades, und wird von Shivas Dreizack gekrönt. Der berauschende und Visionen schenkende Soma-Trank gilt im irdischen Ritual als Gegenstück zum himmlischen Amrita.

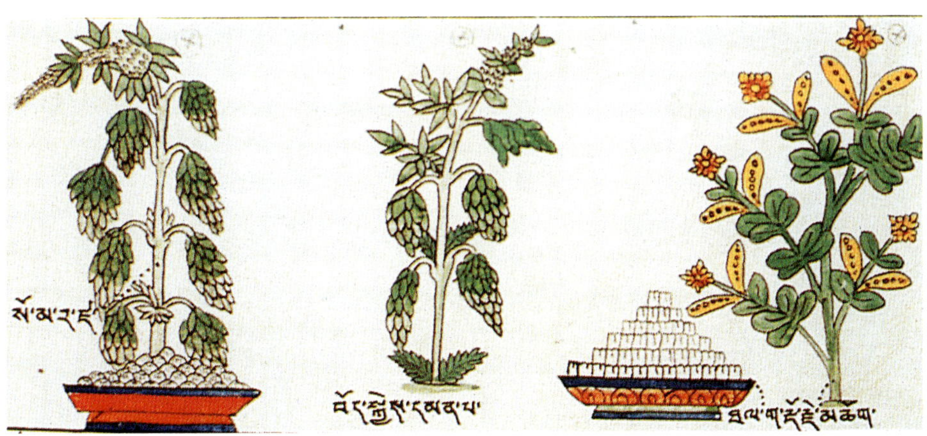

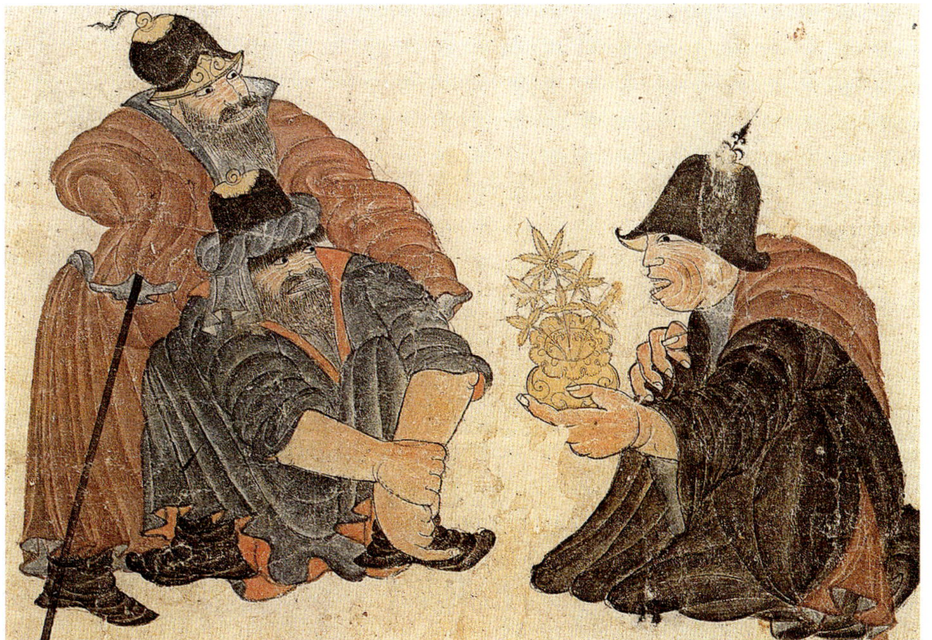

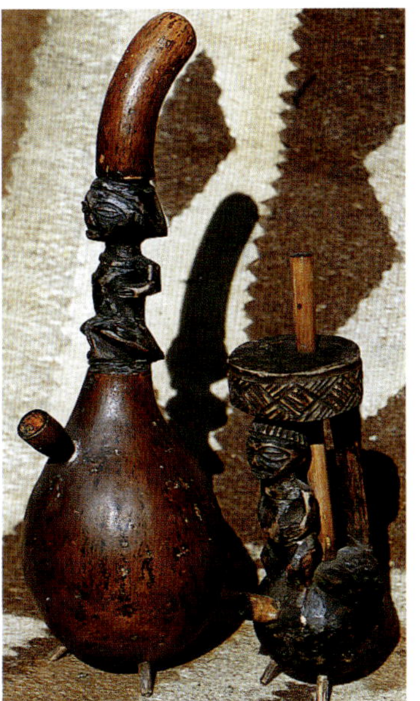

Oben: Traditionelle tibetische Darstellung des Hanfs (zwei Sorten; links und Mitte) auf einem Medizinthangka (Ausschnitt).

Unten: Auf dieser mongolischen Malerei aus dem Mittelalter (von Meister Siyah Qalem) wird eine schamanische Ehrerbietungsszene dargestellt, bei der eine goldene Hanfpflanze dargebracht wird.

Links: In weiten Teilen Afrikas werden solche Wasserpfeifen zum Rauchen von *dagga* (Marijuana) benutzt.

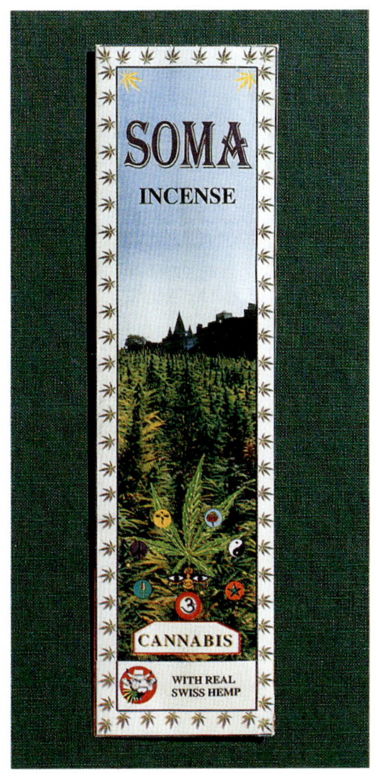

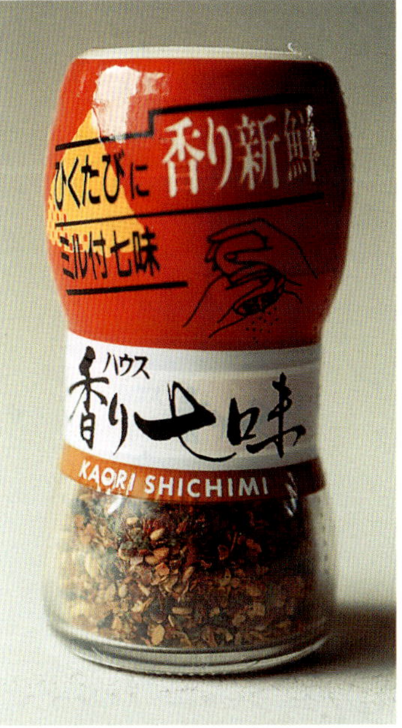

Oben: Räucherungen mit Hanf werden in verschiedenen Kulturen für medizinische Zwecke gemacht. Ein hanfhaltiges Räucherstäbchen wird in der Schweiz unter dem geschichtsträchtigen Namen *Soma* vermarktet. Die leider wirkungslosen Räucherstäbchen halten leider nicht, was ihr Name verspricht.

Unten: Die japanische Gewürzmischung *Kaori Shichimi* gilt als allgemein gesundheits- und verdauungsfördernd. Sie enthält Hanfsamen.

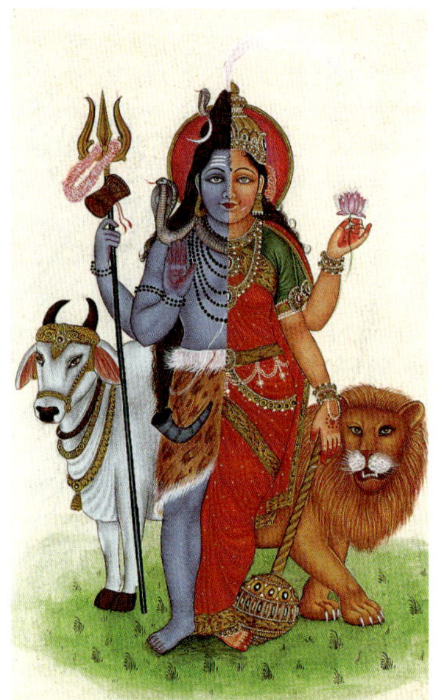

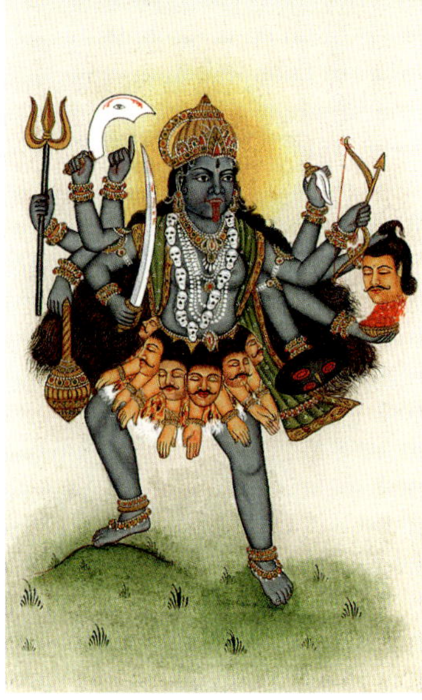

Oben: Der Hindugott Shiva ist hier als halb männlich, halb weiblich dargestellt In dieser Gestalt verkörpert der Kiffergott die zur Erleuchtung führende Vereinigung der beiden Pole des Universums.
(Miniatur, Rajasthan/Indien, 20. Jh.)

Unten: Die »schreckliche Göttin« Kali ist eine Manifestation der Parvati, der Frau von Shiva. Sie soll zuerst die Hanfpflanze entdeckt und Shiva als Aphrodisiakum verabreicht haben.
(Miniatur, Rajasthan/Indien, 20. Jh.)

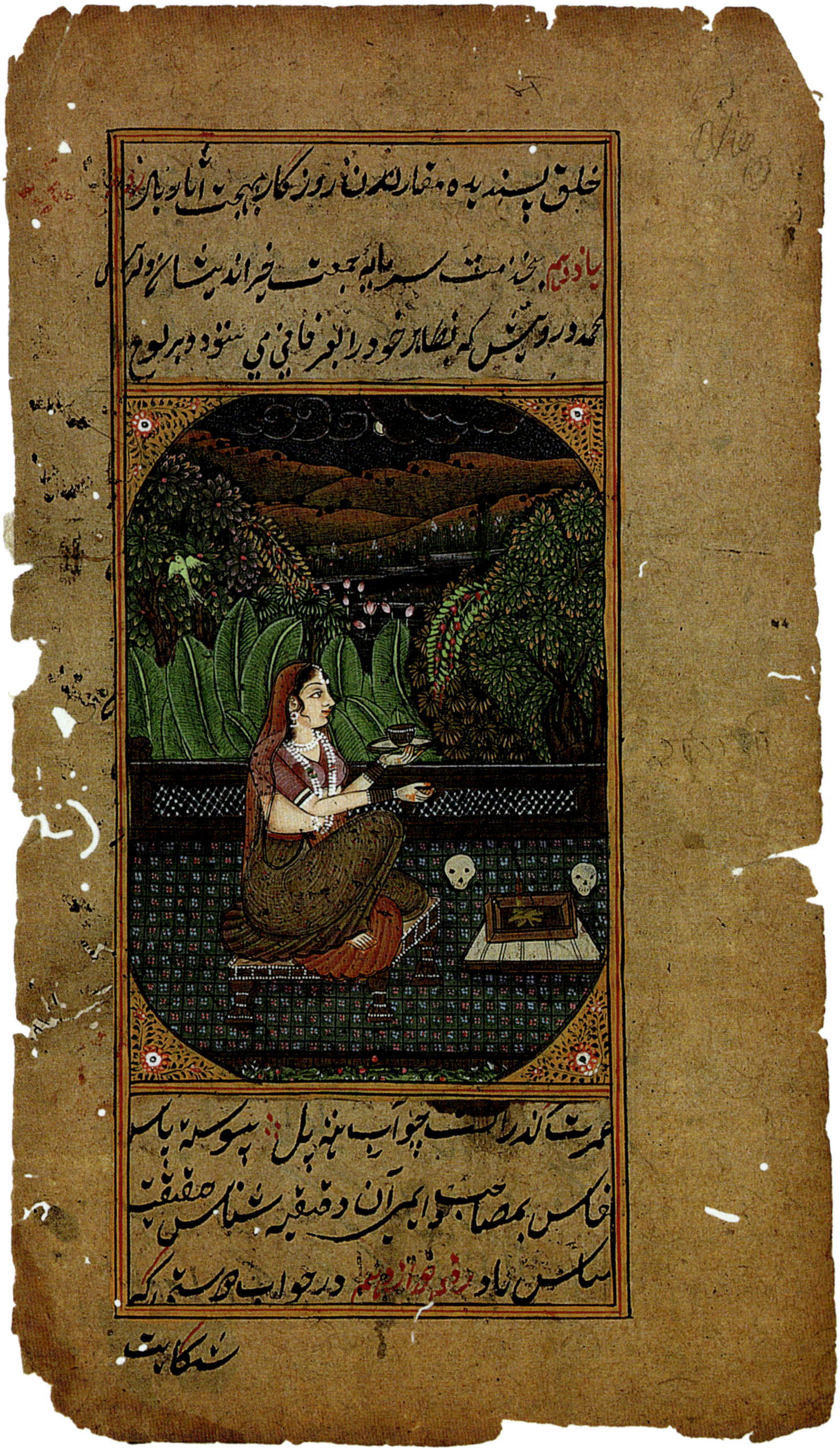

Eine nordindische Heilerin bereitet Medikamente zu. Zahlreiche Rezepturen enthalten Hanf.
(Miniatur, Rajasthan/Indien, 19. Jh.)

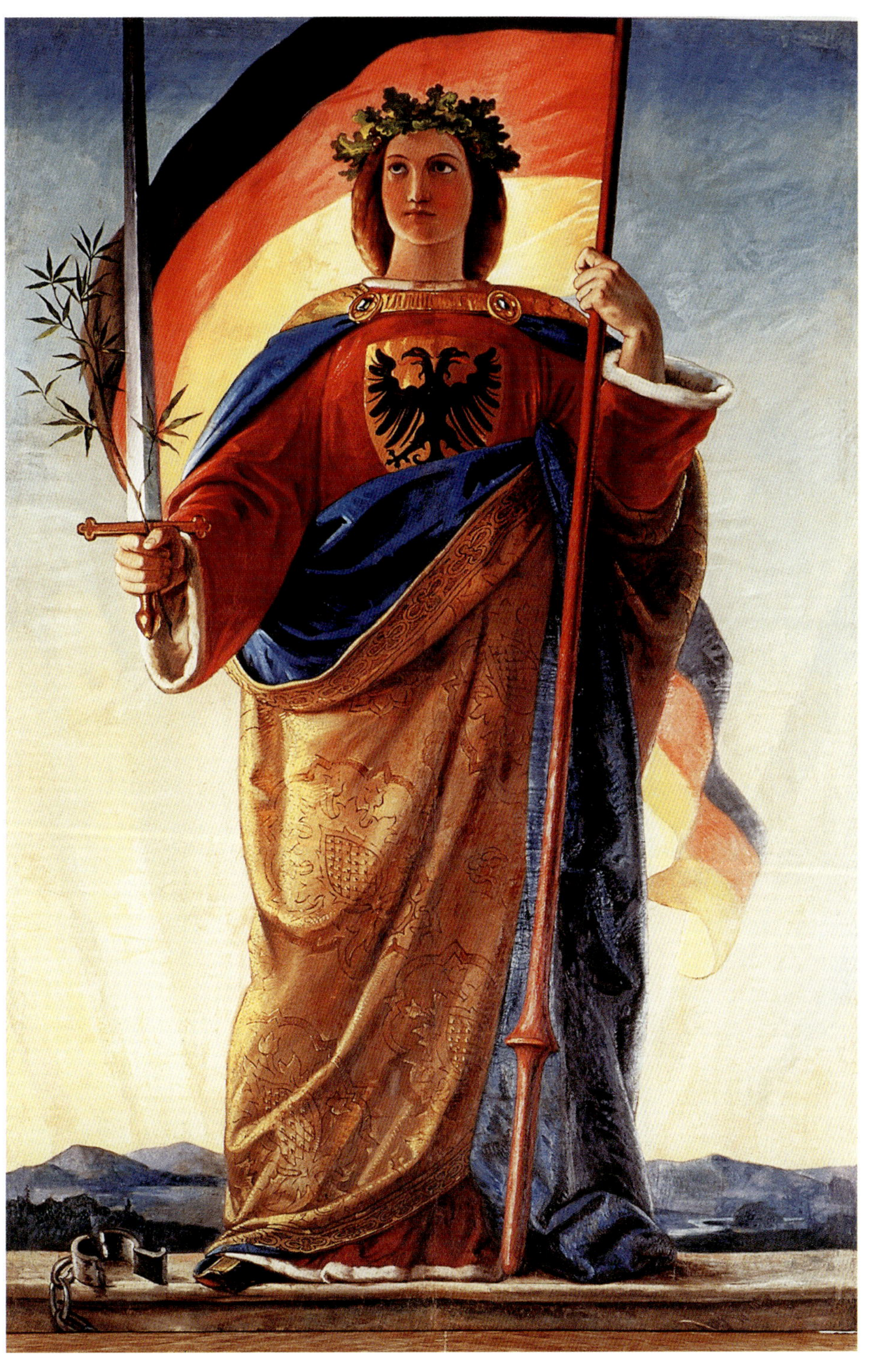

Die Germania, der personifizierte Geist der deutschen 48er-Revolution, hält in der rechten Hand einen Hanfzweig, das Symbol für Frieden und Befreiung.
(»Germania«, Ölgemälde von Philipp Veit, 1848)

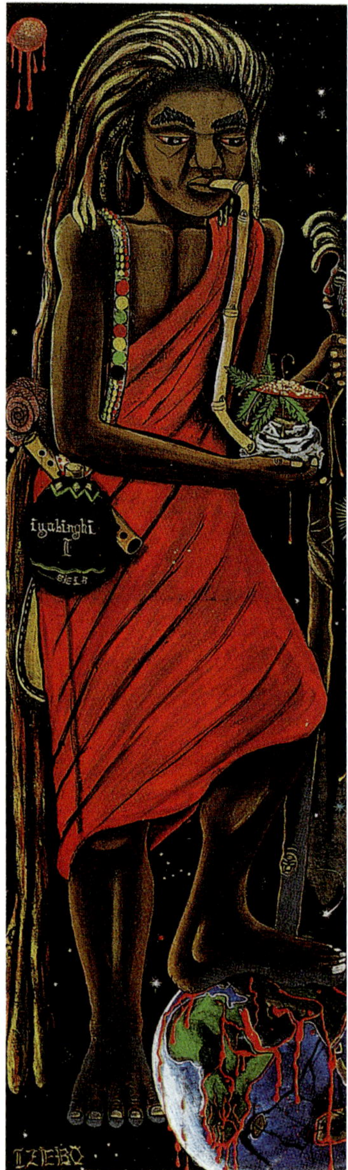

Dieses Ölgemälde des jamaikanischen Rasta-Künstlers Ras Izebo (1978) zeigt die kulturelle und religiöse Bedeutung des Hanfrauchens für die Rastafaria.

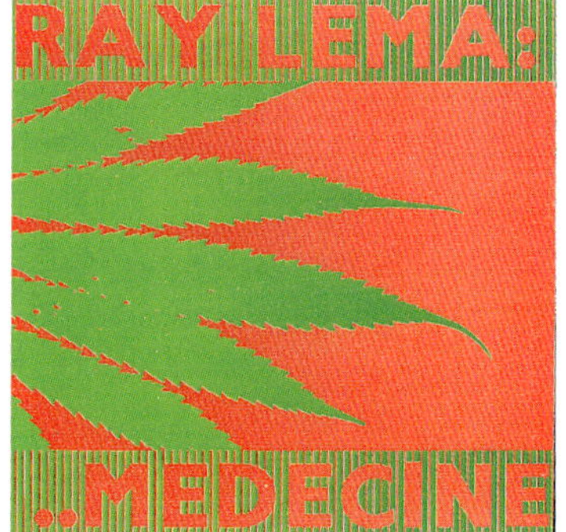

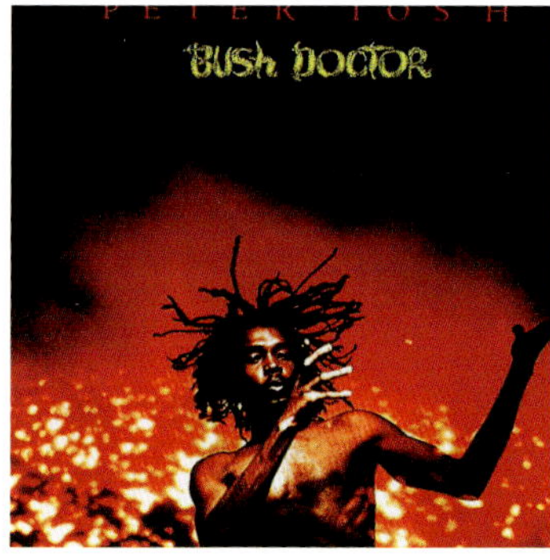

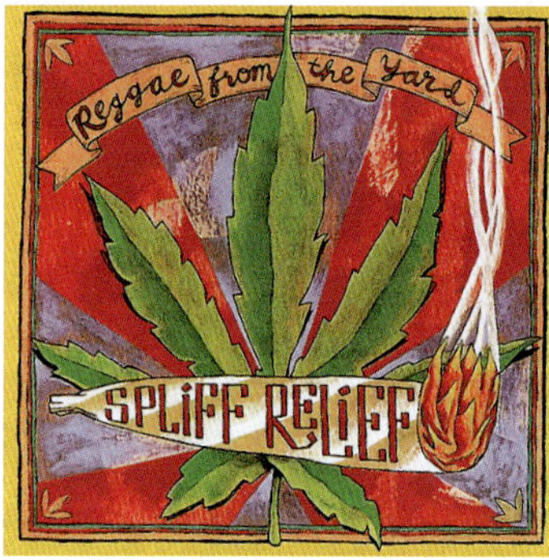

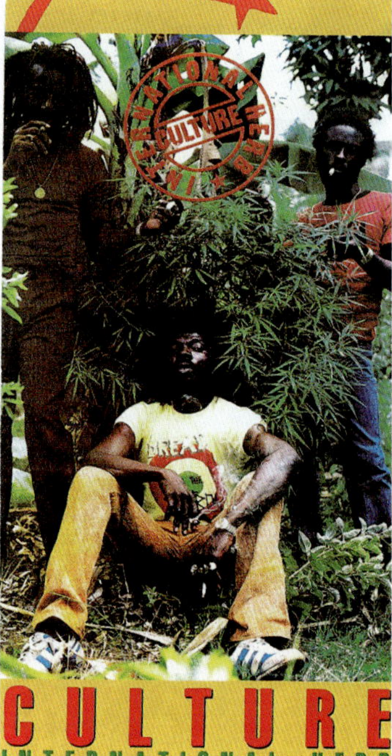

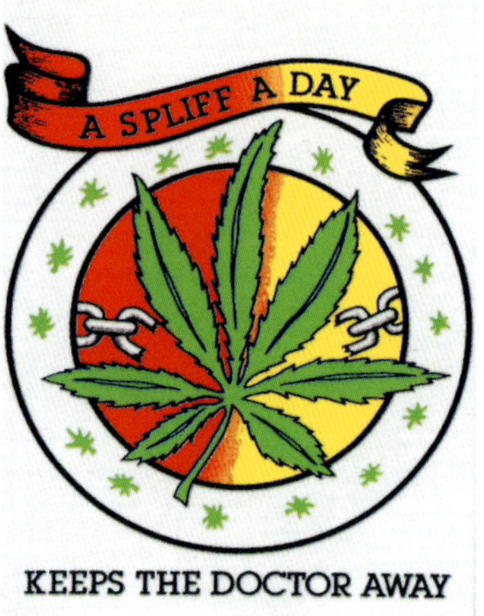

Von oben links nach unten:
Der afrikanische Musiker Ray Lema zeigt auf diesem Cover seines Albums *Medecine* seine Wertschätzung des medizinischen Hanfs. (CD-Cover, gestaltet von Dennis Morris, Celluloid Records, ca. 1987)

Der Reggae-Star Peter Tosh besingt auf seinem Album *Bush Doctor* die medizinischen Qualitäten des Hanfs. (Schallplatten-/CD-Cover, EMI Records, 1978/1988)

Die Reggae-Antologie *Spliff Relief* (»Erleichterung durch Joints«) orientiert sich bei der Cover-Gestaltung an der kalifornischen Postkarte. (Mesa Records, 1994)

Die jamaikanische Reggae-Band Culture lobpreist auf ihrem Album *International Herb* die Wunderwirkungen ihres »heiligen Krautes«. (CD-Cover, Shanachie Records, 1990)

Diese Postkarte aus dem »Kifferparadies« Amsterdam konstatiert: »Ein Joint pro Tag macht den Arzt überflüssig!« (ca. 1990)

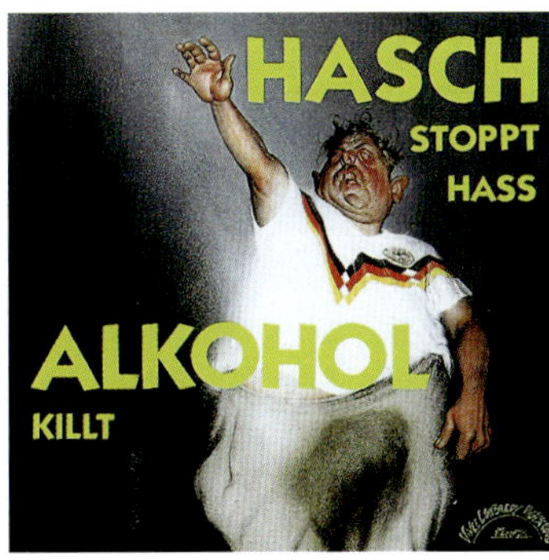

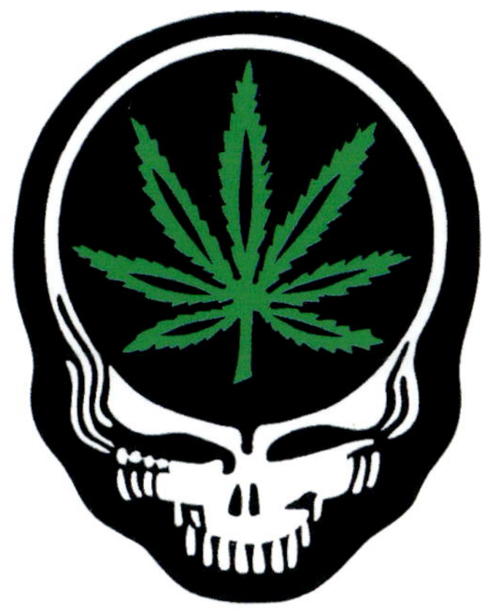

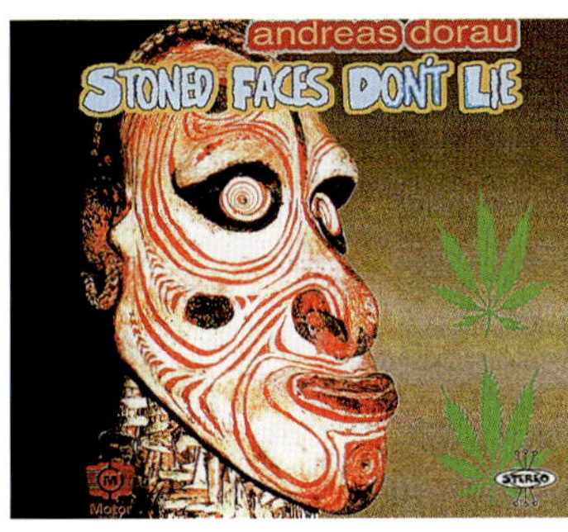

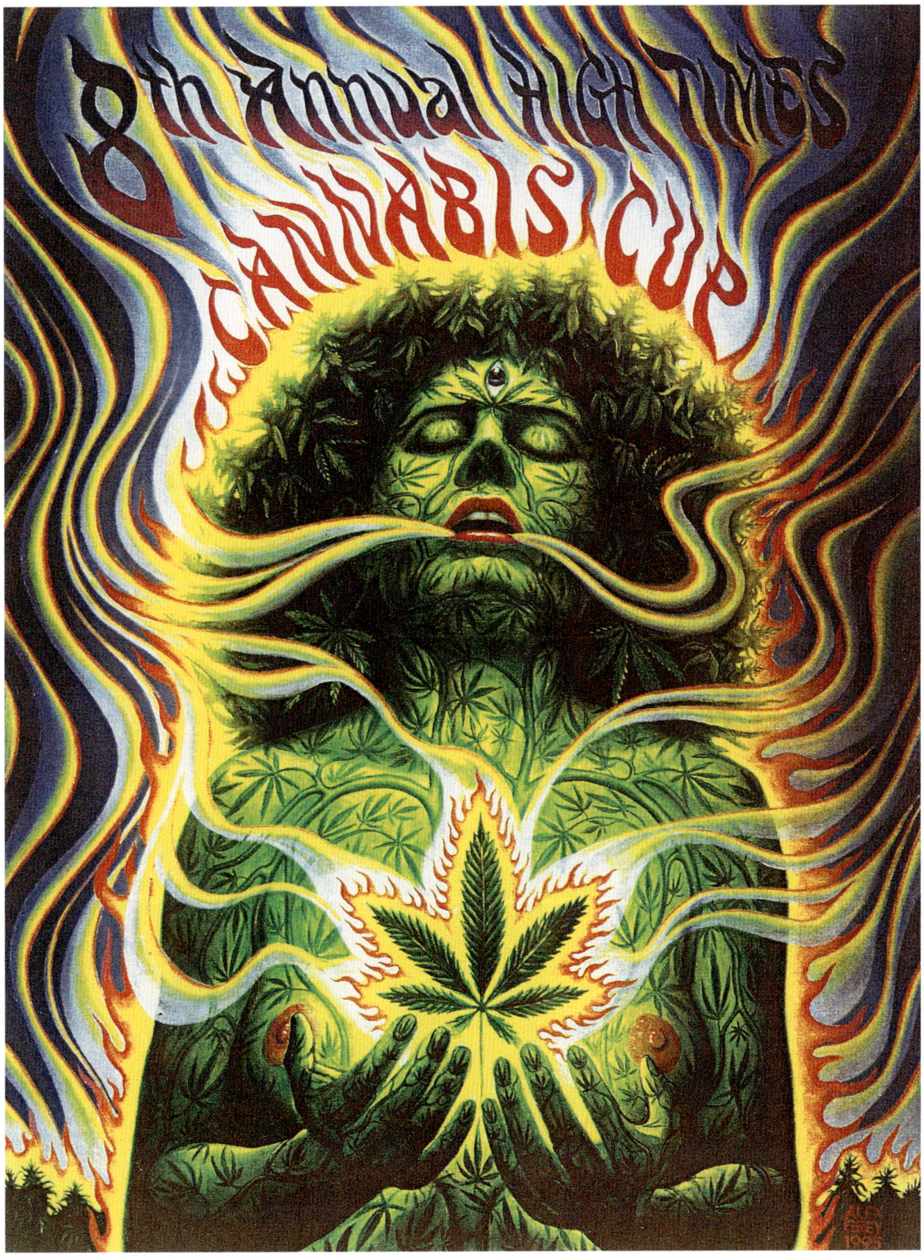

Von oben nach unten:
Lautstark äußern sich Hamburger Punk-Bands auf dieser Anthologie zum Thema Hanf. (CD-Cover, EFA, 1994)

Im Untergrund kursieren allerlei Embleme, die den positiven Wert und Nutzen des Hanfs auf das Bewusstsein verdeutlichen, wie dieser US-amerikanische Sticker zeigt (ein *deadhead* mit Hanfblatt).

Der Neue-Deutsche-Welle-Sänger Andreas Dorau verkündet auf dieser Einspielung (»Bekiffte Gesichter lügen nicht«) seine Überzeugung, dass Hanf den Menschen zur Wahrheit führt. (CD-Cover, Motor Music, 1994)

Der amerikanische Künstler Alex Grey, der durch seinen Zyklus *Sacred Mirror* bekannt geworden ist, hat auf diesem Gemälde seine Vision der in der Hanfpflanze lebenden Göttin ausgedrückt. Damit greift er eine alte schamanische Tradition auf: Der Heiler verbündet sich mit dem Pflanzengeist im Kampf gegen die Krankheiten.

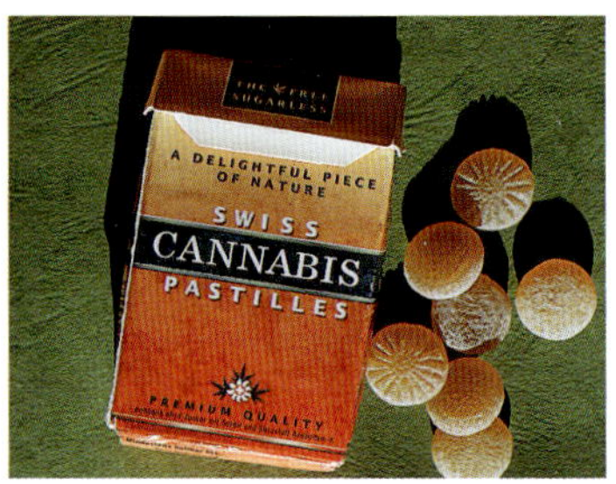

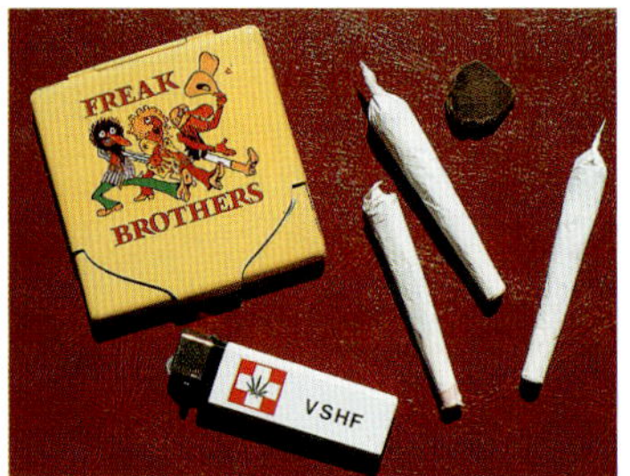

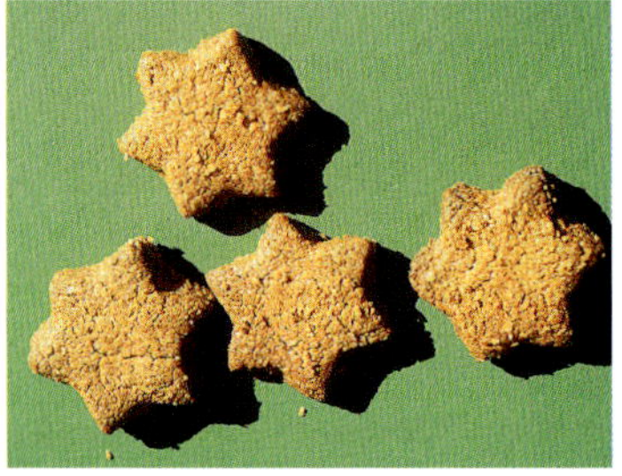

Von oben nach unten:
Lutschpastillen mit THC-freien Extrakten aus Hanf sind inzwischen zur Behandlung von Halskratzen, Heiserkeit, Husten u.ä. frei verkäuflich.

Haschisch oder Marijuana wird, mit anderen Substanzen vermischt, häufig als sogenannter *joint* zum Rauchen in Zigarettenpapier gedreht.

Für medizinische Zwecke wird der Hanf oft oral, z.B. in Form von Gebäck, eingenommen.

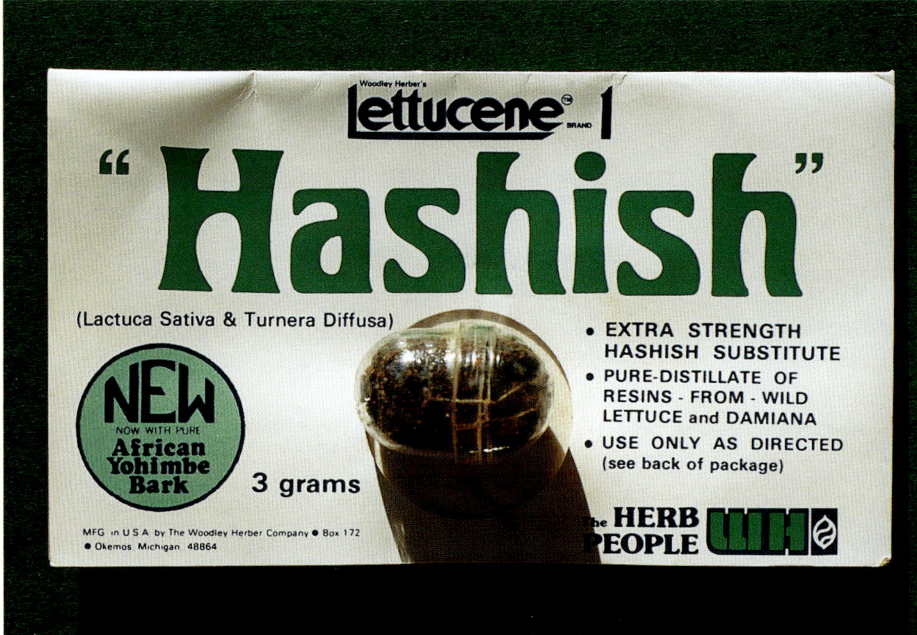

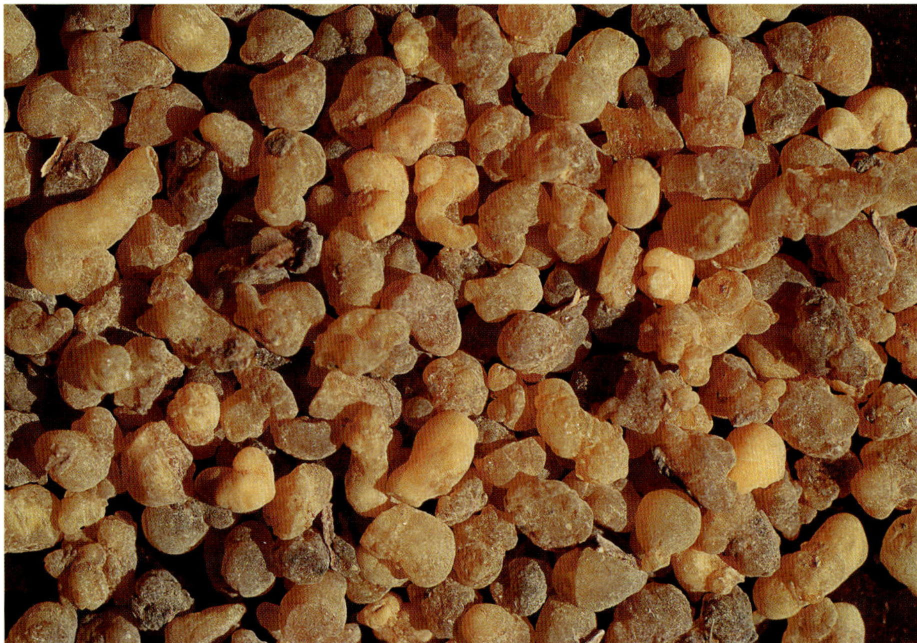

Oben: Manchmal kommen legale Hanf-Surrogate in den Handel: ein amerikanisches Produkt aus dem eingetrockneten Milchsaft (Lactucarium oder Lettucene) vom Gartensalat *(Lactuca sativa)* wird als »Haschisch« vermarktet. Lactucarium wurde früher medizinisch als Opiumersatz verwendet.

Unten: Der echte Weihrauch, auch Olibanum genannt, ist das Harz des arabischen Weihrauchbaumes *(Boswellia sacra)*. Da der Rauch bei starker Inhalation berauschend wirkt, vermutet man gelegentlich, dass beim Verbrennen des Harzes THC entsteht.

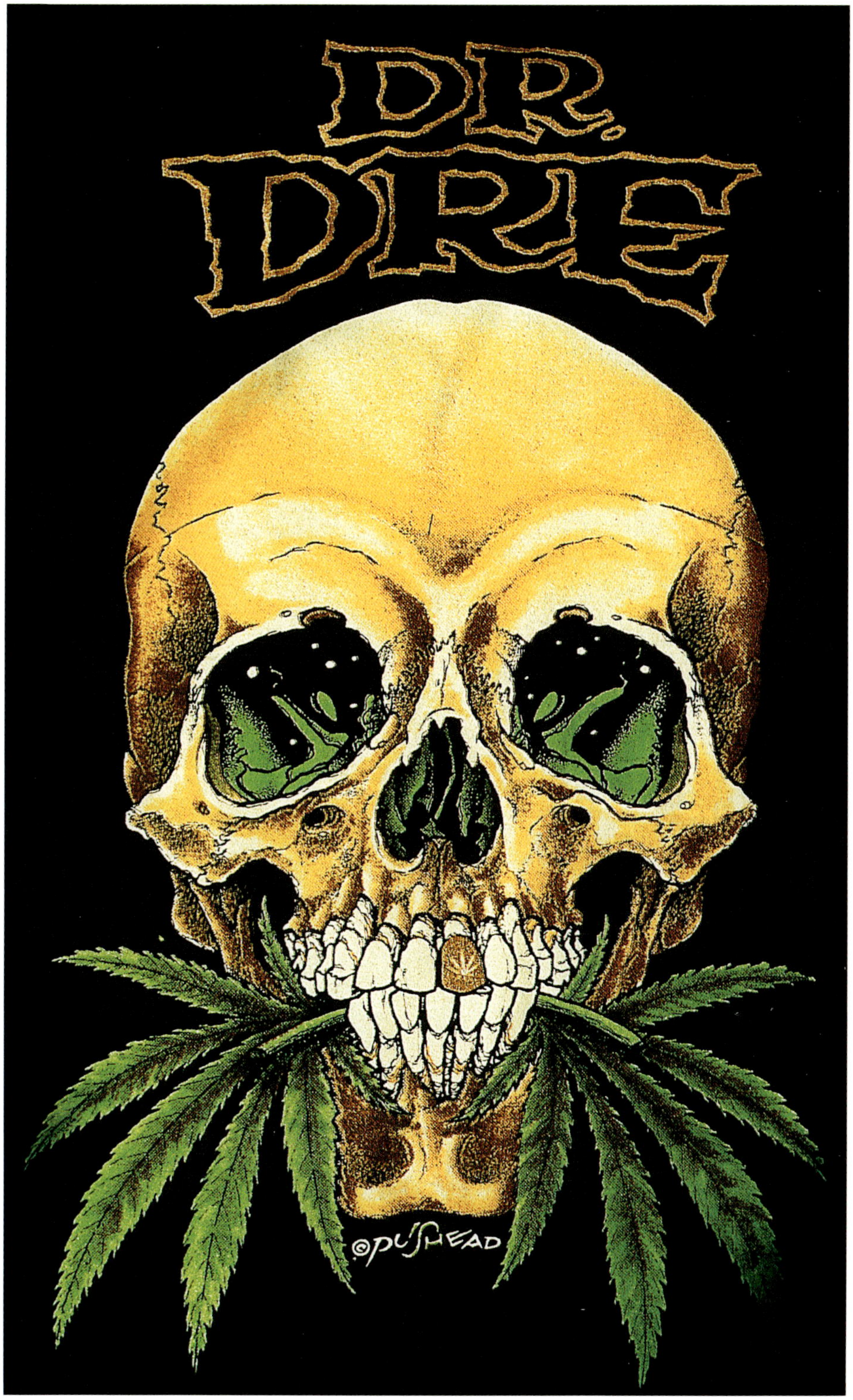

Im Untergrund gilt Marijuana als allgemein wohltuendes Kraut, das dem Menschen neues Leben einhaucht, wie auf diesem T-Shirt-Aufdruck symbolisch angedeutet wird.

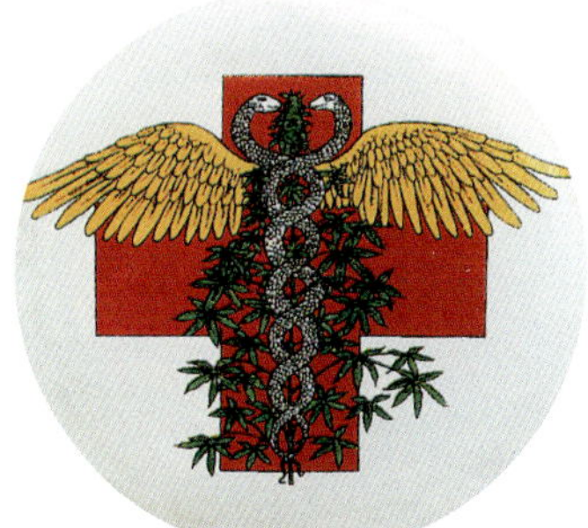

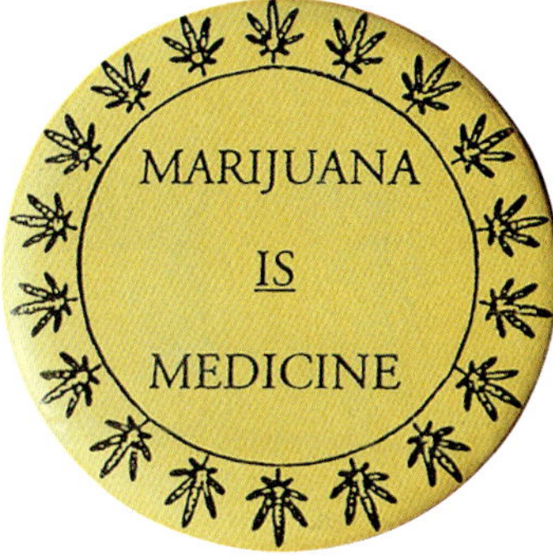

Oben: Dieser Button aus Kalifornien zeigt deutlich den medizinischen Aspekt des Hanfs.

Unten: Viele Menschen offenbaren heutzutage ihre Überzeugung, dass Marijuana ein Heilmittel ist. (Button, ca. 1990)

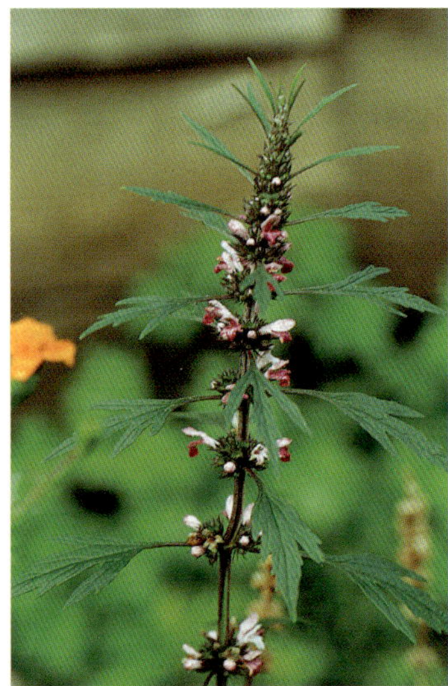

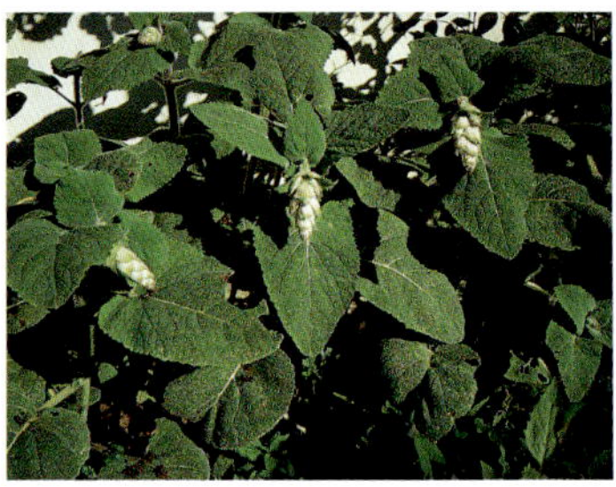

Oben: Das Sibirische Mutterkraut oder Herzgespann *(Leonurus sibiricus)* wird heute in vielen Teilen der Welt als Marijuana-Ersatz geraucht. In Mexiko trägt das Kraut den populären Namen *marijuanillo,* »Kleines Marijuanakraut«.

Unten: Die Muskatellersalbei (*Salvia sclarea* L.) diente früher als Streckmittel von Haschisch, da sie geraucht oder bei Inhalation des ätherischen Öles eine etwas ähnliche psychoaktive Wirkung wie Marijuana entfalten kann.

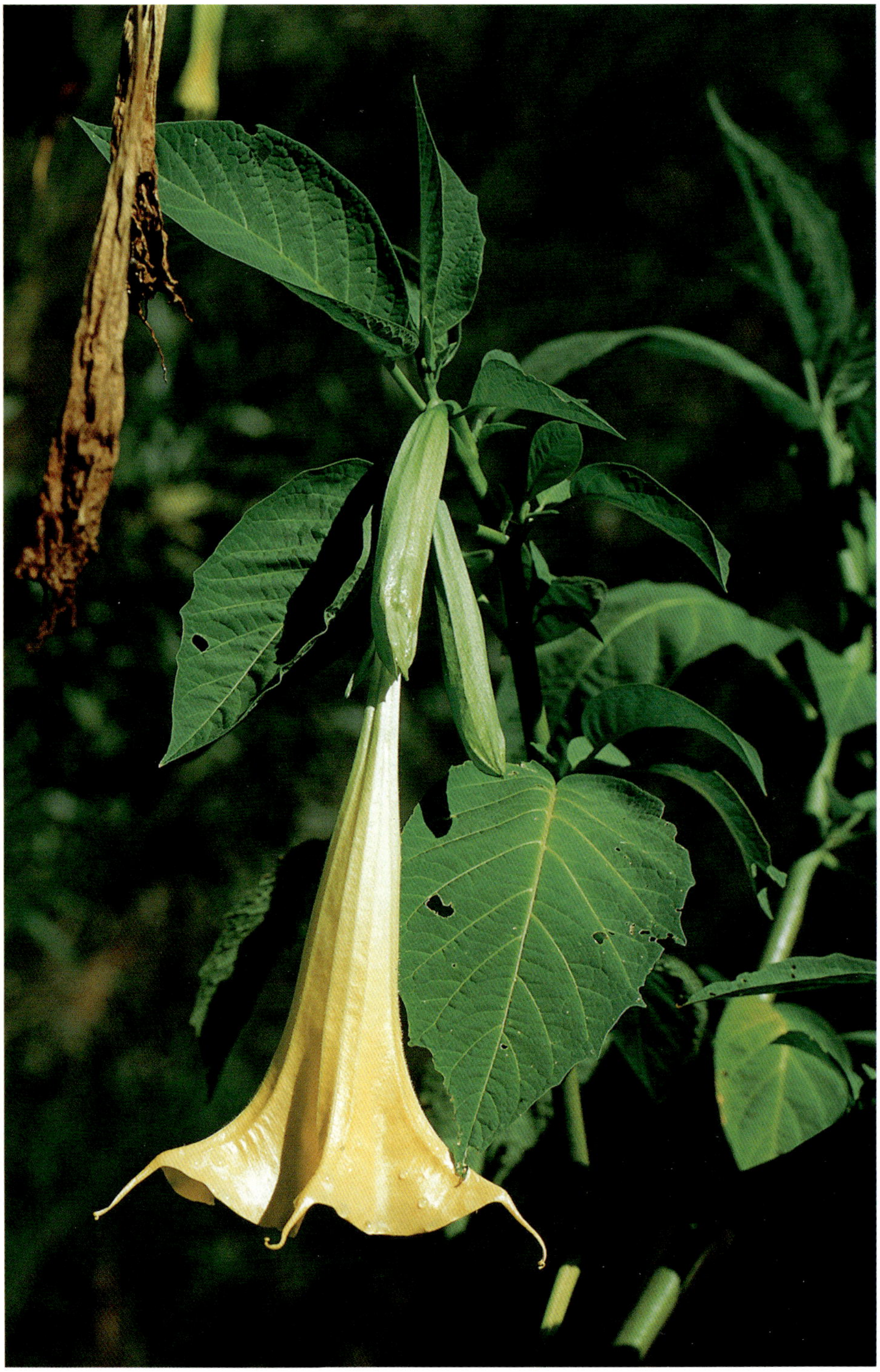

Für medizinische Zwecke werden Hanfprodukte oft mit den getrockneten Blättern von Engelstrompeten *(Brugmansia)*, aber auch anderer Nachtschattengewächse, kombiniert geraucht.

De Hanff-Cannabus

Hanf in der Hildegard-Medizin

»Himmel und Erde und das Gesamt der geschaffenen Welt birgt der Mensch in sich selber. Und so ruht im Menschen eingeborgen das All.«

Hildegard von Bingen

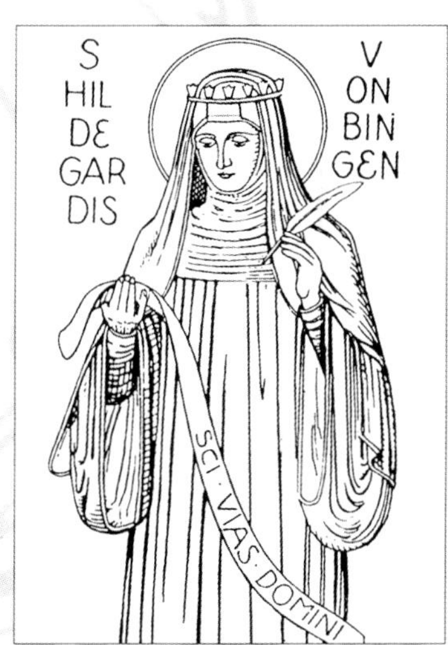

Hildegard von Bingen hinterließ neben ihren medizinischen Schriften mehrere Bücher über ihre kosmischen Visionen sowie einige musikalische Kompositionen. Aus zeitgenössischen Berichten geht hervor, dass sie eher gebrechlich und kränklich war, aber von fanatischem Ehrgeiz getrieben wurde. (Holzschnitt, 18./19. Jh.)

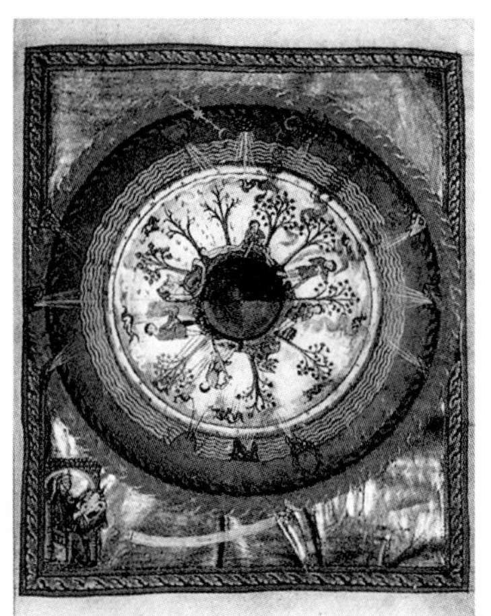

Diese mittelalterliche Malerei zeigt die deutsche Visionärin Hildegard von Bingen (unten links) mit ihrer Vision vom kalendarisch gevierteilten Weltenlauf. Für sie war die Welt von der »Grünen Kraft« durchflutet und belebt. Möglicherweise waren ihre Visionen durch den Hanf beeinflusst.
(Aus Hildegard von Bingen, *Scivias*, fol. 38r, 12. Jh.)

Hildegard von Bingen (1098–1179) wird heute gern als »die erste deutsche Seherin« dargestellt. Jedoch hatte die katholische Mystikerin vom Rhein viele Vorläuferinnen. Sie nahm zu Lebzeiten die aus heidnischer Tradition keimende altgermanische Rolle der Seherin, Heiligen und Ärztin an. Die besonderen Kräfte und Fähigkeiten der germanischen Frauen sind bereits dem römischen Geschichtsschreiber Tacitus (1. Jh.n.Chr.) aufgefallen. In seiner *Germania* schreibt er von diesen eindrucksvollen Frauen:

»Ja sie [die Germanen] glauben, den Frauen eigne sogar etwas Heiliges und Seherisches; ihre Ratschläge verwerfen sie daher nicht, noch missachten sie ihre Bescheide. Wir haben unter dem nun verewigten Vespasianus gesehen, wie eine Veleda lange Zeit bei sehr vielen (Germanen) als göttliches Wesen betrachtet wurde. Aber auch früher schon haben sie eine Albruna[33] und mehrere andere verehrt, freilich nicht in Unterwürfigkeit (wie wir) und ohne sie gleichsam zu Göttinnen zu machen.« (*Germania* VIII)

Die Kraft der germanischen Frau hat sich bis ins späte Mittelalter gehalten (Rosenberg 1988: 51). Ihre heidnische Verwurzelung brachte sie in der Wende zur Neuzeit als »Hexe« auf den Scheiterhaufen.

Im 11. und 12. Jahrhundert war Germanien in den Augen der römischen Kirche gänzlich zum Christentum bekehrt worden. Das 12. Jahrhundert brachte aber einige Verwirrung. Der Unmut der Kirche gegenüber wuchs in allen Schichten der Bevölkerung. Der »Schwarze Tod« (= Pest) zog durch das Land. Das »Antoniusfeuer« loderte in vielen Köpfen. Geschichten von Hexen und diabolischen Weibern verbreiteten sich. Die Unzufriedenheit mit Herrschern und Kirche führte zu der Bildung vieler Sekten, z.B. den Katharern und den Adamiten, deren ketzerische Rituale von Hieronymus Bosch im *Garten der Lüste* verewigt wurden. Die Abtrünnigkeit der Bevölkerung veranlasste die Kirche zu verheerenden Maßnahmen; die Inquisition wurde erfunden und die großen Kreuzzüge wurden organisiert. Als Bernhard von Clairvaux im Jahre 1147 »das Kreuz predigt und mit seiner glühenden, hinreißenden Beredsamkeit die Massen entflammt, erwacht in einsamen Nonnenzellen der Walkürengeist.« (zit. in Clausberg 1980: 84)

Dieser »Walkürengeist« regte sich besonders in der rheinischen Prophetin, Visionärin, Nonne, Ärztin, Gelehrten und späteren Äbtissin Hildegard von Bingen. Die *prophetessa teutonica* vom Rupertsberg wurde 1098 mitten in die Zeit kultureller Unsicherheit geboren. Sie wuchs als kränkliches, schwindsüchtiges Mädchen auf und hatte schon früh visionäre Erfahrungen. Sie traute sich jedoch nicht davon zu sprechen. Erst viel später diktierte sie ihre Visionen und ließ sie in lateinischer Sprache niederschreiben. In ihrem prophetischen Werk *Scivias* (»Wisse die Wege«) beschrieb sie genau, wie ihre Visionen zustande kamen:

»Die Gesichte, die ich schaue, empfange ich nicht in traumhaften Zuständen, nicht im Schlafe oder in Geistesgestörtheit, nicht mit den Augen des Körpers oder den Ohren des äußeren Menschen und nicht an abgelegenen Orten, sondern wachend, besonnen und mit klarem Geiste, mit den Augen und Ohren des inneren Menschen, an allgemein zugänglichen Orten, so wie Gott es will. Wie das geschieht, ist für den mit Fleisch umkleideten Menschen schwer zu verstehen« (Hildegard 1997).

Deutlich wird in diesem Zitat das Bemühen um die Anerkennung der Echtheit ihrer Visionen, denn Visionäre wurden von der Kirche immer mit großem Misstrauen betrachtet und meist als falsche Propheten zu Ketzern oder Häretikern ab-

33 Nach diesem Namen der germanischen Seherin, der die »Alleswissende« heißt, wurde die *Mandragora* auf deutsch Alraune genannt.

gestempelt. Auch Hildegard musste um die kirchliche Anerkennung kämpfen. Aber auf einer Trierer Synode (1147/48) war ihrer Visionsgabe durch eine päpstliche Prüfungskommission der »Status von Privat-Offenbarungen« zuerkannt worden (Clausberg 1980: 89). Die rheinische Seherin wurde schon zu Lebzeiten eine Volksheilige. Die offizielle Heiligsprechung durch den Vatikan lässt bis heute auf sich warten (Clausberg 1980: 90).

Hildegard entwickelte ein visionäres, mystisches Weltbild, das animistische, antike, orphische und frühchristliche Elemente miteinander versammelte. Ihre Visionen sollten den mittelalterlichen Menschen einen Weg durch ihr Leben zeigen und ihnen den Pfad zu Gott offenbaren; sie sollten auch die Häretiker wieder zur Kirche zurückführen. Hildegard sieht als Quelle des Lebens die *viriditas*, die »grüne Kraft«, die in allen Geschöpfen fließt und sie mit Leben und Göttlichkeit erfüllt (Metzner 1988). In ihrem Spätwerk, dem *Liber divinorum operum*, dem »Buch der göttlichen Operationen«, entwirft Hildegard ein animistisch-pantheistisches, geradezu alchimistisches Weltbild:

»Auch ich bin das feurige Leben der göttlichen Substanz, ich flamme über die Schönheit der Fluren und leuchte in den Wassern und brenne in Sonne, Mond und Sternen; und mit dem luftigen Winde gewissermaßen unsichtbar bin ich das Leben, das alles erhält, errege ich lebend alles. Die Luft lebt wirklich im Grünen und in den Blüten; die Wasser fließen, als ob sie lebten; die Sonne lebt wahrhaftig in ihrem Glanze, und der Mond wird nach seinem Abnehmen vom Licht der Sonne entzündet, damit er sozusagen von neuem lebe; auch die Sterne leuchten in ihrem Lichte wie lebend ... So bin ich als feurige Kraft in allem verborgen, und die Dinge entzünden sich wie selbst durch mich, wie der Atem unablässig den Menschen bewegt, und wie im Feuer die flackernde Flamme ist. All diese Dinge leben in ihrem Innersten, und man findet keinen Tod an ihnen, weil ich das Leben bin.«

Ungewöhnlich mutet ihr Menschenbild an: »Daher existieren beide, Leib und Seele, trotz ihrer verschiedenen Naturen, dennoch als eine einzige Wirklichkeit. Und so lebt dann auch der Mensch in seiner ganz konkreten Verfassung: oben wie unten, außen wie innen, allüberall existiert er als Leiblichkeit. Und das ist das Wesen des Menschen« (nach Schipperges 1984: 14).

Hildegard von Bingen wird gerne als die »erste deutsche Naturforscherin und Ärztin« bezeichnet. Sie unterhielt im Kloster einen Garten mit Nahrungs-, Gewürz- und Heilpflanzen. Auch studierte sie die antiken und arabischen Schriften zur Arzneimittellehre und Heilkunst (Dioskurides, Galen, Celsus, Avicenna u.a.). Durch ihre Nähe zum Volk konnte sie viel einheimisches, ursprünglich germanisches Kräuterwissen zusammentragen. Aus diesen verschiedenen Quellen speisten sich ihre naturkundlichen und medizinischen Schriften (Rosenberg 1988: 69). In der *Physica* oder »Naturkunde« werden die medizinischen Eigenschaften und Anwendungen von einheimischen und ausländischen Pflanzen, Tieren und Steinen beschrieben. In *Causae et Curae* oder »Ursachen und Behandlungen der Krankheiten« wird ein geschlossenes mittelalterliches Medizinsystem entworfen (Schipperges 1990). In beiden Werken finden sich viele Hinweise über den mittelalterlich-klösterlichen und germanisch-bodenständigen Gebrauch von Küchenkräutern, Gift- und Heilpflanzen (Müller 1982). Die Zeit der Hildegard wird gerne als die »Blüte der Klostermedizin« bezeichnet (Kühnemann 1988). Im Kapitel 1–11 der *Physica* heißt es:

»*[De Hanff-Cannabus] Vom Hanf.* Der Hanf ist warm, und wenn die Luft weder sehr warm noch sehr kalt ist, wächst er, und so ist auch seine Natur, und sein

Same enthält Heilkraft, und er ist für gesunde Menschen heilsam zu essen, und in ihrem Magen ist er leicht und nützlich, so dass er den Schleim einigermaßen aus dem Magen wegschafft, und er kann leicht verdaut werden, und er vermindert die üblen Säfte und macht die guten Säfte stark. Aber wer im Kopfe krank ist und ein leeres Gehirn hat und (dann) Hanf isst, dem bereitet dies leicht etwas Schmerz im Kopf. Jenem aber, der einen gesunden Kopf hat und ein volles Gehirn im Kopf, dem schadet er nicht. Aber wer sehr krank ist, dem bereitet er im Magen etwas Schmerz. Jenem aber, der mäßig krank ist, schadet das Gegessene nicht.

Wer aber einen kalten Magen hat, der koche Hanf in Wasser und, nach dem Ausdrücken des Wassers, wickle er es in ein Tüchlein. Und er lege es so warm oft auf den Magen, und das stärkt ihn und bringt ihn wieder in seinen Zustand. Und wer sogar ein leeres Gehirn hat und Hanf isst, dem bereitet er etwas Schmerz im Kopf. Aber dem gesunden Kopf und dem vollen Gehirn schadet er nicht. Ein aus Hanf gefertigtes Tuch ist gut zum Verbinden der Geschwüre und Wunden, weil die Wärme in ihm mäßig ist.«

Hildegard von Bingen hatte offensichtlich die »grüne Kraft« – die seit den sechziger Jahren ein Synonym für Haschisch ist – auch im Hanf entdeckt:

»In der Darstellung Hildegards nun, die selten Hinweise auf die Wachstumsbedingungen der Pflanzen macht, fällt die Mitteilung auf, die Pflanze gedeihe nur unter günstigen Klimabedingungen, wenn die Luft nicht zu warm und nicht zu kalt sei, also in gemäßigten Klimazonen. Diese ungewöhnliche Bemerkung im Zusammenhang mit ihrer Erklärung, Cannabis schade dem Kopf und rufe Kopfschmerzen hervor, könnte zu der Vermutung Anlaß geben, Hildegard habe Hanfpflanzen beobachtet, die gelegentlich in kleinen Mengen auch Haschisch produzierten« (Müller 1982: 94).

Könnte man eventuell so weit gehen und vermuten, die rheinische Sibylle habe selbst mal am Harz gekostet und dadurch ihre Visionen von der »grünen Kraft« verstärkt? Immerhin lässt sich eine direkte Spur von der »Grünen Kraft« der 60er-Jahre zur ökologischen Grünen Bewegung der 70er verfolgen.

In den letzten Jahren erfährt die »Hildegard-Medizin« in neo-christlichen, esoterischen oder New-Age-Kreisen eine erstaunliche Renaissance. Es erscheinen haufenweise Kräuterbücher, die auf den Schriften der Hildegard beruhen. Dabei werden die Hildegard-Rezepte wie das Dogma eines neuen Glaubens dargestellt. Die wohl einflussreichsten Protagonisten der Hildegard-Medizin, die beiden Ärzte (Männer!) Hertzka und Strehlow, glauben, dass die Rezepte der Hildegard nur dann wirklich heilsam sind, wenn sie dem Original entsprechend richtig hergestellt und verabreicht werden. »Dr. Hertzka hat immer wieder versucht, Medikamente nach den mehr als 800 Jahre alten Vorschriften der Heiligen zusammenzustellen. So hat er durchgesetzt, dass er von den zwei ganz seltenen, unter strengem Naturschutz stehenden Weisskopf-Geiern, die früher jährlich von der Salzburger Landesregierung zum Abschuss freigegeben wurden, einen ›für Forschungszwecke zugesprochen‹ bekam« (Reger 1984: 22). Stolz berichtet Hertzka von der »Geiersalbe«, die er aus den geschützten Vögeln zubereitet, denn nur das Originalrezept könne Krebs und Querschnittlähmung heilen. Hier wird gerne, aus rein dogmatischen Gründen das Gesetz übertreten. Auf der anderen Seite findet man in Hertzkas Schriften (Hertzka und Strehlow 1987; auch in den Büchern von Reger 1984 und Schiller 1991) keinen einzigen Hinweis auf den Hanf. Er wird wohl aus medizinpolitischen Gründen totgeschwiegen, so als wäre er kein Bestandteil der »Hildegard-Medizin«.

Auch im »Hildegard-Jahr« 1998 ist eine Schwemme an Sekundärliteratur zur

Hildegard-Medizin erschienen – wie immer fehlt der Hanf. Zu Recht wird die »Wiederentdeckung« von Hildegards Wissen und der sie umfriedenden Klostermedizin kritisiert:

»Die Hildegard-Medizin ist eine moralisierende Heilkunde, fest ins mittelalterlich-katholische Weltbild eingebettet: Krankheit ist Resultat des Sündenfalls. (...) Die Hildegard-Medizin, wie sie heute praktiziert wird, scheint alt und ehrwürdig zu sein, ist jedoch eine literarische Neuschöpfung, eine gewagte moderne Interpretation. (...) Überhaupt wird die Klostermedizin in esoterisch-konservativen, eurozentristischen Kreisen überschätzt. Neben den chinesischen Medizingärten oder dem aztekischen Heilpflanzengarten in Tenochtitlan mit über 2000 verschiedenen Arten nehmen sich die vielgepriesenen Klostergärtlein, die ›Hortuli‹, mit ihren 24 gehätschelten, biotopfremden Kräutlein recht bescheiden aus« (Storl 1998: 61).

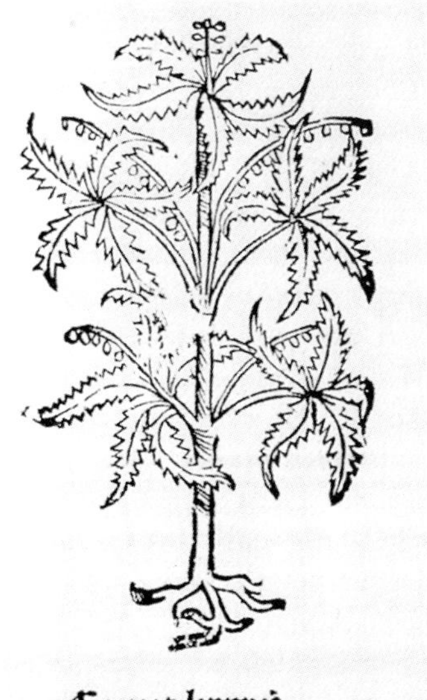

Die vermutlich älteste deutsche Hanfdarstellung ist ein Holzschnitt aus dem mittelalterlichen Kräuterbuch *Hortus sanitatis* (12./13. Jh.).

Hanftuch gegen Magenschmerzen

»Wer Magenschmerzen hat, so dass sein Magen vereitert oder kalt oder verhärtet ist, so dass er gegessene Speisen nicht verdauen kann, der nehme Unschlit (vom Reh) und gebe zu dessen drittem Teil Öl von der Frucht der Hagebuche oder von der Buche bei, und dies mische er gleichzeitig, und so streiche er es auf ein Hanftuch, und dieses Tuch lege er auf seinen Magen, und so trage er es, und wenn auch der Schmerz in seinem Magen stark ist, wird es ihm besser gehen. Wenn er aber keines der beiden Öle haben kann, dann streiche er Talg vom Reh über das vorgenannte Tuch, wie gesagt wurde, über seinen Magen.«

Hildegard von Bingen
Physica VII, 11

Hanf, ein Kraut der Hebammen und Hexen

Es ist sehr wahrscheinlich, dass die mittelalterlichen Hebammen den Hanf gut kannten und als Aphrodisiakum sowie als Schmerzmittel in ihrer Kunst verwendet haben. Überhaupt galt Hanf immer als Aphrodisiakum und Liebestrank und wurde deswegen auch geächtet (vgl. Madejsky 1995, Lussi 1996*). Genauso, wie die Hebammen im Spätmittelalter zunehmend dämonisiert und als Hexen verschrien wurden (Ehrenreich und English 1981).

In einer württembergischen Hebammenordnung von 1480 (im *Crailsheimer Kirchenbuch* überliefert) wird eine Kaiserschnittoperation beschrieben, bei der dem Hanf eine fast magische Rolle zukommt (Pfeilsticker 1928: 97):

»Danach bitten viele Mütter, wenn sie während der Entbindung merken, dass sie sterben müssen, die Hebamme um die Kaiserschnittentbindung, damit ihr Kind gerettet werde. Dann sollte eine geschickte Geburtshelferin die linke Körperseite der noch lebenden Frau aufschneiden. Es wird betont, es dürfe nicht die rechte Seite des Leibes sein, denn bei Frauen liege das Herz rechts, bei Männern links. Der Schnitt sollte in der Nähe des Schambeins ausgeführt werden und ungefähr so breit sein wie eine Hand. Die Helferinnen müssten den Körper der Frau anschließend mit tiefliegendem Kopf in Rückenlage betten. Mit einer eingeölten Hand solle die Hebamme vorsichtig die Eingeweide beiseite schieben und die Gebärmutter öffnen. Nun werde der Körper wieder in die Seitenlage gedreht und das Kind herausgenommen. Zeige die Mutter noch Lebenszeichen, sollte sie vor-

»In Europa erfreute sich der Hanfgenuss zur Zeit der Hexenverfolgungen einer großen Beliebtheit und die aphrodisierende Wirkung der in der Hanfpflanze enthaltenen Stoffe war allgemein bekannt. Nicht umsonst wetterte der als *Abraham a Santa Clara* berühmt gewordene Hans Ulrich Megerle (1644–1709) gegen die ›Bauren, so sich mit Hamf vollstopfen wie der Türck mit Opium‹. Nach der Einführung von Kaffee und Tabak im 16. und 17. Jahrhundert verlor der Hanf seine bisherige Bedeutung als Genussmittel und verkam zum ›Arme-Leute-Kraut‹ der Mittellosen. Als Vergnügungsdroge der Oberschicht und als Tabakzusatz konnte sich Hanf nur noch in beschränktem Ausmaß halten. Bis 1925 waren Tabak/Hanf-Mischungen in Europa frei erhältlich und eine mit Hanf und Tabak gestopfte Pfeife hiess zu Gotthelfs Zeiten *Sonntagspfeife*.«

Kurt Lussi
Verbotene Lust
(1996: 134*)

sichtig erneut in Rückenlage gebracht und die Wunde mit einem seidenen oder einem anderen Faden vernäht werden. Darüber müsse ein Pflaster aus drei Eiern und Hanfstoff sowie Armenische Erde (Bolus armenicus) befestigt werden, sofern letztere zur Verfügung stehe. Zur Stärkung solle der Frau anschließend ein wenig guter Wein eingeflößt werden« (Kruse 1996: 202).

Im ausgehenden Mittelalter war die Pappelsalbe oder *Unguentum populeum* eines der meistgenutzten Schmerzmittel und im Volk weit verbreitet. Sie wird praktisch in allen Kräuterbüchern und Pharmakopöen seit dem 15. Jahrhundert angeführt. Im *Gart der Gesundheit* von 1485 werden neben den harzigen Pappelknospen folgende Zutaten in gleichen Teilen genannt: Mohnblätter (*Papaver somniferum* L.), Hauswurzblätter (*Sempervivum tectorum* L.), Lattichblätter (*Lactuca sativa* L. oder *Lactuca virosa* L.), Knabenkrautblätter (*Orchis* spp.), Nachtschatten (*Solanum* sp.), Bilsenkrautblätter (*Hyoscyamus niger* L.) und Alraunenblätter (*Mandragora officinarum*). Das Ganze wird zerstoßen und mit Schmalz gesotten. Interessant ist auch die Anwendung: man soll die Salbe auf die Schläfen und den Bauchnabelbereich auftragen. In späteren Rezepten werden noch die Tollkirsche (*Atropa belladonna*) sowie der Hanf (*Cannabis sativa*) als Zutaten genannt (Vries 1991).

Als die Inquisition im 16. Jahrhundert so richtig zuschlug, wollte man die Hexen beschuldigen eine Flug- oder Buhlsalbe für die Ausübung »verbotener Künste« (Nekromantie) zu gebrauchen. Die konsultierten frühneuzeitlichen Ärzte (durchweg Männer ...) waren der Meinung, dass die Hexensalben die gleiche oder doch eine sehr ähnliche Zusammensetzung wie die medizinische Pappelsalbe haben müsse (Kuhlen 1983, Vries 1991). In allen Rezepten, die publiziert wurden, wird der Hanf oder *Cannabis* als Bestandteil angeführt. Es wundert wenig, dass Papst Innozenz VIII. mit seiner »Hexenbulle« von 1484, mit der er den Hexen den Krieg erklärte, auch den Gebrauch von *Cannabis* verboten hat (Amrein 1997). Es wundert dann auch nicht mehr, dass der Hanf heute laut Betäubungsmittelgesetz eine illegale Pflanze ist (vgl. Müller-Ebeling et al. 1998*).

Literatur

Amrein, Josef
1997 »Verpöntes Medikament auf Schweizer Prüfständen« *Die Weltwoche* Nr. 15/10.4.97: 55.

Clausberg, Karl
1980 *Kosmische Visionen: Mystische Weltbilder von Hildegard von Bingen bis heute.* Köln: DuMont.

Ehrenreich, Barbara und Deike English
1981 *Hexen, Hebammen und Krankenschwestern.* München: Frauenoffensive.

Hertzka, Gottfried und Wighard Strehlow
1987 *Handbuch der Hildegard-Medizin.* Freiburg i.B.: Bauer.

Hildegard von Bingen
1985 *Ursachen und Behandlung der Krankheiten.* Heidelberg: Haug.
1989 *Naturkunde.* (4. Aufl.) Salzburg: Otto Müller Verlag.
1991 *Heilkraft der Natur: »Physica«.* Augsburg: Pattloch [erste textkritische Übersetzung].
1997 *Scivias – Wisse die Wege.* Augsburg: Pattloch (Weltbild Verlag).

Kruse, Britta-Juliane
1996 *Verborgene Heilkünste: Geschichte der Frauenmedizin im Spätmittelalter.* Berlin: de Gruyter.

Kühnemann, Antje-Kathrin
1988 *Geheimnisse der Klostermedizin.* Augsburg: Pattloch.

Kuhlen, Franz-Josef
1983 *Zur Geschichte der Schmerz-, Schlaf- und Betäubungsmittel in Mittelalter und früher Neuzeit.* Stuttgart: Deutscher Apotheker Verlag.

Madejsky, Margret
1995 »Von Liebestränken, gallsüchtigen Weibern und Sonnenbräuten« *Kraut und Rüben* 10/95: 30–31, 35–39.

1997 »Hexenpflanzen – oder: Über die Zauberkünste der weisen Frauen«, *Naturheilpraxis* 50(10): 1552–1563.

Metzner, Ralph
1988 »The Mystical Symbolic Psychology of Hildegard von Bingen« *ReVISION* 11(2): 3–12.

Müller, Irmgard
1982 *Die pflanzlichen Heilmittel bei Hildegard von Bingen.* Salzburg: Otto Müller Verlag.

Pfeilsticker, Walther
1928 »Eine württembergische Hebammenordnung von ca. 1480« *Archiv für Geschichte der Medizin* 20: 95–98.

Reger, Karl Heinz
1984 *Hildegard-Medizin.* München: Goldmann.

Rosenberg, Alfons
1988 *Die Frau als Seherin und Prophetin* (2. gekürzte Aufl.). München: Kösel.

Schiller, Reinhard
1991 *Hildegard Pflanzen-Apotheke.* Augsburg: Pattloch.

Schipperges, Heinrich
1984 *Hildegard von Bingen und ihre Impulse für die moderne Welt.* Eibingen: Buch- und Kunsthandlung St. Hildegard.
1990 *Der Garten der Gesundheit: Medizin im Mittelalter.* München: dtv.

Storl, Wolf-Dieter
1998 »Die Wiederentdeckung der ›Hexenmedizin‹« *Esotera* 6/98: 54–61.

Tacitus
1988 *Germania – Bericht über Germanien.* München: dtv.

Vries, Herman de
1991 »über die sogenannten hexensalben« *Integration* 1: 31–42.

Hempe

Hanf bei den Vätern der Botanik

»Der Hanff ist ein gemein bekanntlich gewechß in allen Landen…«

Pierandrea Matthiolus
Kräuterbuch
(1627: 315c)

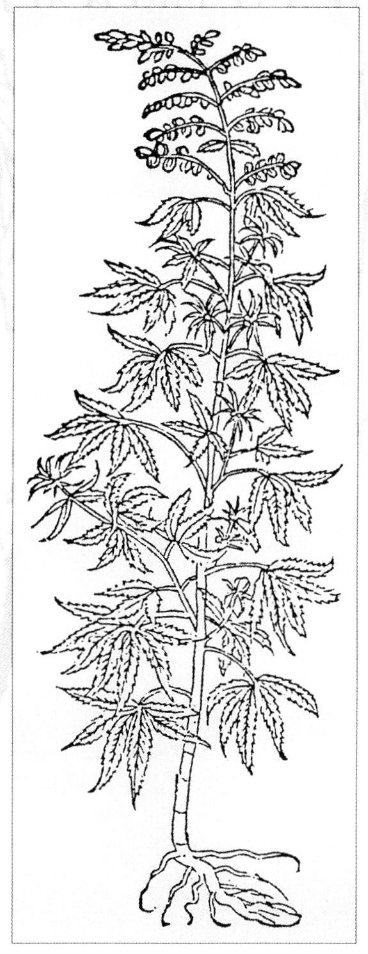

Der »Zahme Hanf« oder *Cannabis sativa*, männliche Pflanze. (Holzschnitt aus Fuchs, 1545)

Mit der anbrechenden frühen Neuzeit kam es in Europa zu großen Umwälzungen in vielerlei Hinsicht. Die Erfindung des Buchdruckes (um 1440) veränderte die Soziologie des Wissens auf dramatische Weise. Die Entdeckung der Neuen Welt revolutionierte das herrschende, von der Kirche aufgezwungene Weltbild. Innerhalb der Kirche kam es zum ersten Bruch, zur Reformation. Die Wissenschaften emanzipierten sich zunehmend von den starren Vorstellungen des Mittelalters. Das Denken wurde zunehmend zukunftsorientiert und fand in Büchern à la *Utopia* seinen Ausdruck. Neue Erfindungen, neue Krankheiten (Syphilis) und eingeführte exotische Drogen veränderten das Leben (WILHELM 1984).

In dieser Zeit des schnellen kulturellen Wandels entstanden die »naturwissenschaftlichen« Bücher der Autoren, die als »Väter der Botanik« in die europäische Kulturgeschichte eingegangen sind: Otto Brunfels (um 1490–1534), Leonard Fuchs (1501–1566) und Hieronymus Bock (1498–1554); manche ihrer Schüler, wie Johann Jakob Theodor, genannt Tabernaemontanus (1522–1590), und ihre Epigonen wie Adam Lonitzer genannt Lonicerus (1528–1586) werden mitunter auch dazugerechnet (GALWITZ 1992: 39ff., LEIBROCK-PLEHN 1992). In dieses Umfeld gehören auch der englische Autor John Gerard (1633; vgl. auch ROHDE 1971) und der Italiener Pierandrea Matthiolus, dessen Werk in deutscher Sprache erschien (1627). Zur selben Zeit wurden auch deutsche Bearbeitungen von der *Arzneimittellehre* des Dioskurides verlegt (1610). Brunfels, Bock und Fuchs wechselten alle zum Protestantismus über und arbeiteten zunächst im kirchlichen Bereich, bevor sie sich ganz der Kräuterkunde zuwandten. Ihre »Kräuterbücher« – so wurden die medizinisch-botanischen Werke genannt – erschienen alle in der ersten Hälfte des 16. Jahrhunderts, zunächst in lateinischer Sprache, später in mehreren deutschen Auflagen und fanden eine sehr weite Verbreitung.

Eine ihrer wesentlichsten Neuerungen waren die erstmals botanisch brauchbaren Illustrationen (HEILMANN 1973, MÜLLER-JAHNCKE 1995: 69, RIX 1989). Während die Illustrationen den wesentlichen Fortschritt der Botanik in Richtung Wissenschaft markierten, bleiben die Texte stark der antiken und arabischen Tradition verhaftet (DIOSKURIDES, AVICENNA). Allerdings wenden sich die Autoren sehr gegen die von Arabisten verwendeten aufwendigen Composita. Oft finden sich auch Angaben, die offensichtlich aus dem deutschen Volksglauben und Volkstum stammen, möglicherweise sogar aus germanischer Tradition (BECKMANN und BECKMANN 1990: 39; LEIBROCK-PLEHN 1992: 78).

Alle »Väter der Botanik« kannten den Hanf, und zwar unterschieden sie zwischen dem »zahmen Hanf«, d.h. dem angebauten Gewächs, und dem »wilden Hanf«. Von ihm schrieb Bock: »Der wild Hanff ist ein unkraut in unserm Land« (1577: 126). Obwohl die Wildpflanze als minderwertig galt, wusste Bock doch eine medizinische Anwendung: »Das wild Hanffkraut zerstoßen/un uber das Rotlauffen und Wild Fewr geschlagen/zertheilt das selbig mit hienlegung der hitz unnd schmertzen.« (1577: 126f.)

Alle »Väter der Botanik«, außer Bock, stimmen darin überein, daß der Hanf eine warme und trockene Natur habe und deswegen die Winde und Blähungen auflöse. Alle geben die Indikationen des Dioskurides bei Ohrenleiden wieder und warnen: »Wer ab hanff somen zuuil trinckt/der verleürt sein natürlich geberende krafft« (BRUNFELS 1532), d.h. wird impotent.[34]

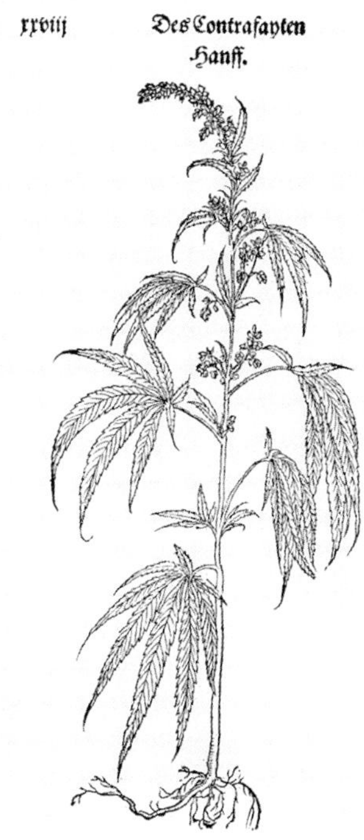

Kreüterbůchs Ander Teyl. xxix

Hanff.

DEs Hanffs ist zweyerley geschlecht/nach der meynung Dioscoridis. Eins so man säht. Dz ander wylder Hanff. Die Kryechen geben dem zammen Hanff disen nammen Schenostrophon darũb/das sein wurtzel gar bräüchlich ist seyl daruß zů machen. Ist eins vnangenemen geschmacks/seer vngesund darinn zů schlaffen. Dann er macht doll im kopff. Der wyld hanff hatt schwärtzer vnd horechter bletter.

Sein Complexion.

Hanff ist von seiner natur warm vñ trucken/desszhalb zerteylet er vnd löfft vff die wynd vnd blähen im leib.

Sein Krafft.

Wer ab hanff somen zůuil trinckt/der verleürt sein natürlich geberende krafft.

Das safft vom Hanff thůt man in die oren/iren schmertzen hynzůnemen. Zeücht die würm darin härusz/vnd wz sunst darein kumment/aber nit on sonderlich wee des haubts.

Man sagt/das der safft in ein wasser gegossen/soll es zůsamen treiben vnd erfrören.

Hanff bletter gibt man in wasser dem vyh zů trinckẽ/das öffnet ynen den bauch.

Die wurtzel kocht man in wasser/vñ legts vff die krancke glyder/das legt ynen den schmertzen/vnd stillt auch dz wůtẽ im Podagra.

Dem Brandt dyent sye wol/daruff gelegt/vñ offt vmbgewendt das sye bey krefften bleib/vnnd nit verdorr.

C iij

Faksimile des Hanfkapitels samt dazugehörigen Holzschnittes aus dem *Teutschen Contrafayten Kreüterbuchs* des OTTO BRUNFELS, das von Hans Schotten 1532 zu Strassburg verlegt worden ist.

34 Dieses Gerücht hält sich hartnäckig bis heute, entbehrt aber jeglicher Grundlage. Im Gegenteil: die Hanfgenießer erfreuen sich einer regen Sexualität. Nicht umsonst gilt Hanf weltweit als zuverlässiges Aphrodisiakum (vgl. AMENDT 1974*, BRODMANN 1997*, COHEN 1982a*, HALIKAS et al. 1982*, HOLMSTROM 1991*, LEWIS 1970*, MÜLLER-EBELING und RÄTSCH 1986*).

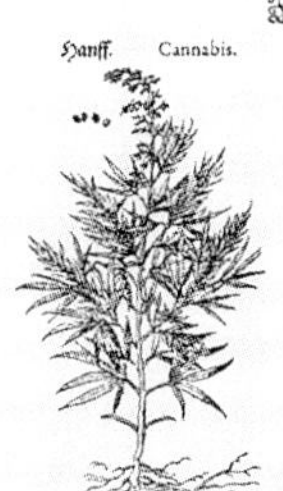

Jn Leib.

Hanff. Cannabis.

Etliche Teutschen kochen den Hanffsamen zur täglichen Speiß / aber so sie wüsten (wie Dioscorides bezeuget) daß dieser Same die wärme vnnd krafft der natürlichen oder Ehelichen wercken außtilget / vnd wie Galenus schreibt / den Magen sampt dem Haupt beschweret / vnd böse feuchtigkeit im Leibe machet / würden sie fein müssig gehen / vnd zu andern sachen brauchen.

Auß dieser vrsachen jrren auch die Weiber / welche den Kindern / so mit dem Fraisel oder fallenden sucht beladen / die Hanffsuppen offt zu essen geben / dann dieser Kranckheit anfang vnd Stuel ist im Haupt / vnd der Hanff beschwert das Haupt / wie zuvor gesagt.

Hanffsamen in Milch gesotten / vnd gantz warm getruncken / stillt vnnd vertreibt den truckenen heissen Husten.

Der Hanffsame macht die Hüner fruchtbar / wie ich selbs in der warheit befunden / daß / so man den Hünern diesen Samen zu essen gibt / bringen sie viel Eyer / auch mitten im Winter / welche zeit sie doch sonst wegen der kälte / selten pflegen zu legen. B

Für das reissen im Leib / nimb Hanffkörner wie viel du wilt / wasch den Staub mit Wasser ab / geuß guten weissen Wein darauff / vnd siede es biß die Körner auffspringen / darnach laß ein Milch darauß machen / von der nimb einen warmen Trunck / so wirt es dir das reissen vnd den wehetagen lindern / du solt es aber nicht allein ein mal / sondern zum andern vnd dritten mal thun.

In der deutschen Ausgabe des Kräuterbuches von Pierandrea Matthiolus, die von Joachim Camerarius besorgt und ergänzt wurde, sind zahlreiche medizinische Verwendungen des deutschen Hanfes angeführt. (Faksimile, Ausschnitt, 1626)

Neu ist bei Brunfels die Verwendung der gekochten Wurzel als Umschlag bei Gliederschmerzen. Diese Angabe ist vielleicht auf altgermanisches Gedankengut zurückzuführen. Hieronymus Bock beschreibt sogar einen Gebrauch aus Franken:

»Im Land zu Francken / und ach an andern orten / kocht man den Hanffsamen zur täglichen Speiß / wie die Gersten / aber inn der warheit solche kost stäts gebraucht / macht ein blöden kalten Magen / dilgt aus die wärme unnd krafft der natürlichen Wercke.«

Er gibt auch zwei offensichtlich einheimische Rezepte an:

»Hanffsamen inn Milch gesotten und gedruncken ganz warm / stellet und vertreibt den heissen druckenen Husten.

Für das reissen im Leib nim Hanffsamen souil du wilt / wesch den staub mit wasser ab / geuß gutten weissen Wein darauff / und seude es biß die körner auffspringen / darnach laß ein Milch darauß machen / von der nim einen warmen drunck / so würt es den wehetagen lindern / du solt es aber nit allein einmal / sondern zum andern un dritten mal thun.«

Die wichtigste neue Angabe findet sich in der deutschen Matthiolus-Ausgabe von 1627: »Den Weibern/so von wegen der auffstossenden Mutter hinfallen/sol man angezündten Hanff für die Nasen halten/so stehn sie bald widerumb auff« (S. 316). – Ähnlich heißt es bei Tabernaemontanus, dessen *Kräuterbuch* zu den umfangreichsten Werken seiner Art zählt: »Welchen Weibern die Mutter aufstößt / denen soll man Hanff anzünden / und für die Nasen halten« (1731: 937). Dies ist meines Wissens die erste schriftliche Erwähnung des medizinischen Kiffens in der deutschen Literatur.

Die Werke der »Väter der Botanik« haben in ganz entscheidendem Maße die Volksmedizin der folgenden Jahrhunderte beeinflusst.[35] So wundert es kaum, dass sich manche der Angaben mit dem volksmedizinischen Gebrauch in neuerer und neuester Zeit decken. Diese Kräuterbücher haben auch wesentlich zur Systematisierung des Pflanzenreichs in der wissenschaftlichen Botanik beigetragen.

Gegen Hüftschmerzen (nach Bock)

Hanfsamen werden in Milch gesotten; das Ganze wird möglichst heiß oder warm getrunken.

Nach Matthiolus (1926: 316) hilft diese Zubereitung auch gegen trockenen Husten.

Gegen die Bauchwürmer der Pferde (nach Bock)

Die Abkochung einer Hanfpflanze wird dem parasitenbefallenen Pferd eingeflößt.

35 In England und Irland wurden ähnliche Werke, oft mit den gleichen Inhalten, verfasst. Am einflussreichsten war das mächtige Kräuterbuch von Gerard, in dem der Hanf sehr ausführlich beschrieben wird. Sogar ein irisches Kräuterbuch von 1735 *(Botanalogia Universalis Hibernica)* führt die gleichen Heilwirkungen auf, die wir bei den deutschen Autoren antreffen (Scott 1991: 81).

Literatur

Beckmann, Dieter und Barbara Beckmann
1990 *Alraune, Beifuß und andere Hexenkräuter.* Frankfurt a.M., New York: Campus.

Bock, Hieronymus
1577 *Kreütterbuch.* Straßburg: Josiam Rihel.

Brunfels, Otto
1532 *Contrafayt Kreüterbuch.* Straßburg: Hans Schotten.

Dioskurides, Pedanios
Kreutterbuch. Frankfurt/M.: Bringern/Corthons.

Fuchs, Leonart
1543 *New Kreütterbuch.* Basel: Michael Isingrin.

Gallwitz, Esther
1992 *Kleiner Kräutergarten: Kräuter und Blumen bei den Alten Meistern im Städel.* Frankfurt a.M.: Insel.

Gerard, John
1633 *The Herbal.* London: Norton und Whitakers.

Hartlieb, Johannes
1980 *Das Kräuterbuch des Johannes Hartlieb.* Graz: Akademische Druck- u. Verlagsanstalt.

Heilmann, Karl Eugen
1973 *Kräuterbücher in Bild und Geschichte.* München-Allach: Verlag Konrad Kölbl.

Leibrock-Plehn, Larissa
1992 *Hexenkräuter oder Arznei: Die Abtreibungsmittel im 16. und 17. Jahrhundert.* Stuttgart: WVG.

Lonicerus, Adamus
1679 *Kreüterbuch.* [Frankfurt]: Matthäus Wagner.

Matthiolus, Pierandrea
1626 *Kreutterbuch.* Frankfurt/M.: Jacob Fischers Erben.

Müller-Jahncke, Wolf-Dieter
1995 »Herbaria picta: Zur Tradition der illustrierten Kräuterbücher des Mittelalters« *Pharmazie in unserer Zeit* 24(2): 67–72.

Rix, Martyn
1989 *The Art of Botanical Illustration.* London: Bracken Books.

Rohde, Eleanour Sinclair
1971 *The Old English Herbals.* New York: Dover (Reprint von 1922).

Scott, Michael (Hg.)
1991 *An Irish Herbal - Botanalogia Universalis Hibernica (1735).* Dublin: Anna Livia Press.

Tabernaemontanus, Jacobus Theodorus
1731 *Neu vollkommen Kräuter-Buch* (Bauhin-Ausgabe). Basel/Offenbach: Johann Ludwig König.

Wilhelm, Michael
1984 *Das grüne Geheimnis.* Reinbek: Einhorn-Presse Verlag.

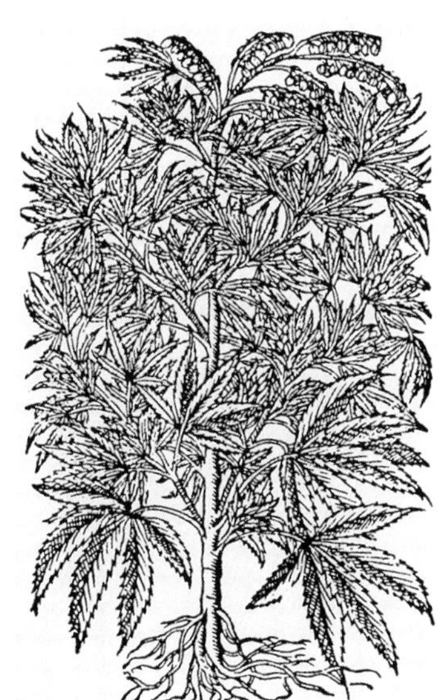

Die Darstellung der Hanfpflanze im umfangreichsten Kräuterbuch der europäischen Geschichte. (Holzschnitt aus Tabernaemontanus, 1731)

Destillate
Hanf in der Alchemie

»Die Alchemie ist ein Regenbogen, der die Kluft zwischen dem irdischen und dem himmlischen Bereich, zwischen Materie und Geist überbrückt. Wie der Regenbogen scheint sie zum Greifen nahe zu sein, doch wenn man ihr nachjagt, nur um einen Topf mit Gold zu finden, weicht sie zurück... Zu allen Zeiten haben wahre Alchemisten, die Reichtum und weltliche Ehren verschmähten, unermüdlich das Allheilmittel gesucht, die Panazee, die in ihrer höchsten Sublimation zum Jungbrunnen, zum Lebenselixier und zum Schlüssel der Unsterblichkeit wird, und zwar sowohl im geistigen als auch in einem geheimnisvoll physikalischen Sinne.«

STANISLAS KLOSSOWSKI DE ROLA
Alchemie: Die geheime Kunst
(1974: 7)

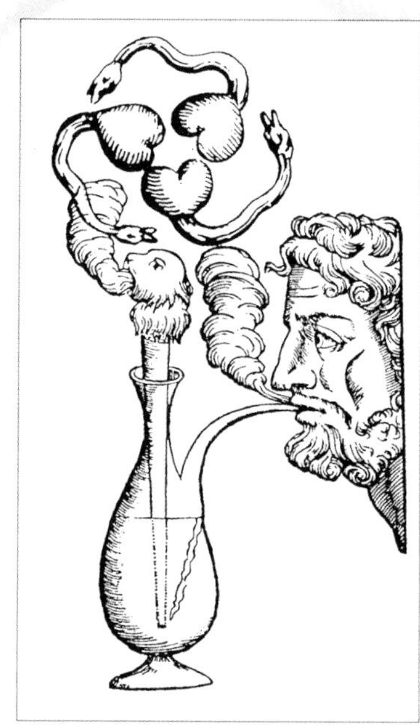

Alchemistische Darstellung einer Wasserpfeife. Der daran saugende Mann erblickt im aufsteigenden Rauch eine typisch psychedelische Vision. Was aber lodert in dem »Löwenmaul«? (Holzschnitt, Bibliothèque de Gèneve)

Die Alchemie ist die Lehre von dem inneren Zusammenhang der Stoffe und deren Gesetzmäßigkeiten bei der Umwandlung (Transformation oder Transmutation) der aus den vier Elementen (Luft, Wasser, Feuer, Erde) aufgebauten materiellen und geistigen Welt. Die Alchemie verbindet naturwissenschaftliche mit geistigen Methoden. Auf der materiellen Ebene werden Elixiere, die zu Unsterblichkeit und Erleuchtung, zum »Stein der Weisen« führen, und Allheilmittel (Panazeen) mittels chemischer Techniken gesucht. Auf der geistigen Ebene wird die Bewusstseinserweiterung, die sogenannte Destillation des Geistes, die schrittweise Klärung des Bewusstseins und die Einweihung in höhere Sphären angestrebt. Oft sind die komplizierten äußeren technischen Verfahren nur symbolische Abbilder entsprechender innerer Prozesse. Die Alchemie kann als ein Ritual verstanden werden, bei dem die Handlungen im Laboratorium mit den eigenen Bewusstseinsprozessen in Einklang gebracht werden (Hartlaub 1959, Metzner 1971: 83–105, 1989).

Das Wort Alchemie kommt aus dem Arabischen *al kimiya*, das »Schwarze«. Die Alchemie war schon im Altertum eine Geheimwissenschaft, die sich auf den griechisch-ägyptischen Gott Hermes-Trismegistos berufen hat (Fowden 1993, Luck 1990: 443–465). Bereits in der Antike existierten nebeneinander die chemisch-technischen und philosophisch-magisch-astrologischen Methoden, die sich im europäischen Mittelalter höchster Beliebtheit erfreuten. Neben dem Wunsch, aus Blei Gold herstellen zu können, war schon im Altertum Ziel und Aufgabe der ägyptischen und griechischen Alchemisten die Entwicklung und Verbesserung von Medikamenten (Luck 1990: 445f.). In der Hochzeit der mitteleuropäischen Alchemie (14.–17. Jh.) stand neben der Entwicklung komplizierter philosophischer Systeme (Rosenkreuzer usw.) auch die Verbesserung von Heilmitteln an erster Stelle: »Es ging den Alchimisten (*sic*) unter anderem darum, Vorgänge, die sich in der Natur abspielen, im Laboratorium nachzuahmen, sie aber gleichzeitig zu beschleunigen und zu vervollkommnen. Sie strebten danach, die Natur zu verbessern, die gleichen Resultate zu erzielen wie die Natur, aber rationeller« (Luck 1990: 446). Dabei war besonders das Prinzip der Destillation in den Fokus alchemistischen Interesses gerückt. Der Beginn der Destillierkunst liegt im Dunklen. Der bislang älteste archäologische Fund einer Destillationsapparatur wurde in den Ruinen von Mohenjo Daro, wo die Wurzeln des arisch-vedischen Soma-Rituals und des Yoga liegen, im Industal gemacht. Es war eine komplette Anlage aus Terrakotta, die in das 3. Jahrtausend v. Chr. datiert wird; sie diente wahrscheinlich der Destillation von ätherischen Ölen und aromatischen Substanzen (Rovesti und Fischer-Rizzi 1995: 10f.). In der Renaissance gab es den Beruf der Destillateurin. Eine berühmte Dame ihres Faches war Caterina da Rurlì, die u.a. für Giovanni de Medici tätig war:

»Als Destillateurin vitaler Substanzen bereitete Caterina da Forlì neben anderen pharmakologischen Wundermitteln auch eine ›Latwerge, um lüstern zu machen‹ zu. Dabei wurden zu einem Kilo Honig (der ›vor dem Verderben schützt‹ und ›sich rasch in Blut verwandelt‹) Skinke, geschälte Pinienkerne, Zimt, Kalmuswurzeln und Hanfsamen gegeben. Da sie eine erfahrene Destillateurin war, hatte sie das richtige Rezept ausgetüftelt, ›um das Glied die ganze Nacht steif stehen zu lassen‹. Wenn man das balsamische Elixier getrunken hatte, wurde die erstaunliche Flüssigkeit rasch wirksam. Und sie ermunterte: ›Geh zu Bett mit der Frau, und du wirst sehen, daß es steif steht, und du wirst es treiben können, so oft es dir gefällt, und du wirst feiern können.‹« (Camporesi 1991: 52f.) Hier wird eine für die alchemistische Literatur sehr seltene direkte Sprache gesprochen.

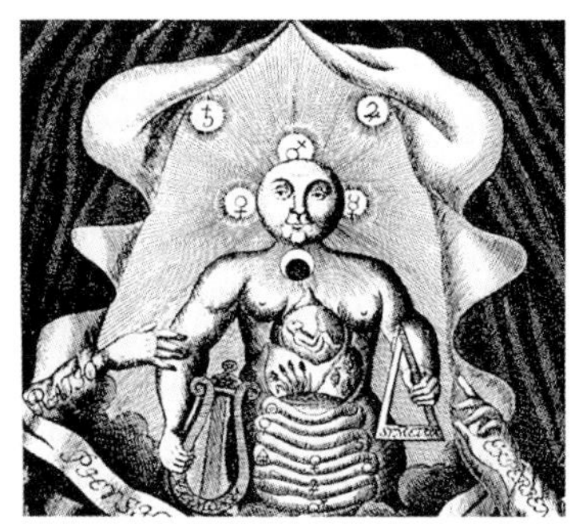

Der Planetengott Saturn (= Saturnus, Kronos) beherrscht das Element Blei und alle dunklen, giftigen oder zauberkräftigen Kräuter, darunter Alraune *(Mandragora officinarum)*, Bilsenkraut *(Hyoscyamus niger)*, Schierling *(Cicuta virosa* oder *Conium maculatum)* und Hanf. Den Alchemisten galt der Saturn als Symbol des Lebens, Todes und der Wiedergeburt.
(Titelkupfer zu Johann Becher, Leipzig 1738)

»Von den Operationen des Saturn stellten nämlich die Alten, wenn dieser Planet aufstieg, auf einem sogenannten Magnetsteine das Bild eines Menschen dar, der ein Hirschgesicht und Kamelfüße hatte, auf einem Stuhle oder einem Drachen saß und in der rechten Hand eine Sichel, in der linken aber einen Pfeil hielt. Von diesem Bilde hofften sie, es werde ihnen zu einem langen Leben verhelfen, denn Saturn soll zur Verlängerung des Lebens beitragen, wie *Albumasar* in seinem Buche Sadar nachweist, wo er auch erzählt, dass in einigen unter der Herrschaft des Saturn stehenden Gegenden Indiens die Menschen sehr lange leben und erst im höchsten Greisenalter sterben.«

Agrippa von Nettesheim
Die magischen Werke
(1982: 302)

Die »Kunst des Destillierens« wurde besonders von dem Straßburger Wundarzt Hieronymus Braunschweig (15. Jh.) perfektioniert. Sein Buch, in deutscher Übersetzung 1610 erschienen, war sehr einflussreich in der aufkommenden Apothekerkunst und wissenschaftlichen Chemie (Gebelein 1991: 196; Reichen 1964). Darin sind neben den sehr ausführlichen technischen Angaben Hunderte von medizinischen Rezepten zur Herstellung sogenannter »Wasser«, d.h. Destillate, aufgelistet. Neben »Wassern« anderer psychoaktiver Pflanzen (Alraune, Bilsenkraut), die seit der Antike das lebhafte Interesse der Alchemisten erregten, wird ein »Hanfkrautwasser« angeführt:

»Von Hanffkraut Wasser. Als beste Theil und Zeit seiner Destillierung sind die Dolden dieweiler jung und grün ißt / gehackt und gebrant.

Hanffkraut Wasser isst auß der masen gut für das Haupt Wehe / das von Hitze kompt / das Haupt / Schläff und Stirn darmit bestrichen / und etwan manich mal widerholet. Hanffkraut Wasser löschet und vertreibet alle Hitz / wo sie ist / Tücher darinnen genetzt und ubergelegt / und das im Winter zu dem Tag zweimal / im Sommer aber täglich dreymal gethan« (Braunschweig 1610: 73).

Der berühmte englische Arzt, Astrologe und Apotheker Nicholas Culpeper (1616–1654) hat das einflussreichste Kräuterbuch des 17. Jahrhunderts geschrieben, *Culpeper's Complete Herbal.* Darin fasste er das alchemistisch-astrologische und wissenschaftliche Wissen seiner Zeit sowie seine eigenen Erfahrungen als behandelnder Arzt und praktizierender Apotheker zusammen. In England galt sein Buch über dreihundert Jahre als *das* Standardwerk zum medizinischen Kräutergebrauch. Es hat ganze Generationen von Ärzten nachhaltig beeinflusst und wesentlich die englische Volksmedizin geprägt. Über den Hanf (*Cannabis sativa*) schrieb Culpeper:

»Er ist eine Pflanze des Saturns. Die Samen vertreiben den Wind, und zu viel Gebrauch lässt den Samen der Vermehrung eintrocknen; wird er aber mit Milch gekocht und eingenommen, so hilft dieses bei heißem oder trockenem Husten. Die Emulsion aus den Samen ist gut bei Gelbsucht, wenn sie zunimmt, denn sie öffnet die Verstopfung der Galle, und bewirkt die Verdauung der Gallenflüssigkeit. Emulsionen oder Dekokte der Samen wirken abführend und verflüssigend, erleichtern Koliken, beschwichtigen die unangenehmen Körpersäfte der Gedärme, stoppen das Bluten in Mund, Nase und anderen Orten. Sie töten die Würmer in Menschen und Tieren; der Saft, ins Ohr geträufelt, tötet die Würmer desselben und vertreibt Ohrwürmer und andere lebende Kreaturen. Das Dekokt der Wurzeln lindert Entzündungen des Kopfes oder anderer Orte. Das Kraut oder das destillierte Wasser tut dasselbe. Das Dekokt der Wurzel erleichtert die Schmerzen der Gicht, die verhärteten Flüssigkeiten der Knoten in den Gelenken, die Sehnenschmerzen und deren Schrumpfung, und die Schmerzen in der Hüfte. Die frische Wurzel mit etwas Öl oder Butter vermischt ist gut bei Verbrennungen« (Culpeper o.J.: 183).

Culpeper fasst hier die Angaben der antiken Autoren Dioskurides und Plinius zusammen und ergänzt durch selbst angesammeltes Wissen (vgl. Rippe 1997).

In der alchemistischen Tradition werden dem Hanf das Element Wasser, der Planetengott Saturn (Cunningham 1989: 121) und das Sternzeichen Widder (Zalewski 1990: 127) zugeordnet. Damit gehört er, zusammen mit Alraune (*Mandragora officinarum*), Bilsenkraut (*Hyoscyamus niger*), Schlafmohn (*Papaver somniferum*), Schierling (*Conium maculatum*) und Eisenhut (*Aconitum napellus*) zu den saturnischen Pflanzen, die sich allesamt durch ihre bewusstseinsverändernden, also den Geist transformierenden Wirkungen auszeichnen. Man muss also davon ausgehen, dass den antiken und mittelalterlichen Alchemisten (z.B. Agrippa von Nettesheim) die psychoaktive Wirkung des Hanfes bekannt war. Somit rückt der Hanf als »Elixier« in die Nähe der altchinesischen taoistischen Unsterblichkeitstränke. Da der Hanf die Zeit transzendiert, kann der Alchemist somit Anteil an der Unsterblichkeit erfahren (vgl. METZNER 1989).

In der alchemistischen Literatur werden *Pflanzen an sich* schon als »Alchimisten« charakterisiert, z.B. weil sie das Licht der Sonne in Materie umwandeln oder aus den vier Elementen das vegetabilische Leben gebären (UYLDERT 1987: 49ff.). Wenn man z.B. etwas Hanf einnimmt, kann der materielle Wirkstoff der Pflanze wieder in das Leuchten des Geistes transmutiert werden. Den Einfluss der psychoaktiven Pflanzenwelt auf die Menschheitsgeschichte hat der britische Drogenforscher und Prometheus-Preis-Gewinner Richard Rudgley als »Alchemie der Kultur« beschrieben (1993).

Heutzutage spricht man auch von einer *Cannabis Alchemy*, wenn es um die Herstellung von Haschisch und die Verfeinerung von Hanfprodukten geht (GOLD 1994).

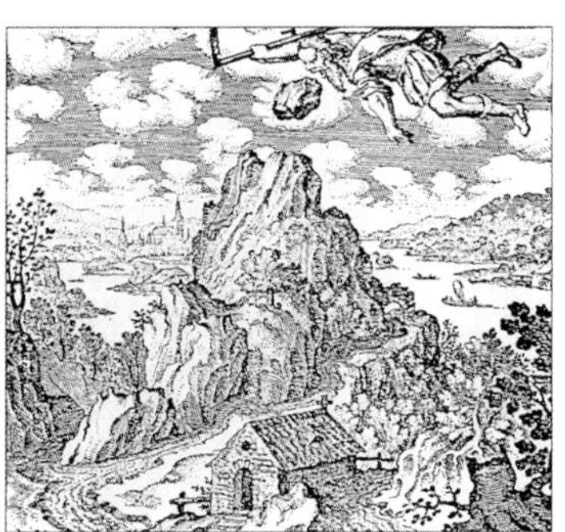

Der wie ein Schamane oder eine Hexe am Himmel fliegende Gott Saturn speit den *lapis philosophorum*, den »Stein der Weisen«, aus. Da dem Saturn als Planetengott alle psychoaktiven Pflanzen (Alraune, Bilsenkraut, Hanf, Eisenhut usw.) zugeordnet werden, kann man davon ausgehen, dass sein alchimistisches Elixier eine geistbewegende Wirkung hervorbringen kann.
(Kupferstich aus MICHAEL MAIER, *Atalanta fugiens*, 1618)

Literatur

AGRIPPA VON NETTESHEIM, Heinrich Cornelius
1982 *Die magischen Werke*. Wiesbaden: Fourier.
BRAUNSCHWEIG, Hieronymus
1610 *Ars destillandi oder Destillierkunst*... Straßburg.
CAMPORESI, Piero
1991 *Geheimnisse der Venus: Aphrodisiaka vergangener Zeiten*. Frankfurt, New York: Campus.
CULPEPER, Nicholas
o.D. *Culpeper's Complete Herbal*. London: Foulsham.
CUNNINGHAM, Scott
1989 *Cunningham's Encyclopedia of Magical Herbs*. St. Paul, Minnesota: Llewellyn.
FOWDEN, Garth
1993 *The Egyptian Hermes*. Princeton, NJ: Princeton University Press.
GEBELEIN, Helmut
1991 *Alchemie*. München: Diederichs.
GOLD, D.
1994 *Cannabis Alchemy: The Art of Modern Hashmaking*. Berkeley: Ronin.
HARTLAUB, G.F.
1959 *Der Stein der Weisen*. München: Prestel.
KLOSSOWSKI DE ROLA, Stanislas
1974 *Alchemie: Die geheime Kunst*. München: Knaur.
LORBER, Jakob
1934 *Der Saturn*. Bietigheim: Lorber-Verlag.
LUCK, Georg
1990 *Magie und andere Geheimlehren in der Antike*. Stuttgart: Kröner.
METZNER, Ralph
1971 *Maps of Consciousness*. New York: Macmillan.
1989 »Molecular Mysticism: the Role of Psychoactive Substances in the Transformation of Consciousness« in: C. RÄTSCH (Hg.), *Gateway to Inner Space*, S. 73–88, Bridport, Dorset: Prism Press.
REICHEN, Charles-Albert
1964 *Geschichte der Chemie*. Lausanne: Editions Rencontre/Erik Nitsche Intern.
RIPPE, Olaf
1997 »Pflanzen und ihre kosmischen Heilkräfte« *Naturheilpraxis* 10/97: 1541–1551.
ROVESTI, Paolo [und Susanne FISCHER-RIZZI (Hg.)]
1995 *Auf der Suche nach den verlorenen Düften*. München: Irisiana.
RUDGLEY, Richard
1993 *The Alchemy of Culture*, London: British Museum Press.
UYLDERT, Mellie
1987 *Verborgene Kräfte der Pflanzen*. München: Hugendubel.
ZALEWSKI, C. L.
1990 *Herbs in Magic and Alchemy*. Bridport, Dorset: Prism Press.

Hausmittel
Hanf in der Volksmedizin

»Gestoßener Hanfsamen mit Milch abgekocht gehört zu den holländischen Volksmitteln. Der Hanfsamen wurde aber auch schon in älteren Zeiten in der Gelbsucht gerühmt und als Tee oder Emulsion getrunken. Die gute Wirkung des Mittels soll man namentlich auch in Göttingen in einer epidemischen Gelbsucht erfahren haben.«

JOHANN FRIEDRICH OSIANDER
Volksarzneimittel
(1826: 154)

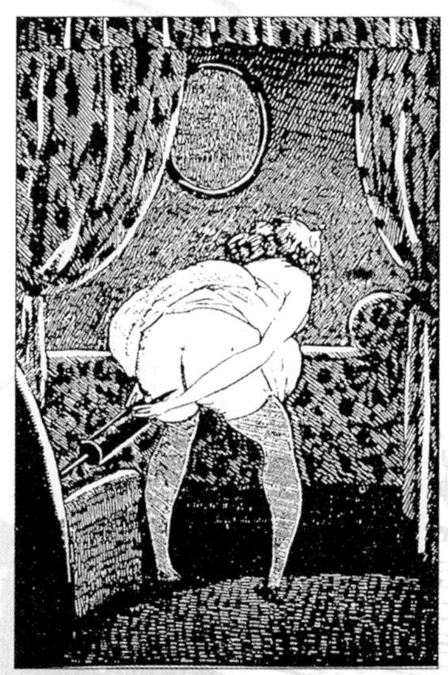

Das Klistieren stand in der Volksmedizin hoch im Kurs, nicht nur aus medizinischen, sondern auch aus erotischen Gründen. Im 19. Jahrhundert war das Rauchklistier in großer Mode. Dazu wurde der Rauch von Tabak oder besser: von »starkem Tobak«, dem Hanf, mittels Klistierspritzen rektal in den Darm geblasen. Dabei muss es schnell zu starken psychoaktiven Wirkungen gekommen sein. (Illustration aus *La vie de garçon*, 19. Jh.)

Im 19. Jahrhundert wurde die Volksmedizin in Deutschland besonders durch den aufkommenden Gebrauch sogenannter Arztbücher geprägt. Solche Bücher lagen in den meisten Haushalten, besonders in den Haushalten der mittleren, gehobenen und höchsten Gesellschaftsschichten. Trat ein Wehwehchen, eine Verbrennung, Erbrechen oder Ähnliches auf, so wurde der Hausarzt in Buchform befragt. Das entsprechende Rezept wurde dann streng oder frei befolgt. Das einflussreichste Arztbuch jener Zeit war die *Encyklopädie der gesammten Volksmedicin* von Dr. Georg Friedrich Most. Most wurde 1794 geboren, studierte in Göttingen Medizin, wurde schließlich Professor der Medizin in Rostock und verstarb im Jahre 1842. Most war ein Universalgelehrter mit schriftstellerischen Ambitionen. Er hinterließ eine Fülle medizinischer und philosophischer Schriften. Doch war sein Hauptwerk jene *Encyklopädie der Volksmedicin*, die erst ein Jahr nach seinem Tode erschien. Die darin aufgeführten Rezepturen und Verfahren hat er im deutschen Volkstum aufgespürt, selber entdeckt, von befreundeten Ärzten, aus Reiseberichten und der damaligen medizinischen Literatur übernommen. Mit diesem Buch suchte er bewusst die Nähe zum Volk. 1849 wurde das vielbeachtete Werk unter einem neuen Titel wiederaufgelegt: *Der Hausarzt. Ein vollständiges Handbuch der vorzüglichsten und wirksamsten Haus- und Volksarzneimittel aller Länder. Nach den besten Quellen und nach dreißigjährigen Beobachtungen und Erfahrungen gesammelt und herausgegeben von Georg Friedrich Most.* Mit diesem Titel wurde die Rolle des Buches programmatisch vorbestimmt.

Most widmet dem Hanf als Heil- und Rauschmittel einen überdurchschnittlich breiten Raum. Wie aus seinen Texten hervorgeht, hat er den Hanf vielseitig selbst angewendet:

»Kleine Kinder im ersten Lebensjahre bekommen nach Erkältung oft Harnverhaltung, wogegen ich als ein sehr wirksames Hausmittel einen Theelöffel voll gestossenem Hanfsamen (*Semen Cannabis*) mit einer halben Obertasse kochenden Wassers übergossen, von einer hiesigen alten Dame habe kennen lernen. Man lässt den Thee warm, mit Zucker versetzt, trinken« (Most 1843: 244).

Unter dem Eintrag *Hanf* gibt er auch an, wie man sich damit am besten berauscht:

»**Hanf** (*Cannabis*, von *Cannabis sativa* L.). Der Same, so wie die ganze Pflanze werden getrocknet als ein sanftes Mittel gegen schmerzhaftes Harnen, Urinverhaltung bei Säuglingen als Thee mit Nutzen gebraucht (...). In Marokko raucht man getrocknete Hanfblätter statt des Tabaks, um sich zu erheitern und hypochondrische Launen zu vertreiben. Auch die Fröhlichkeitspillen der Morgenländer haben Hanf zum Hauptbestandtheil. – Gegen den Keuchhusten der Kinder lobt Hufeland das Extract der ganzen Pflanze. Man kann sich dasselbe so bereiten, dass man den Hanf vor der Blüthezeit sammelt, zerstampft, mit etwas Flusswasser begiesst, dann auspresst und den frischen Saft unter gelindem Feuer bis zur Dicke des Extracts abdampft. Man gibt Kindern von zwei bis sechs Jahren dreimal täglich zwei bis drei Gran, Erwachsenen sechs bis zehn Gran. Dieses Extract ist auch ein bekanntes, oft gemissbrauchtes Stimulans, welches als solches in folgender Mischung genommen wird:

Nr. 89. Nimm: Hanf-Extract, zwei Quentchen, Pomeranzenblüthwasser, sechs Unzen, Spanisch Pfeffer-Tinctur, ein halb Loth. Man nimmt davon ein bis zwei Stunden *ante actum* ein bis zwei Esslöffel voll mit Wein. Das ausgepresste fette Hanföl (*Oleum cannabium*) ist ein altes Mittel gegen Nervenschmerzen, Colik, Magenkrampf, Verhärtung des Uterus, indem man den leidenden Theil damit einreibt.«

Encyklopädie

der gesammten

Volksmedicin,

oder

Lexikon

der vorzüglichsten und wirksamsten

Haus- und Volksarzneimittel aller Länder.

Nach den besten Quellen und nach dreissigjährigen, im In- und Auslande selbst gemachten zahlreichen Beobachtungen und Erfahrungen aus dem Volksleben gesammelt und herausgegeben

von

Georg Friedrich Most,

Doctor der Medicin und Philosophie, Magister der freien Künste, akademischem Lehrer, praktischem Arzte, Wundarzte und Geburtshelfer zu Rostock, mehrerer gelehrten Gesellschaften des In- und Auslandes ordentlichem, correspondirendem und Ehrenmitgliede, Inhaber der grossen goldenen Wissenschafts-Verdienst-Medaille Sr. Majestät des Hochseligen Königs Friedrich Wilhelm III. von Preussen.

Titelseite des sehr einflussreichen und im 19. Jahrhundert weit verbreiteten Werkes zur Volksmedizin. (F.A. Brockhaus, Leipzig 1843)

»Mit dem Hanf-Werge, das die Seiler hierzulande von auswärts beziehen und verkaufen, weiß das Volk nicht umzugehen, wenn es ein Gespinst davon machen soll, eine Erinnerung an eine historische Thatsache, daß der Hanf nur des Samens *(Cannabis sativa)* wegen gebaut wurde; noch im 13. Jahrh. ist der Hanfsamen eine fettende Zuspeise des süddeutschen Bauern; er wurde auch bis ins 16. Jahrh. nur in Metzen (d.h. als Frucht) gedient; jetzt findet man den Hanf nur noch als Vogel- oder Hühnerfutter im Garten gezogen und für die Hausmittel. Das Hanfwerg wird getrocknet und mit Zucker-Rauch erwärmt auf rheumatisch afficirte Gelenke gelegt; an Stelle der früher üblichen frischen Hanfkraut- und Hanfsamen-Räucherungen, welche betäubende Wirkung hatten, trat später das Hanfwerg mit Zuckerrauch, das auch auf die schmerzhaften Brüste der Wöchnerinnen noch gelegt wird; auch das Hanföl wird eingerieben an diesen Stellen; die Hanfsamenmilch wird gegen Blasenschmerzen und Wassersucht benützt.«

Max Höfler
Volksmedizin und Aberglaube
(1888 = 1994: 157)

Der von Most hier angegebene oder empfohlene Gebrauch als psychoaktives Aphrodisiakum war in Deutschland im 19. Jahrhundert sehr weit verbreitet (Aigremont 1986: 24, Hovorka und Kronfeld 1908/09). Man glaubte damals, dieser Gebrauch sei von den serbischen Zigeunern eingeführt worden. Sie sollten »die Hanfblume gepulvert mit Menstruationsblut vermischt« eingenommen haben (ebd.). Ebenso galt der Hanf als Liebeszauber (Kronfeld 1981: 40, Lussi 1996*). Unter dem Eintrag *Semen cannabis* wird Most noch deutlicher:

»**Semen Cannabis**. Wir fügen zum Artikel Hanf noch folgendes: Ein sehr wirksames, von mir selbst oft erprobtes Hausmittel gegen spastische Harnverhaltung der Säuglinge (auch Erwachsener) ist ein bis drei Theelöffel voll gequetschter Hanfsamen, mit zwei Tassen kochendem Wasser infundirt und warm getrunken. – Nach Freudenstein (Diss. de cannabis sativae usu et viribus narcoticis. Marpurgi 1841) gibt es ausser Cannabis sativa L. noch eine andere Species: Cannabis indica Lamarck (*sic*), welche narkotischer, als jene wirkt. Als Berauschungsmittel kannten schon die alten Scythen, nach Herodot, den Rauch von Hanfblättern, – in Aegypten bedienen sich die Spitzbuben desselben, um die, welche sie bestehlen wollen, dadurch einzuschläfern, und das Hanfextract lobt Aubert (De la Peste etc. Paris 1840) besonders in der Pest, wo er von zwölf Kranken dadurch sieben genesen sah. Das harzige Hanfextract hat Dr. O'Shaughnessy als ein narkotisches Mittel angewendet, wobei zu bemerken ist, dass in heissern Climaten, als bei uns, aus den Blättern und dem Stamme des Hanfes ein harziger Saft ausschwitzt, welcher einen scharfen, narkotischen Geruch und bittern Geschmack hat. Das Extract wird durch Kochen der getrockneten Pflanze in Spiritus und Abdampfen erhalten, worauf durch Auflösung von drei Gran Extract in eine Drachme Alkohol man auch eine Tinctur bereitet. Das Mittel soll sich besonders bei Tetanus bewährt haben, wo man alle halbe Stunden eine Drachme Tinctur gibt, bis der Krampf nachlässt. (British and Foreign med. Review, July 1840.) Als Berauschungsmittel vertritt der Hanf in vielen Gegenden des Orients die Stelle der Spirituosa, des Weins und Branntweins. – Personen, die ihn als Vergnügungsmittel zu sich nehmen, fühlen eine besondere Heiterkeit, Fröhlichkeit und Munterkeit des Gemüths, ein behagliches Vergessen aller Traurigkeit und jedes Schmerzes; stets lächeln sie milde, wenn auch keine äussere Ursache dazu vorhanden ist, aller Zorn und Hass schweigt und nach einigen Stunden verfallen sie in einen milden und sanften Schlaf, während desselben sie, wie vorher im Wachen die lieblichsten Phantasiebilder ergötzen. – Alles Zeichen des Hanfrausches. Der Angabe des Sonnini zufolge ist diese Störung des Denkvermögens, diese Art von Seelenschlaf auf keinerlei Weise mit dem Rausche vom Weine oder anderer geistiger Getränke zu vergleichen, und unsere Sprache besitzt keinen Ausdruck, um jenes Gefühl anzudeuten. Die Hanftrunkenheit hat noch ferner das Eigene, dass durch sie die Circulation des Blutes nicht beschleunigt, das Athmen nicht schneller vor sich geht, und der Kopf nicht angegriffen wird; wol aber entsteht ein wahrer Hundshunger (*fames canina*). Übrigens hat dieser Missbrauch des Hanfes doch auch, wenn er zu lange fortgesetzt wird, Dummheit, Blödsinn und grosse Körperschwäche zur Folge.

Es gibt verschiedene Arten, den Hanf als Berauschungsmittel zuzubereiten. In Indien sind, nach Ainslie, deren drei gebräuchlich. Ein aus den Blättern dargestellter Trank, dessen sich zumal die Mohammedaner bedienen, heisst Banghie. Eine andere Zubereitung heisst Majum, zu welcher nebst den Hanfblättern noch Mohnblätter, Blumen des Stechapfels, Krähenaugen, Zucker und Milch verwendet werden. Sehr stark ist eine aus diesen Substanzen bereitete Latwerge, deren sich jedoch nur sehr ausschweifende Leute bedienen. Auch kommen daraus bereitete Pillen vor, welche sanskritische Schriftsteller mit dem Namen Gandschakini bezeichnen. – Besonders beliebt ist der Hanfgebrauch in Persien, wo man den Hanfsamen mit Tabaksblättern gemischt, aus besondern Pfeifen zu rauchen pflegt, welche Nardschihli heissen, oder man bereitet auch einen Trank aus Hanf, Krähenaugen, Kali und Wein, dessen sich aber die rechtgläubigen Muselmänner nicht bedienen; endlich macht man auch ein Infusum aus Hanf und Mohnblättern mit Krähenaugen, welches Bangue, Baeng oder Beng heisst, Benennungen, die auf indischen Ursprung deuten. Nach dem Berichte des Olearius, der 1633 in Persien war, bereitet man daselbst Pillen aus den Blättern und Samen des Hanfes mit Honig, die als Aphrodisiacum dienen. Auch in der Berberei bedient man sich des Hanfpulvers oder raucht die Blätter, um sich aufzumuntern und ad coitum zu stimuliren; aber hier ist in Folge dieses Missbrauchs auch die Impotenz und Sterilität sehr häufig (s. Dublin Journ. März 1841). Merkwürdig! ganz anders spricht Woyt (l.c.p.156) vom Hanfe. ›Der Samen‹ – sagt er – ›mindert die männliche Natur, wird auch wider den Samenfluss (Pollutionen), Schmerzen, Seitenweh, Husten und gelbe Sucht gebraucht.‹ Ganz richtig! denn Alles, was momentan stimulirt, hat schnelles Unvermögen zur Folge (s. *Hanf*).«

Unter dem Eintrag *Fröhlichkeitspillen* findet sich ein hochaktives Rezept:

»**Fröhlichkeitspillen**. Um üble Laune und hypochrondrische Gemüthsverstimmung zu vertreiben, nehmen die Orientalen, welche bekanntlich sich auch gern am Opiumrauchen und Opiumessen ergötzen, ihre Zuflucht zu einer Mischung: *Nepenthe* genannt, bestehend aus dem Pulver der trocknen obersten Blätter und Blüthen des Hanfs, in Verbindung mit Opium, Arecanuss, Gewürzen und Zucker, welche sie in Pillenform verschlucken.«

Da die Mostschen Rezepte fleißig befolgt wurden, darf man davon ausgehen, dass breite Bevölkerungsschichten über die Wirkungen des Hanfs aufgeklärt waren. Über die »wunderbaren Wirkungen der orientalischen Fröhlichkeitspillen« haben auch andere, ähnlich einflußreiche Autoren wie der Arzt Johann Friedrich Osiander (1838) geschrieben (vgl. Rätsch 1990b: 11*).

Neben der weitverbreiteten Verwendung von Arztbüchern gab es auch den Brauch, selbst Rezepte für Hausmittel zu sammeln und in Hausbüchern niederzuschreiben. Ein besonders interessantes und vielbeachtetes derartiges Hausbuch stammte von der Frau Rath Schlosser, die zur näheren Verwandtschaft von Goethe gehörte. Sie empfiehlt den Hanf an mehreren Orten. So soll ein Pflaster aus Hanffasern mit Vitriolöl getränkt bei Bissen tollwütiger Tiere auf die Wunde gelegt werden (Bernus 1982: 20). Die Rose oder Gürtelrose ist eine Krankheit, die schon immer mit Volksmitteln und magischen Praktiken behandelt wurde. Frau Rath Schlosser kannte eine besonders gute Methode:

»**Gegen die Rose**. Man nehme aus 9 Welschen Nüssen das sogenannte Kreuz, mache davon einen Abguss wie Tee und lasse trinken, während man fein gestoßenen Hanf auf die entzündete Stelle legt« (Bernus 1982: 25).

Gegen Haarausfall hat sie gleich zwei hanfhaltige Rezepte parat:

»**Pomade für den Haarwuchs**. Man nehme Hühnerfett, Hanfsamenöl und Honig, von jedem 4 Unzen, lasse das Ganze in einem Topf zergehen und vermische sie innig bis zur Konsistenz einer Pomade. Acht Tage hintereinander reibe man den Kopf damit ein« (Bernus 1982: 52).

Und:

»**Mittel, die Haare wachsen und neu wiederkommen zu machen**. Man nehme die Wurzel des weißen Weinstockes, Wurzel vom Hanf und zarte Kohl-

»Wie man zauberhafte Kräfte erwirbt.
Man töte am Vorabende des Adalbertfestes (1. Juni) eine Schlange, schneide ihr den Kopf ab, lege darin 3 Körnchen Hanf und vergrabe das Ganze in den Boden: wenn der Hanf gewachsen ist, drehe man daraus eine Schnur. Hat man diese um den Leib gewunden, dann wird man auch vom Stärksten nicht überwunden.«

Das sechste und siebente Buch Mosis (Stuttgart 1849)

Blumenorakel

»Haben die Schlüsselblumen lange Stiele, so wird auch die Gerste lang werden, sagt man im Fränkischen, und im Schwäbischen (in der Gegend von Tuttlingen) gilt dieses Orakel von der Länge des Hanfes.«

Heinrich Marzell, *Volksbotanik* (1935: 25)

strünke, von jedem zwei Handvoll, trockne sie und verbrenne sie dann. Aus der Asche mache man eine Lauge. Vor dem Waschen des Kopfes mit dieser Lauge massiere man ihn mit Honig und tue dies dreimal hintereinander jeden zweiten Tag« (Bernus 1982: 57).

Wer weiß, ob der Hanf die Haare wieder zum Wachsen bringt. Aber viele dieser Rezepte haben sich im Volke so lange gehalten, weil sie sich durchaus als wirkungsvoll erwiesen haben.

In Oberbayern wurde der Hanf, meist »Knaster«[36] oder »starker Tobak« genannt, bis ins 19. Jahrhundert volksmedizinisch genutzt:

»Man läßt Wacholder-Rauch in Hanfwerg streichen und legt letzteres über geschwollene, arthritische Füße« (Höfler 1994: 124).

Überhaupt wurde der »wildwachsende Hanf« in Bayern zur Behandlung des Asel (= Wundschmerz von der Haut entblößter Stellen = Abfall) genutzt (Höfler 1994: 178). In Tübingen hüllen die Landleute »das schmerzhafte Glied in gewärmtes Hanfwerg«, um Gicht und Rheumatismus zu behandeln (Osiander 1826: 85). Mit »gewärmter Hanfhede« wurden die Brüste bei Milchstockung eingerieben (ebd.: 242).

Bis in unser Jahrhundert hinein war der Hanf ein beliebtes, sogar magisches Volksheilmittel:

»In der Volksmedizin ist der Hanf ein Fiebermittel (Oberschlesien, Böhmen). Man lässt eine Hanfkugel, in die man drei Späne von verschiedenen Schwellen und 10 Linsen einwickelt, über Kohlenfeuer verbrennen und lässt den Dampf zum Ohre hinein, oder die Hausfrau macht drei Kugeln aus Hanf, zündet sie an und bläst sie dann aus dem Fenster in den Hof oder auf die Straße hinaus, damit soll sie auch das Fieber aus dem Hause treiben. Gegen Krämpfe und wilde Wehen werden aus Werg oder Hanf gedrehte Bänder, um den Leib 1–2 und um Beine, Arme und Kopf je 1 angelegt; man darf sie nicht an- und abstreifen, man soll sie ›unverdanks‹ verlieren. Auch legt man Gebärenden hanfenes Werg unter, damit sie der Krampf nicht befällt. Gegen das Überbein bindet man Werg oder Hanf, welches um die ›Weihbüschel‹ gelegt war, um das Handgelenk, gegen Wadenkrampf wickelt man ›Rystä‹ (Hanffasern), die in Palmzweige gesteckt und am Palmsonntag geweiht worden waren, um die Unterschenkel. Eine Schwangere soll nicht auf Hanf harnen« (Marzell 1931: 1437f.).

Die Dämonisierung der Hanfpflanze setzte in der hausmedizinischen Literatur bereits zu Ende des 19. Jahrhundert ein. So heißt es in dem einflussreichen *Kräutersegen*, dass der Hanf zwar in der Heilkunde »seinen wohlverdienten Platz« findet, jedoch:

»Wenn wir uns beim Anblick des Hanfes also auch eines gewissen Misstrauens nicht erwehren können und uns sagen müssen: ›Hier ist eine Pflanze, die schon viel Unheil gestiftet hat, noch vieles stiften kann und vieles stiften wird,‹ so dürfen wir uns jedoch auch nicht verhehlen, dass nur ein übermäßiger Genuss des Haschisch, erzeugt durch Leidenschaft und Laster, schuld an den Uebeln ist, die auf Millionen von Menschen wie ein Fluch liegen, während bei richtigem Gebrauche das schlimme Prinzip auch hier wie überhaupt überall zum Guten werden lässt. Wägen wir demnach den Nutzen des Hanfes gegen seinen Schaden ab, so übersteigt jener den letztern weit. Selbst in unserer Hausapotheke lässt sich der Hanf bei einiger Vorsicht mit Vorteil gebrauchen.

36 Osiander (1826: 78) schreibt, dass »Knaster« im sogenannten Rauchtabakklistier, bei dem der Rauch rektal appliziert wird, wirksamer als gewöhnlicher Tabak sein soll.

Er wirkt in seinen Präparaten bei kleinen Dosen anregend und belebend auf das Nervensystem. Darum wird er bei großer Ermüdung und Schwäche nach starker körperlicher Anstrengung vom Arzte verordnet.

Größere Gaben sind betäubend. Deswegen wurde er schon manchmal anstatt des Morphiums eingegeben.

Ferner ist er ein gutes Mittel in den Krankheiten der Harnwerkzeuge, bei schmerzendem Urinieren, bei Wassersucht, Nierensteinen, Nieren- und Blasenentzündungen usw.« (ZIMMERER 1896: 51ff.).

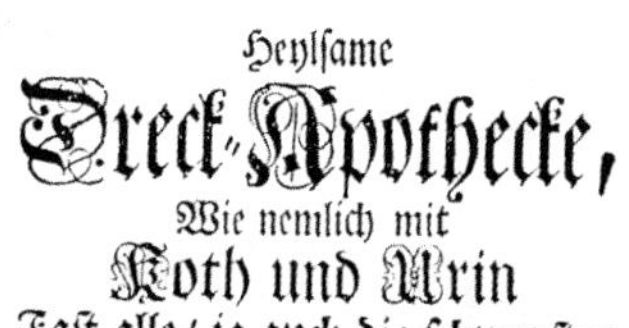

Heylsame
Dreck-Apotheke,
Wie nemlich mit
Koth und Urin
Fast alle/ ja auch die schwerste/
gifftigste Kranckheiten, und bezauberte
Schäden vom Haupt biß zun Füssen, inn-
und äusserlich, glücklich curiret worden;
Von
Kristian Frantz Paullini.
Nochmahls bewährt, nun zum vierdten mahl
um ein merckliches verbessert
Franckfurt am Mayn,
In Verlag von Friederich Daniel Knoch.
1734.

In der deutschen Volksmedizin hatte die sogenannte Dreckapotheke immer einen hohen Stellenwert. Früher verarbeitete man die Exkremente aller nur erdenklichen Tiere und Menschen zu Medikamenten (heute spricht man »Eigenurintherapie«). Dazu wurden die Exkremente meist mit Heilpflanzen vermischt geschluckt. In solchen Rezepturen taucht auch der Hanf auf. So wird ein mit Taubenkot und Gewürzen versetzter Hanfsamenkuchen als Mittel gegen Wassersucht verspeist. (Titelseite des über Jahrhunderte benutzten Buches)

gegen Harnbrennen

(nach OSIANDER 1826: 117)

Man bereite aus gleichen Teilen
zerstoßener Hanfsamen
Süßholz
einen Aufguss und trinke ihn ggf. noch mit Sirup gesüßt mehrmals täglich.

Hanftee

(nach ZIMMERER 1896: 53)

Es werden 30 bis 60 Gramm Hanfsamen mit einem Liter kochendem Wasser aufgegossen und für mindestens 10 Minuten ziehen gelassen. Der Tee wird über den Tag verteilt bei Rheumatismus, Wassersucht, Flechten, Harnbeschwerden und Gelbsucht getrunken.

Literatur

AIGREMONT, Dr.
1986 *Volkserotik und Pflanzenwelt*. Berlin: EXpress Edition (Reprint von 1917).

BERNUS, Alexander von
1982 *Urgroßmutters Hausmittel: Aus dem Hausbuch der Frau Rath Schlosser*. Frankfurt a.M.: Insel.

HÖFLER, Max
1994 *Volksmedizin und Aberglaube in Oberbayern. Gegenwart und Vergangenheit*. Vaduz/Liechtenstein: Sändig Reprint (von 1888).

HOVORKA, Oskar und Adolf KRONFELD
1908/09 *Vergleichende Volksmedizin*. Stuttgart: Strecker und Schröder.

KRONFELD, Moritz
1981 *Donnerwurz und Mäuseaugen*. Berlin: Clemens Zerling (Reprint von 1898).

MARZELL, Heinrich
1931 »Hanf« in: E. HOFFMANN-KRAYER, Hanns BÄCHTHOLD-STÄUBLI et al. (Hg.), *Handwörterbuch des Deutschen Aberglaubens*, Bd. 3: 1435–1438, Berlin: de Gruyter.
1935 *Volksbotanik: Die Pflanze im Deutschen Brauchtum*. Berlin: Enckehaus.

MOST, Georg Friedrich
1843 *Encyklopädie der gesammten Volksmedicin*. Leipzig: Brockhaus.

OSIANDER, Johann Friedrich
1826 *Volksarzneymittel und einfache, nicht pharmazeutische Heilmittel gegen Krankheiten des Menschen*. Tübingen (Reprint, Heidelberg: Haug, o.J.).
1838 *Volksarzneymittel und einfache, nicht pharmazeutische Heilmittel gegen Krankheiten des Menschen*. Tübingen (erw. Aufl.).

ZIMMERER, E.M.
1896 *Kräutersegen: Die Bedeutung unserer vorzüglichsten heimischen Heilkräuter … und ihre praktische Verwendung als Hausmittel*. Donauwörth: L. Auer.

Dagga
Hanf in Schwarzafrika

»In vielen nichtwestlichen Kulturen stehen die Ahnen mit der Welt der Lebenden in innigster und absolut lebensnotwendiger Beziehung. Sie halten sich immer bereit, um Rat, Belehrung und Kraft zu geben. Sie bilden einen Weg zwischen dieser Welt und der künftigen. Und am wichtigsten – ja am paradoxesten – ist, dass sie die Richtlinien für ein erfülltes Leben verkörpern – für alles, was wertvoll im Leben ist.«

Malidoma Patrice Somé
Vom Geist Afrikas
(1996: 20)

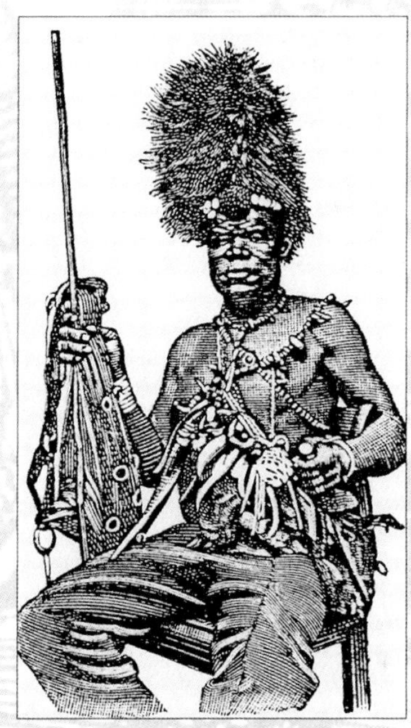

Viele afrikanische Medizinmänner nutzen Hanf und andere psychoaktive Gewächse als Orakelpflanzen, Aphrodisiaka und Heilmittel.
(Illustration aus Max Bartels, *Medizin der Naturvölker*, Leipzig 1893)

Afrika ist der Kontinent, der entweder die wenigsten psychoaktiven Pflanzen hervorgebracht hat oder dessen Bevölkerung nur wenige entdeckt und kulturell integriert hat (DE SMET 1996). In vielen Gebieten Afrikas werden die Entdeckungen psychoaktiver Zauberpflanzen den Pygmäen, den kleinen friedlichen Waldmenschen, zugeschrieben. So sollen sie die psychedelische Ibogawurzel (*Tabernanthe iboga*) genauso entdeckt haben wie den euphorisierenden Hanf. Die kultisch verspeiste Ibogawurzel ist ein endemisches Gewächs, das nur in den Regenwäldern Westafrikas gedeiht (SCHULTES und HOFMANN 1995: 112*). Der Hanf hingegen scheint aus dem Orient seinen Weg über Ägypten und Ostafrika nach West- und Südafrika gefunden zu haben (DU TOIT 1975). Nichtsdestotrotz sind die Pygmäen große Hanfgenießer. Außerdem behaupten sie, dass der Hanfgenuss ihnen die für die aufregende Elefantenjagd notwendigen Kräfte verleiht (DU TOIT 1975: 101). Sie rauchen das heilsame Kraut aus großen Bambuspfeifen (REININGER 1941: 2780*).

Der Hanf wird heute in weiten Teilen Afrikas *Dagga* genannt. Das Wort leitet sich entweder aus einem arabischen Terminus *(duXan)* ab oder stammt von einem Wort *(daXab)* aus der Sprache der Hottentotten. Dabei scheint in der Frühzeit des europäischen Kontaktes (17. Jahrhundert) das Wort *Dagga* (und dessen Abwandlungen, z.B. *dacha*) psychoaktive Pflanzen allgemein (z.B. auch *Datura fastuosa* = *D. metel*)[37] und *Leonotis leonurus* im Besonderen bezeichnet zu haben (DU TOIT 1975: 88, WATT 1961). *Leonotis* ist ein kleines Kraut, das schon vor Einfuhr des Hanfs als Stimulans und Euphorikum überall in Südafrika geraucht wurde (DU TOIT 1980: 58). Heute wird es praktisch kaum noch geraucht, da sich der Hanf, wohl wegen seiner besseren Verträglichkeit und angenehmeren Wirkung, an dessen Stelle gesetzt hat.

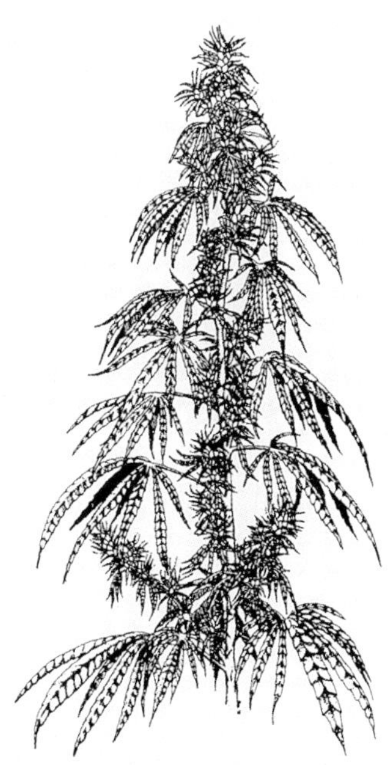

Typische weibliche Hanfpflanze aus dem zentralafrikanischen Malawi. (Aus CLARKE 1997: 151*; AT Verlag)

Was ist »Wilder Dagga«?

»Zwei andre Pflanzen, die ebenfalls geraucht werden, heißen auch Dagga, nämlich *Leonotis leonurus* ›Wild Dagga‹ und *L. ovata* ›Felsen-Dagga‹. Ihr Gebrauch ist im Kapland wie der des Hanfes von den Engländern verboten« (HARTWICH 1997: 8*).

Der südafrikanische Strauch *Leonotis leonurus* (L.) R. BR. (Labiatae) – Löwenschwanz, Löwenohr – hat orangefarbene Blüten und soll »halluzinogen« sein (SCHULTES und HOFMANN 1995: 367*). In Afrika heißt er *dacha*, *daggha* oder *wild dagga*, »Wilder Hanf«. Die Hottentotten (Heusaquas) und Buschleute rauchen die Knospen und Blätter als Rauschmittel (SCHLEIFFER 1979: 93ff.). Die harzigen Blätter oder das von den Blättern gekratzte oder aus ihnen extrahierte Harz wird pur oder mit Tabak (*Nicotiana tabacum*) vermischt geraucht. In Kalifornien ist das Rauchen der Blätter und Blütenstände inzwischen recht weit verbreitet. Chemische Studien fehlen (OTT 1993: 411*). Der bitter schmeckende Rauch der Blütenstände hat eine leicht psychoaktive Wirkung, die zugleich an *Cannabis* sowie *Datura* erinnert.

In der nahe verwandten Art *Leonotis nepetaefolia* (L.) R. BR., die in der Karibik volksmedizinisch benutzt wird, wurden in den Blättern und Blüten gebundene

37 In Afrika wird die *Datura metel* zur Kriminaltelepathie und bei der Initiation verwendet. Allerdings werden dort die Samen auch zum Vergiften von Opfern, die ausgeraubt werden sollen, missbraucht. In Ostafrika sind die halluzinogenen Eigenschaften der Pflanze gut bekannt. Die Samen werden dem lokal gebrauten Bier zugesetzt um es berauschender zu machen (WEISS 1979: 49). Im Tsongaland, das sich über Mozambique und Transvaal erstreckt, wird *Datura metel* var. *fastuosa* als halluzinogene Ritualdroge *(mondzo)* bei der Initiation von Mädchen zu Frauen verwendet (JOHNSTON 1972).

»Dass der Hanf in Südafrika unter den Namen *D'Amba, Dakka, Dacha, Deijamba, Djamba, Congo-Tabak* für sich allein oder mit Tabak geraucht wird, ist längst bekannt (...) Der Gebrauch dieser Pflanze scheint im Süden von Afrika sehr ausgedehnt zu sein und hier wiederum ganz vorzüglich im Lande der Hottentotten und Kaffern. Man findet sie hie und da angebaut oder auch im verwilderten Zustande in der Nähe der Hütten. Diese Pflanze ist eine Varietät von *Cannabis sativa* und dieselbe, welche so häufig von den *Dongos, Domaras* und anderen Völkerstämmen südlich von Benguela gebaut wird (...) Bei den Ureinwohnern von Angola, den Ambondas, steht die Pflanze nicht bloss wegen ihrer narkotischen Wirkungen, sondern auch wegen ihrer Heilkräfte in hohem Ansehen.«

Georg Martius
Pharmakologisch-medicinische Studien über den Hanf
(1855: 37f.*)

Öle, Bitterstoffe, Diterpene, Cumarine und Harze identifiziert (Puroshothaman et al. 1974a und 1974b). Diese Pflanze wird in Mexiko *flor de mundo*, »Weltenblume«, oder *mota* genannt. Mota bezeichnet normalerweise »Marijuana«; diese Benennung deutet auf einen Gebrauch als Marijuana-Ersatz hin. Der Extrakt hat antispasmodische Wirkung und scheint Acetylcholin und Histamin zu hemmen.

Der Hanf wird in ganz Afrika als Faserpflanze kultiviert und zur Herstellung von Seilen, Stoffen und Teppichen genutzt (Kokwaro 1995: 222f.).

Hanf gilt fast überall in Schwarzafrika, besonders in Mali, als Aphrodisiakum (Du Toit 1980). Im Mashonaland heißt es, der Hanf erotisiert und verbessert Arbeitskraft und Leistung (Du Toit 1975: 98). In Rwanda sagen die Twa, der *injaga* genannte Hanf verleihe große Kraft und Mut, vertreibe Erschöpfung und Rheumatismus (Codere 1975: 223). Ebenso gilt er als Entspannungsmittel nach vollbrachtem Tagewerk. Auch bei Nervosität wird er zur Entspannung geraucht, bei Nervenzusammenbrüchen sogar therapeutisch eingesetzt (Du Toit 1980: 208).

Gewöhnlich wird der Hanf als Marijuana pur in Wasserpfeifen von abenteuerlichen Ausmaßen geraucht. Manchmal wird der Hanf mit Stechapfelblättern (*Datura stramonium*) vermischt (Du Toit 1975: 108, Watt 1961). Der Gebrauch von Tabak als Hanfzusatz ist wenig verbreitet.

Oft wird der Hanf auch rituell verwendet. Es heißt, dass er den Kontakt zu den Ahnen herstelle, denn schon die Ahnen haben sich an ihm ergötzt. Um die Ahnen herbeizurufen, wird ein Weihrauch aus Hanfblüten und dem süßlich duftenden Harz der immergrünen *impepho*-Pflanze (*Helichrysum miconiaefolium*, eine Strohblume) geräuchert (Du Toit 1980: 208).

Möglicherweise dient der Hanf auch dem Auslösen der schamanischen Ekstase, die in manchen Gebieten Afrikas anzutreffen ist (Chesi 1989: 18). Auch auf den Inseln im Indischen Ozean sind der Hanf und dessen ritueller, magischer und medizinischer Gebrauch verbreitet. Auf Réunion wird er *zamal* genannt und zum Vertreiben schädlicher Geister sowie gegen Erbrechen verwendet (Benoist 1975: 230).

»Haschischgenuss als Kult

traf der deutsche Afrikareisende Hermann von Wißmann (1853–1905) bei den Baluba, einem Stamm der Bantuneger in Belgisch-Kongo, und bei den von ihnen unterworfenen Stämmen an. Wie von Wißmann im Jahre 1888 berichtet, ließ Kalamba-Mukenge, der Häuptling der Baluba, um sein durch Eroberungen gegründetes Reich zu festigen und die verschiedenen ihm unterworfenen Stämme durch einen einheitlichen Kult aneinander zu fesseln, die alten Fetische der einzelnen Stämme öffentlich verbrennen. Als Ersatz für den Fetischkult führte er das Hanfrauchen als allgemein gültigen Ritus ein.

Bei allen wichtigen Anlässen wie Festen, Vertragsabschlüssen, Freundschaftsbündnissen usw. wurde von nun an bei den Baluba Hanf geraucht, meistens aus großen Flaschenkürbissen, die mitunter einen Umfang von einem Meter besaßen. Außerdem versammelten sich die Männer jeden Abend auf den Hauptplätzen der Ortschaften zu gemeinsamem feierlichem Hanfrauchen. Aber auch als Strafmittel diente der Hanf. Fehlbare mussten eine besonders große Hanfdosis unter Aufsicht rauchen, wobei oft Bewusstlosigkeit eintrat. Die Untertanen Kalambas waren bald mit dem Hanfgenuss derart verbunden, dass sie sich nach ›Riamba‹, dem Namen für Hanf, auch ›Bena-Riamba‹ (Söhne des Hanfs) zu nennen pflegen« (Reininger 1941: 2791*).

Auch in Afrika wird der Hanf medizinisch genutzt, obwohl der hedonistische Gebrauch bei vielen Völkern und Stämmen im Vordergrund steht (James 1970, Morley und Bensusian 1971). Früher schätzte man in vielen Teilen Afrikas den Hanf als Heilmittel bei Ruhr, Malaria, Milzbrand und allen Fiebererkrankungen (Schultes und Hofmann 1995: 97*). In Rhodesien galt Hanf als Heilmittel vieler schwerer Erkrankungen: Malaria, Schwarzwasser-Fieber, Blutvergiftung, Milzbrand und Durchfall (Du Toit 1980: 58). In Tanzania werden Zubereitungen aus getrockneten Hanfblättern, *ubami*-Gummi (eine Art Olibanum oder Weihrauch) und einem Dekokt aus Wurzeln und Rinde von *Securidaca longepedunculata* Fres. zur Behandlung von Syphilis, Typhus und Rheuma verwendet (Neuwinger 1998: 762).

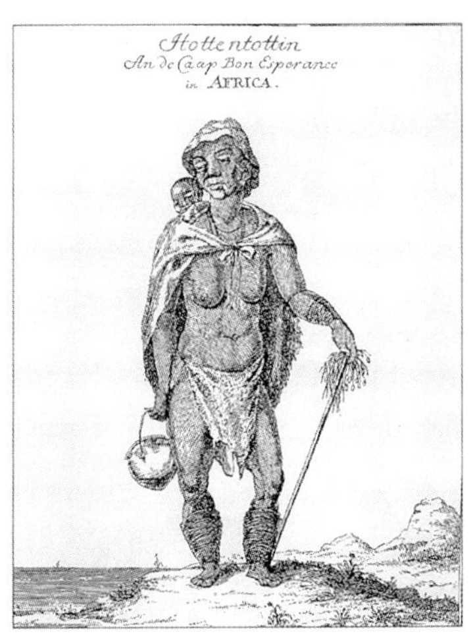

Die ersten Europäer, die den in Südafrika lebenden Hottentotten (= Khoi) begegneten, stellten erstaunt fest, dass diese heftige Raucher waren und allerlei Kräuter dazu benutzten. Den Frauen wurde sogar nachgesagt, dass sie sich für gute Rauchware gerne dem Spender hingegeben haben sollen.
(Kupferstich aus Georg Meister, *Der Orientalisch-Indianische Kunst- und Lustgärtner*, 1692)

Überall in Afrika ist Hanfrauch dafür berühmt, bei Asthma nützlich zu sein, Asthmakrämpfe zu entspannen und die merkwürdige Krankheit gänzlich zu heilen (Du Toit 1980: 59, 208). Der medizinische Gebrauch ist besonders in Südafrika verbreitet, hat sich aber auch auf Westafrika ausgedehnt (Chesi 1989: 232). In Westafrika werden Pflanzen vor der medizinischen Verwendung mit Zaubersprüchen oder Gebeten und Beschwörungen besprochen. Erst so erlangt die Pflanze die notwendige Heilkraft (Ayensu 1978, Chesi 1989: 164). Erst das Besprechen macht aus dem weitverbreiteten Genussmittel Hanf das hochwirksame Heilmittel Hanf.[38]

Die Hottentotten (= Khoi) und die Mfengu, die beide in Südafrika leben, sind nach wie vor von der Wirksamkeit des Hanfs bei Schlangenbissen überzeugt (Schultes und Hofmann 1995: 97*). Jäger führen immer etwas von dem Kraut mit sich, damit sie es bei einem Schlangenbiss sofort applizieren können (Du Toit 1980: 58). Bei südafrikanischen Hirtenvölkern wurde sogar Krebs mit Hanf behandelt. Dazu nahm der Patient ein Gebräu aus den Blättern des Krebsbusches (*Sutherlandia frutescens*) ein und wurde mit den öligen Rückständen, die sich nach langem regelmäßigem Gebrauch in einer Wasserpfeife ansammeln, eingerieben (Du Toit 1980: 58).

Bei den südafrikanischen Zulu werden die Blüten und Harzabsonderungen zum Vergnügen geraucht, während die Stengel und Wurzeln medizinisch verwendet werden. Trünke aus Stengeln und Wurzeln werden als Expektorans bei Erkrankungen der Atemwege getrunken (Du Toit 1980: 133). Die Zulu nehmen den Hanf in Form von Kaltwasserauszügen, Aufgüssen, Dampfbädern und Klistieren zu sich. Außerdem wird das zermahlene Kraut in künstlich beigefügte Schnitte in die Haut eingerieben, um so auf schmerzende Stellen einwirken zu können (eine Art subkutaner Applikation). Meist wird Hanf bei verschiedenen Erkältungskrankheiten, Asthma und Tuberkulose eingesetzt. Asthma wird mit einem Kaltwasserauszug behandelt. Die Flüssigkeit muss über zwei Monate täglich teelöffelweise eingenommen werden. Bei trockenem Husten werden Hanfblüten mit anderen kratzigen Kräutern vermischt und als Zigarette geraucht. Der Patient soll so tief inhalieren, bis er sehr stark husten muss. Die Prozedur wird so lange wiederholt, bis Schleimabsonderungen aus der Lunge abgehustet werden (Du Toit 1980: 133). Dekokte werden gegen Tuberkulose getrunken, und Blüten werden bei Asthmaanfällen geraucht. Überhaupt heißt es vom Hanf, dass er allgemein die Atemwege reinige (Du Toit 1980: 208). Die Zulu benutzen zum Hanf-

38 In vielen traditionellen Kulturen, besonders den schamanisch geprägten, werden pflanzliche Drogen erst durch das Wort – durch Zaubersprüche, Formeln, Mantras usw. – zu spezifischen Heilmitteln. Die begeleitenden Worte scheinen nicht nur die Pharmaka zu imprägnieren, sondern auch den Geist (das sogenannte *Set*) des Benutzers zu programmieren. Dadurch kann die gewünschte Wirkung aus dem pharmakologischen Wirkungsspektrum der Substanz verstärkt wahrgenommen und erfahren werden.

»Wer das Kia [= Ekstase] schon kennengelernt hat und dann zu einem späteren Zeitpunkt einmal nicht in ein Kia gelangen kann, der raucht dann vielleicht Marihuana und lässt seine Gedanken durcheinanderwirbeln, wie wenn er betrunken wäre. Ich habe gehört, wenn du bei einem Tanz kein Kia erreichen kannst und wenn du dann ein bisschen Marihuana paffst und tanzt, dann kannst du doch in ein Kia gelangen und heilen.«

Toma Zho
(In Katz 1985: 194)

rauchen meist Wasserpfeifen aus großen, gebogenen Ochsenhörnern (Reininger 1941: 2792*).

Früher, so hat mir der südafrikanische Schamane und Künstler Percy Konqobe erzählt, gab es im Zulu- und Swaziland weise Männer, die »Dagga-Raucher«, die den Hanf (*dagga, dacha*) rituell verwendet haben. Sie haben zweimal am Tag, nämlich bei Sonnenaufgang und -untergang, weibliche Hanfblüten in bis zu zehn Meter langen Wasserpfeifen geraucht. Da man zum Rauchen dieser gewaltigen Geräte eine besonders große Lunge und starke Konstitution brauchte, konnten nur wenige zum Dagga-Mann werden. Jedes Dorf hatte aber mindestens einen Hanfmann. Diese weisen Männer wurden aufgesucht, wenn es galt, Sorgen, Nöte und Probleme zu lösen, Krankheiten zu erkennen oder Rat zu geben. Sie wurden auch zu Kriegszeiten konsultiert, um im Daggarausch über die Strategie zu sinnieren und mögliche Wege zum Frieden zu finden. In Südafrika gilt der Hanf bis heute als »Pflanze des Wissens oder der Erkenntnis«.

Der Gebrauch als universelles Schmerzmittel ist überall in Südafrika anzutreffen. Hanf wird – ähnlich wie in Russland – bei Zahnschmerzen geraucht, bei Kopfschmerzen als Dekokt getrunken. Auch »Herzschmerzen« werden mit einem Sud aus Hanfwurzeln und anderen Heilkräutern behandelt. Hanfextrakte werden bei kleinen chirurgischen Eingriffen als Anästhetikum verwendet, ewa bei dem rituellen Abtrennen von Fingergliedern. Außerdem gilt der Hanf als allgemein kräftigend, krankheitsabwehrend und lebensverlängernd. Viele alte Menschen (80 bis 100 und mehr) berichteten, dass sie durch jahrzehntelangen täglichen Cannabisgenuss so alt geworden seien und durch den Hanf weitgehend von ernsten Krankheiten verschont blieben (Du Toit 1980: 134). Besonders die Bantu glauben, dass der Hanf das Leben verlängert und die körpereigenen Abwehrkräfte steigert. Besonders gut sind hanfhaltige Klistiere und Dampfbäder für Erwachsene und Kinder aller Altersstufen. Beim Rauchen soll man nur darauf achten, dass die Blüten immer vollständig von Samen befreit wurden (Du Toit 1980: 134, 208). Bei den Tsongas heißt es sogar, »Dagga vertieft das Wissen und macht den Menschen weiser«; deshalb heißt der Hanf auch »Gras der Erkenntnis« (Du Toit 1980: 209). Man glaubt vom Hanf, dass er ein *njengozifo zonke*, ein »allgemeines Therapeutikum für alle Krankheiten« sei (Du Toit 1980: 210).

Die Sotho-Frauen rauchen reichlich Marijuana während der Niederkunft, um die Schmerzen zu lindern, die Lust am Gebären zu steigern und die Geburt zu erleichtern (Du Toit 1980: 58, Schultes und Hofmann 1995: 97*). Überhaupt sollten Frauen oft während der Schwangerschaft Hanf rauchen, damit das Kind gesund und kräftig zur Welt komme (Du Toit 1980: 209). In Kamerun werden den Wöchnerinnen zerstampfte Hanfblätter auf den Bauch gelegt oder gerieben, um dadurch die Wehenschmerzen zu mindern.

Die San oder Buschleute kennen eine Reihe von psychoaktiven Pflanzen, z.B. Gaise Noru Noru (*Ferraria glutinosa*), die sie bei ihren nächtlichen Heiltänzen einnehmen, um die gemeinsame Ekstase (*!kia*) zu vertiefen und so eine kollektive Heilkraft (*n/um*) zu erzeugen, die die Kranken des Stammes heilen soll. Oft nehmen sie dazu auch den Hanf, dessen Gebrauch sie seit mindestens 500 Jahren kennen (Katz 1985, Winkelman und Dobkin de Rios 1989). Heute rauchen die Buschleute den Hanf auch zur Erholung und Entspannung, genau wie ihre Nachbarn:

»Die Hadzabe im tansanischen Yaéda-Tal, Verwandte der aussterbenden Buschleute, konnten sich als Jäger und Sammler Reste ihrer archaischen Kultur bewahren. Eine aus Stein gebohrte, mit Cannabis gefüllte Pfeife gehört zur abendlichen Entspannung der Männer, Knaben und Frauen« (LEIPE 1997: 133*).

Leider werden die meisten traditionellen Anwendungen des Hanfs mit den Rauschmittelgesetzen der afrikanischen Länder unterdrückt. Parallel dazu werden die traditionellen Stammeskulturen unter massiven Assimilationsdruck gestellt. Dem allerdings begegnen viele Menschen mit einer vollgestopften Wasserpfeife.

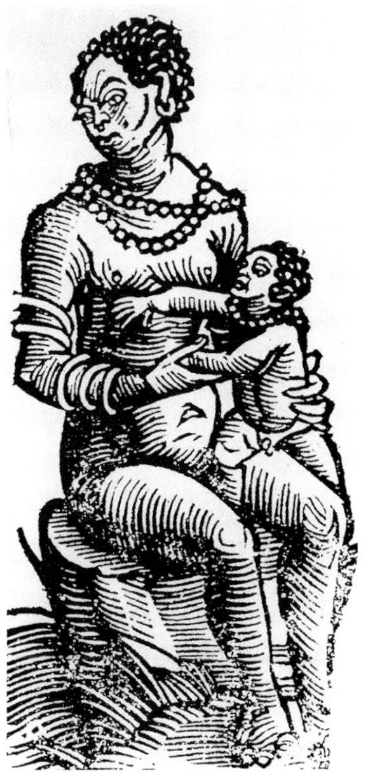
In Afrika werden Hanfzubereitungen zur Erleichterung der Geburt, zur Rekonvaleszenz der Mutter und zur Stärkung des Kindes genutzt. (»Schwarze Frau«, Holzschnitt, Italien, 16. Jh.)

Rituelles Entheogen (Westafrika)

Man nehme

10 g pulverisierte Ibogawurzel (*Tabernanthe iboga* BAILL.)

2 g getrocknete Hanfblüten *(Cannabis)*

Diese Mischung sollte nur in einem rituellen Rahmen eingenommen werden, da es zu starken Visionen und tiefgreifenden Erfahrungen kommen kann.

Südafrikanische Rauchmischung

Man nehme gleiche Teile von

getrockneten Hanfblüten (*Cannabis*)

getrocknetem Kraut von *Sceletium tortuosum* [L.] N.E. BR. (Kougoed)

und rauche alles in einer Wasserpfeife.

Literatur

AYENSU, Edward S.

1978 *Medicinal Plants of West Africa.* Algonac, Michigan: Reference Publications.

BENOIST, Jean

1975 »Réunion: Cannabis in a Pluricultural and Polyethnic Society« in: V. RUBIN (Hg.), *Cannabis and Culture,* S. 227–234, The Hague: Mouton.

CHESI, Gert

1989 *Die Medizin der Schwarzen Götter: Magie und Heilkunst Afrikas.* Wien: Verlag Jugend und Volk.

CODERE, Helen

1975 »The Social and Cultural Context of Cannabis Use in Rwanda« in: V. RUBIN (Hg.), *Cannabis and Culture,* S. 217–226, The Hague: Mouton.

DE SMET, Peter

1996 »Some Ethnopharmacological Notes on African Hallucinogens« *Journal of Ethnopharmacology* 50(3): 141–146.

DU TOIT, Brian M.

1958 »Dagga *(Cannabis sativa)* Smoking in Southern Rhodesia« *The Central African Journal of Medicine* 4: 500–501.

1975 »Dagga: The History and Ethnographic Setting of *Cannabis sativa* in Southern Africa« in: Vera RUBIN (Hg.), *Cannabis and Culture,* S. 81–116, The Hague: Mouton.

1980 *Cannabis in Africa.* Rotterdam: A. A. Balkema.

HALL, James

1996 *Sangoma: Eine Reise zu den Geistern Afrikas.* München: Knaur.

HARTWICH, Carl und E. ZWICKY

1914 »Über Channa, ein Genussmittel der Hottentotten« *Apotheker-Zeitung* 29: 925f., 937–939, 949f., 961f.

HIEN, Elie

1997 *Afrika: Altes Wissen für Morgen.* Seeon: Ch. Falk-Verlag.

JAMES, Theodore

1970 »Dagga: A Review of Fact and Fancy« *South African Medical Journal* 44: 575–580.

JOHNSTON, Thomas F.

1972 »*Datura fastuosa:* Its Use in Tsonga Girls' Initiation« *Economic Botany* 26: 340–351.

KATZ, Richard

1985 *Num – Heilen in Ekstase.* Interlaken: Ansata.

KOKWARO, John O.

1976 *Medicinal Plants of East Africa.* Nairobi: East African Literature Bureau.

1995 »Ethnobotany in Africa« in: Richard Evans SCHULTES und Siri VON REIS (Hg.), *Ethnobotany: Evolution of a Discipline,* S. 216–225, Portland, Oregon: Dioscorides Press.

»Kopfschmerz ist eine Krankheit des Denkens, das Gehirn ist zu klein für alle Probleme. Man soll Gedanken rein halten und Gedankenhygiene betreiben!«

Papa Elie Hien
Afrika: Altes Wissen für Morgen (1997: 77)

Laidler, P.W.
1928 »The Magic Medicine of the Hottentots« *South African Journal of Science* 25: 433–447.

Meister, George
o.J. *Der Orientalisch-Indianische Kunst- und Lust-Gärtner.* Weimar: Kiepenheuer (Reprint von 1677).

Morley, J. E. und A. D. Bensusan
1971 »Dagga: Tribal Uses and Customs« *Medical Proceedings* 17: 409–412.

Neuwinger, Hans Dieter
1998 *Afrikanische Arzneipflanzen und Jagdgifte: Chemie, Pharmakologie, Toxikologie* (2. Aufl.). Stuttgart: Wissenschaftliche Verlagsgesellschaft.

Puroshothaman, K.K. et al.
1974a »4,6,7-Trimethoxy-5-methylchromon-2-one, a New Coumarin from *Leonotis nepetaefolia*« *J. Chem. Soc. Perkin Trans.* 1(1): 2594–2595.
1974b »Nepetaefolinol and two Related Diterpenoids from *Leonotis nepetaefolia*« *J. Chem. Soc. Perkin Trans.* 1(1): 2661.

Schleiffer, Hedwig (Hg.)
1979 *Narcotic Plants of the Old World: An Anthology of Texts from Ancient Times to the Present.* Monticello, NY: Lubrecht and Cramer.

Sofowora, A.
1982 *Medicinal Plants and Traditional Medicine in Africa.* Chichester: John Wiley und Sons.

Somé, Malidoma Patrice
1996 *Vom Geist Afrikas: Das Leben eines afrikanischen Schamanen.* München: Diederichs.

Watt, J. M.
1961 »Dagga in South Africa« *Bulletin on Narcotics* 13: 9–14.

Weiss, E. A.
1979 »Some Indigenous Plants Used Domestically by East African Coastal Fishermen« *Economic Botany* 33(1): 35–51.

Winkelman, Michael und Marlene Dobkin de Rios
1989 »Psychoactive Properties of !Klung Bushmen Medicine Plants« *Journal of Psychoactive Drugs* 21(1): 51–59.

Kif
Hanf in Nordafrika

»Ich wusste, wie man guten Kif macht, und ich machte ihn für richtige Raucher…«

Mohammed Mrabet
M'Hashish
(1995: 62)

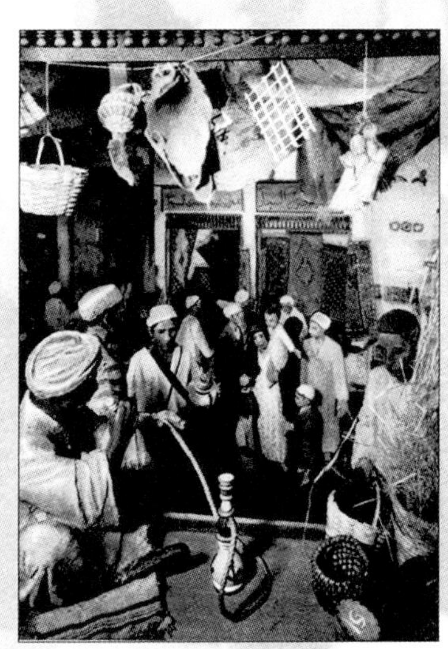

Dieses alte Foto von einem marokkanischen Bazar zeigt die zentrale Stellung des einheimischen Kif-Gebrauches. (Foto: Hed Wiesner/Postkarte aus dem Übersee-Museum Bremen)

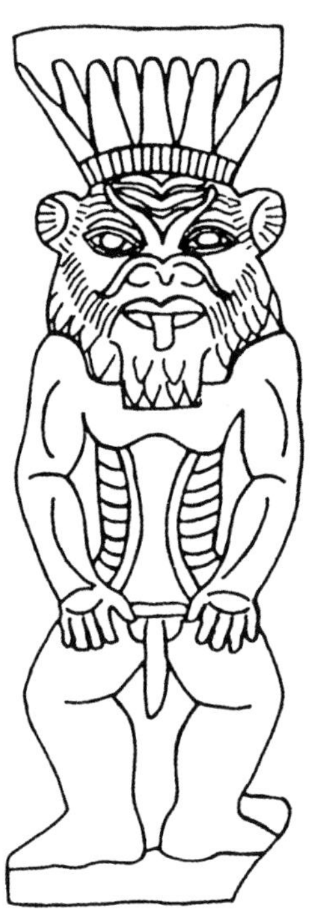

Im alten Ägypten sowie den angrenzenden Ländern und später in ganz Nordafrika war die heilige Pflanze des Fruchtbarkeits- und Schlafzimmergottes Bes die Steppenraute (*Peganum harmala*). Die psychoaktiven Samen dienen genauso wie Bes-Fetische seit alters her als dämonenabwehrend, d.h. als antidepressiv. In Marokko werden sie bis heute, meist mit Kif vermischt gegen Depressionen und Krankheiten geräuchert oder geraucht. (Bes-Figur, 18. Dynastie)

Haschisch ist in Nordafrika seit der Antike bekannt: »Neulich wurde etwas Haschisch in einem luftdichten Behälter im Wrack eines karthagischen Kriegsschiffes geborgen, das im 2. Punischen Krieg (218–201 v. Chr.) vor der Küste Siziliens gesunken sein soll. Es wurde als immer noch potent bezeichnet« (Stafford 1980: 9*). Das Schiff kam aus Karthago, einer phönizischen Handelsniederlassung auf der Halbinsel nahe des heutigen Tunis. Die Karthager waren wie alle Phönizier seefahrende Handelsleute, die im Grunde den gesamten östlichen und zentralen Mittelmeerraum beherrschten. Da erfolgreicher Handel immer kriegerische Auseinandersetzungen zur anscheinend notwendigen Folge hat, wurden die Karthager mit den Römern in die Punischen Kriege verwickelt. Sicherlich haben die Karthager dazu beigetragen, dass sich die verschiedenen Hanfprodukte in Südeuropa und Nordafrika verbreiteten.

Die frühe Geschichte des Hanfes in Nordafrika ist relativ schlecht erforscht und nur sehr bruchstückhaft überliefert. In Ägypten ist der Haschischgenuss seit dem 13. Jahrhundert weit verbreitet. In Äthiopien wurden nahe des Tana-Sees in der Lalibela-Höhle, Begemeder-Provinz, zwei Wasserpfeifen aus Keramik gefunden, in denen cannabinoidhaltige Rückstände mit chromatographischen Methoden nachgewiesen werden konnten. Die Pfeifen wurden mit Hilfe der C14-Methode auf 1320–1380 n.Chr. datiert (Van der Merwe 1975).

Im Rif-Gebirge, dem heutigen Hauptanbaugebiet für Hanf, ist der Hanf erstmals für das 19. Jahrhundert schriftlich belegt. Seither ist dort das Kiffen weit verbreitet. Fast alle Rif-Bewohner, die zu verschiedenen Berberstämmen gehören, sprechen dem Kraut zu. Sie nennen die Pflanze sowie das berauschende Produkt *Kif* (Barny 1997). Die marokkanische Regierung erlaubt den Anbau und einheimischen Gebrauch, verbietet aber, jedenfalls auf dem Papier, den Handel. Selbstverständlich wird auch der Handel toleriert. Denn auch die marokkanischen Polizisten, die Hüter von Recht und Ordnung, sind traditionell Kiffer. In Marokko wird das Kiffen nicht als Vergehen gegen den Islam gesehen, sondern traditionell mit dem Glauben assoziiert. Alkohol ist hingegen verboten (Barny 1997, Joseph 1975, Mikuriya 1967). Im 19. Jahrhundert – als noch der Hanfhandel erlaubt war –, deckte das Anbaugebiet um Ketama im Rif-Gebirge 90% des Bedarfs der französischen Apotheken (Behr 1982: 81*).

Früher wurden Hanfblätter und -blüten meist in der Form von Marmelade oder Sirup gegessen. Heute hat sich das Rauchen in langen Pfeifen (*sibsa*) durchgesetzt. Das im Rif hergestellte Kif ist nicht mit dem bei uns so gut bekannten »Marokkaner«, dem grünen Haschisch, zu verwechseln. Kif ist meist eine Mischung von den fein gehackten weiblichen Blüten und Blättern mit unfermentiertem Tabak[39] im Verhältnis 2:1 (Joseph 1975: 187). Die Marokkaner – ob Araber oder Berber – rauchen Kif meist pur, manchmal mit kommerziellem Tabak (Zigarettentabak) vermischt, gelegentlich mit zermahlenen Samen vom Schlafmohn (*Papaver somniferum*). Sie glauben, dass die Mohnsamen die Wirkung des Kif verstärken (Mrabet 1995). Kif mit den Samen der Steppenraute (*Peganum harmala*) vermischt, soll die Phantasie stark anregen.

Kif gilt als Entspannungs- und Enthemmungsmittel. Kif wird auch gerne als »Medizin« bezeichnet (Mrabet 1995: 37).

Marokkaner verbieten ihren Frauen normalerweise den Hanfgenuss mit der Begründung, dass sie unter Hanfeinfluss jede Scham vergessend zu ehebrecheri-

39 Unfermentierter Tabak behält oft eine grünliche oder gelbliche Farbe und enthält weitaus höhere Nikotinkonzentrationen als »fermentierte« Tabake (engl. *cured tobacco*).

schen Nymphomaninnen pervertieren würden (PALGI 1975: 210f.). Die Männer hingegen erlauben sich den ständigen Genuss des Aphrodisiakums. Um die aphrodisische Wirkung zu verstärken, werden Spanische Fliegen (*Cantharides*) dem Kif zugesetzt (HARTWICH 1997: 21*). Allerdings fühlen sich auch Frauen vom Hanf ins Paradies versetzt:

»Ich fühle mich prächtig! sagte das Mädchen. So schön kann es nirgends sein wie da, wo ich gerade bin. Die Luft weht an mir vorbei wie Musik – eine Musik, die nicht von dieser Welt ist. Ich habe überhaupt keine Verbindung mehr mit dieser Erde. Ich bin im Himmel! Im Himmel!« (MRABET 1995: 39).

Kif wird oft als Mittel gegen Depressionen und Angstzustände geraucht (JOSEPH 1975: 190). Manche Berber benutzen Kif gelegentlich, um transzendentale Erlebnisse zu provozieren oder zu verstärken.

Kif ist ein fester Bestandteil im Angebot eines jeden *attar*, des marokkanischen Kräuterhändlers (BOULOS 1983, VRIES 1984). Medizinisch wird es häufig mit Opium, Honig und Fett vermischt verwendet. Auch wird es mit Stechapfelsamen und anderen Nachtschattengewächsen kombiniert (VRIES 1989). Es gibt zahlreiche *majun*-Rezepte (Spezereien), die Kif enthalten. Der medizinische Gebrauch ist aber bei weitem nicht so bedeutend wie der tägliche Genuss zur Entspannung und Stimmungsverbesserung (JOSEPH 1973: 235).

»Nach Ansicht nordafrikanischer Mystiker, der Heddâwa zum Beispiel, lebt im Hanf ein Dämon, der in den Menschen eingehen und ihn wahnsinnig machen kann. Man nennt dort bekanntlich die aus den getrockneten Blättern und Stengeln der Hanfpflanze zubereitete Droge ›Kif‹, die gerösteten und pulverisierten Hanfkörner dagegen ›Haschisch‹. Im ersten soll ein männlicher, im zweiten ein weiblicher Dämon wirken. Der Besessene muss, um Heilung zu finden, einen im Ruf der Heiligkeit stehenden Eremiten aufsuchen und auf dessen Haupt ein Tier, einen Bock oder auch ein schwarzes Huhn, zum Opfer darbringen.«

RUDOLF GELPKE
Vom Rausch im Orient und Okzident
(1995: 79f.*)

Aphrodisische Melange

(nach VENZLAFF 1977: 135f.)

Man nehme gleiche Teile von

Paradieskörner *Amomum grana paradisii* (= *Amomum melegueta*)
Ingwerwurzel *Zingiber officinale*
Gewürznelken *Syzygium aromaticum*
Muskatnuss (Same) *Myristica fragrans*
Osterluzei *Aristolochia longa*
wildem Lavendel *Lavendula* spp.
Kif *Cannabis indica*

Alles wird im Mörser zerstoßen und zu einer Paste zerrieben. Nach Bedarf einnehmen. Vorsicht bei Überdosierung (ist individuell variabel).

Diese Mischung wird auch als Heilmittel bei Impotenz empfohlen (VENZLAFF 1977: 136).

Literatur

BARNY
1997 »Asilah: Dope Beats from Ketama« *HanfBlatt* 4(35): 8–15.

BENABUD, A.
1957 »Psycho-pathological Aspects of the Cannabis Situation in Morocco: Statistic Data for 1956« *Bulletin on Narcotics* 9: 1–16.

BOULOS, Loutfy
1983 *Medicinal Plants of North Africa*. Algonac, Michigan: Reference Publications.

BOWLES, Paul und Mohammed MRABET
1992 *El Limón*. München: Goldmann.

JOSEPH, Roger
1973 »The Economic Significance of *Cannabis sativa* in the Moroccan Rif« *Economic Botany* 27: 235–240.
1975 »The Economic Significance of *Cannabis sativa* in the Moroccan Rif« in: V. RUBIN (Hg.), *Cannabis and Culture*, S. 185–193, The Hague: Mouton.

MIKURIYA, Tod H.
1967 »Kif Cultivation in the Rif Mountains« *Economic Botany* 21(3): 231–234.

Kif bei den Gnâwa-Musikern, die in Trance als Heiler und Wahrsager tätig werden: »In Marokko gelten die Gnâwa als äußerst starke *kif*-Raucher und sie sind selber stolz darauf, trotz unzähliger *kif*-Pfeifchen scheinbar unbeeindruckt von der halluzinogenen Wirkung zu sein (...) Die Gnâwa rauchen allerdings *kif* nur im Alltag. Sobald die Geisterrhythmen bei einer *hadra* [= Geisterbeschwörung] gespielt werden, ist das Rauchen von *kif* und das Trinken von Alkohol strengstens untersagt, abgesehen von einigen rituellen Ausnahmen (...) Die Trance der Gnâwa hat also nichts mit der halluzinogenen Wirkung des *kif* zu tun, eher mit deren Entzugserscheinungen (...) Neben dem *kif*-Rauchen sind die Gnâwa auch starke Weintrinker.«

FRANK MAURICE WELTE
Der Gnâwa-Kult
(1990: 52f.)

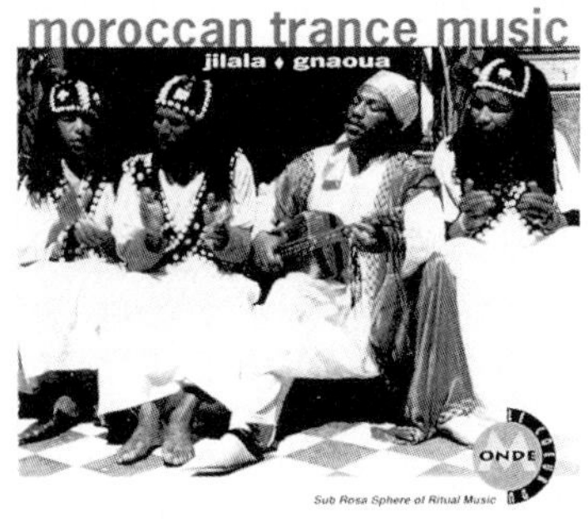

Die marokkanische Trancemusik (Jilala, Gnâwa) wird manchmal unter *kif*-Einfluss gespielt.
(CD-Cover, Sub Rosa Records, 1990)

MRABET, Mohammed
[1995] *M'hashish: Kiff-Stories aus Marokko*, aufgezeichnet von Paul BOWLES. Mit einem neuen Nachwort von Werner PIEPER. Löhrbach: Werner Pieper's MedienXperimente (Der Grüne Zweig 49).

PALGI, Phyllis
1975 »The Traditional Role and Symbolism of Hashish among Moraccan Jews in Israel and the Effect of Acculturation« in: V. RUBIN (Hg.), *Cannabis and Culture*, S. 207–216, The Hague: Mouton.

QUEDENFELD, Hr. M.
1887 »Nahrungs-, Reiz- und kosmetische Mittel bei den Marokkanern« *Zeitschrift für Ethnologie* 19: 241–284.

VAN DER MERWE, Nikolaas
1975 »Cannabis Smoking in 13th–14th Century Ethiopia: Chemical Evidence« in: V. RUBIN (Hg.), *Cannabis and Culture*, S. 77–80, The Hague: Mouton.

VENZLAFF, Helga
1977 *Der marokkanische Drogenhändler und seine Ware*. Wiesbaden: Franz Steiner.

VRIES, Herman de
1984 *Natural relations I – die marokkanische sammlung*. Stuttgart: Galerie Mueller-Roth.
1989 *Natural relations – eine skizze*. Nürnberg: Verlag für moderne Kunst.

WELTE, Frank Maurice
1990 *Der Gnâwa-Kult: Trancespiele, Geisterbeschwörung und Besessenheit in Marokko*. Frankfurt a.M.: Peter Lang.

Ganja
Hanf und Rastafaria

»Legalize Marijuana
Down here in sweet Jamaica
It's the only cure for glaucoma
I need a bush doctor, yeah
It's the only cure for asthma, yeah«

Peter Tosh
»Bush Doctor« (1978)

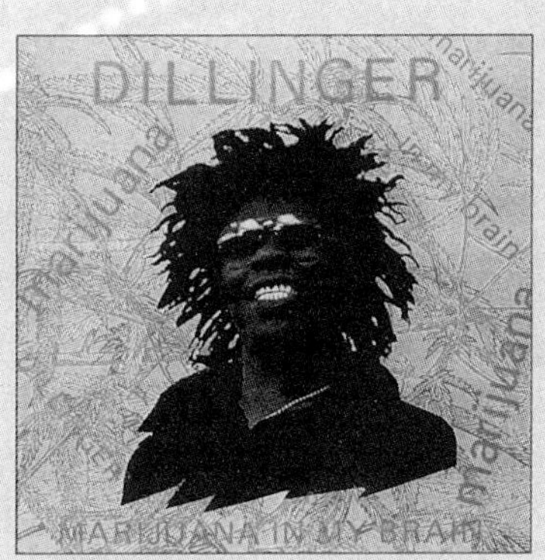

CD-Cover, Burning Sounds, 1996.

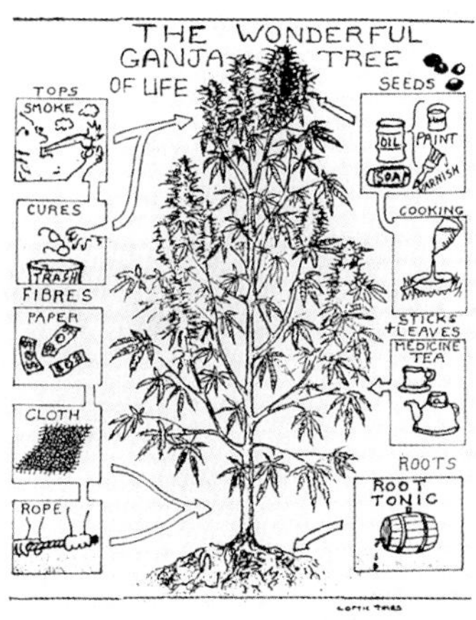

»Der wundervolle Hanfbaum des Lebens« ist für die Rastas mit dem biblischen Baum der Erkenntnis identisch und wird von ihnen vielseitig verwendet.
(Illustration aus der Rasta-Zeitung *Coptic Times*)

»Und Gott sprach: Es lasse die Erde aufgehen Gras und Kraut, das sich besame, und fruchtbare Bäume, da ein jeglicher nach seiner Art Frucht trage und habe seinen eigenen Samen bei sich selbst auf Erden. Und so geschah es.« (*Bibel*, 1. *Mose* 1, Vers 11) – Ja, so geschah es: Gott – liebevoll *Jah* genannt – hat den Menschen *de hola herb*, »das heilige Kraut«, erschaffen und geschenkt. Das heilige Kraut ist nichts anderes als der Hanf, *ganja* oder *Cannabis indica.*

»Mitten auf ihrer Gasse auf beiden Seiten des Stroms stand Holz des Lebens, das trug zwölfmal Früchte und brachte seine Früchte alle Monate; und die Blätter des Holzes dienten zur Gesundheit der Völker.« (*Offenbarung* 22, Vers 2) – Ja, so geschah es, dass Gott den Menschen das Heilkraut, *de hola herb*, den Menschen gab, damit sie gesund würden. Die Rastas sagen: *Healing of the nations!* (»Das Heil der Nationen« oder Gesundheit der Völker).[40]

Die Rastas, Nachfahren der aus Afrika verschleppten Sklaven, bilden auf der malerischen Karibikinsel Jamaika eine messianistische Glaubensgemeinschaft, die Rastafari oder Rastafaria. In dieser um 1930 entstandenen kultischen Bewegung – übrigens nicht die erste ihrer Art (Schuler 1980) – wird Haile Selassie I. von Äthiopien als der Gottkönig Ras Tafari, der »Kopf ohne Furcht«, verehrt. Von ihm erhoffen sich die Rastas die Befreiung von »Babylon«, der Kultur der weißen und schwarzen Unterdrücker. Er soll den Rastas auch die friedvolle Rückkehr nach Afrika, ihrem eigentlichen Heimatland, ermöglichen. Haile Selassie gilt als der wiedergekehrte Christus und soll der 225. Nachkomme aus direkter Linie von der bezaubernden Königin von Saba und dem weisen König Salomon sein. Die Rasta-Tradition, d.h. Hanf zu Ehren Gottes zu rauchen, beginnt schon bei dem Stammvater des Gottkönigs.

Das Kraut sei zuerst auf dem Grab des Salomon, des »Weisesten aller Weisen«, gewachsen und gilt deshalb als »Kraut der Weisheit« (Barrett 1988: 129). Der Hanf (sehr wahrscheinlich *Cannabis indica*) ist nach Abschaffung der Sklaverei von Indern, die als Arbeiter auf den Zuckerrohrplantagen angeworben wurden, auf die Karibikinseln eingeführt worden (Lieber 1975, Witt 1995). Die Rasta nennen ihr heiliges Kraut meist nur *herb*, bessere Qualitäten auch *kali*, *callie* oder *cally*, die beste Qualität *sensi* (von *sinsemilla*, vgl. Mountain Girl 1995*). Wird auf den medizinischen Nutzen hingewiesen, spricht man von *weed* (Gebre-Selassie 1989: 155). *Ganja*, das ursprünglich indische Wort, wird von ihnen neu ethymologisiert: *gann-Jah*. *Jah* ist eine jamaikanische Adaptation von Jehovah, dem rächenden Gott des alten Testaments. Die bibelfesten Rastas finden im 18. Psalm, Vers 9 den Beweis, dass Gott ein Kiffer war: »Dampf ging auf von seiner Nase und verzehrend Feuer von seinem Munde.«

Ganja kann als Joint (*spliff*), im Chilam oder in einer Pfeife geraucht werden. Die Rastas nennen die Pfeife, in der sie das heilige Kraut rauchen, *chalice*, »Kelch«, und sehen darin den heiligen Gral, der auch ein Kelch ist.

Ein Rasta-Führer fasst die kulturelle Bedeutung des Hanfes zusammen: »Wir benutzen dieses Kraut als Medizin und für spirituelle Erfahrungen. Es hilft uns, Krankheit, Leiden und Tod zu überwinden … Wir benutzen unser Kraut in unserer Kirche – als Weihrauch für Gott, so wie die Römisch-katholischen Weihrauch in ihrer Kirche benutzen. Wir verbrennen unseren Weihrauch, um unseren Gott durch spirituelle Erfahrung zu verehren … Es gibt uns spirituellen Trost, wir preisen Gott in Frieden und Liebe, ohne Gewalt … Wenn wir deprimiert sind, wenn wir hungrig sind, rauchen wir unser kleines Kraut und wir meditieren über

40 So heißt es in der Bibelinterpretation der Rastas. Die Erwähnung des Hanfs in der Bibel ist nach wie vor aus theologisch-akademischer Sicht umstritten; siehe Moldenke und Moldenke 1986: 131, Rätsch 1991c*.

unseren Gott. Das Kraut ist für uns ein wahrer Trost« (zit. in KITZINGER 1971: 581).

In der Rastafari-Gemeinde hat der erste Rausch, ausgelöst durch Ganja-Rauchen, den Charakter einer Einweihung. Der junge Raucher soll eine Vision empfangen, die ihn als vollwertiges Mitglied der Rasta-Gemeinde auszeichnet und ihm den Weg durch sein Leben offenbart (RUBIN 1975, RUBIN und COMITAS 1976). »Ganja ist die am stärksten geteilte Erfahrung unter den Brüdern« (GEBRE-SELASSIE 1989: 156). Die Rastas lehnen übrigens Alkohol weitgehend ab. Er darf nur als Lösungsmittel für Ganja und in Tonika konsumiert werden. Der Alkoholrausch gilt als verwerflich, schädlich, aggressionsfördernd und asozial (BLÄTTER 1990*). In der Tat haben Rasta-Gemeinden keine für die Karibik so typischen Alkoholismusprobleme (BEAUBRUN 1975):

»Auf Jamaika ist Ganja ein Genussmittel wie Kaffee, Tee oder Tabak – nur noch weiter verbreitet. Durch Reggae-Musik und Rasta-Kult hat es sich zur Volksdroge entwickelt. Rasta ist die Religion, Reggae ihre Messe, Bob Marley ihr Verkünder und Ganja ihr Kraut der Weisheit – so etwa ließe sich die Ideologie der Rastafarian-Bewegung umschreiben, der inzwischen 100 000 und 150 000 jamaikanische Männer zugerechnet werden können. (Gesamtbevölkerung: 2,3 Millionen)« (KÖRNER 1989: 3).

Die Rastas sehen im Ganja ein Mittel, das ihnen Kraft und Ausdauer bei der täglichen, oft schweren Arbeit gibt, ja, sie überhaupt dazu motiviert (COMITAS 1975, DREHER 1982). Ganja stimuliert ihren Appetit und gilt als »Instant«-Aphrodisiakum (RUBIN 1975: 265). Hanf spielt auch im Speiseplan der Rastas, der nach festen gesundheitlichen Regeln zusammengestellt wird, eine wichtige Rolle. Die harzigen Blüten dienen als Gewürz für Eintopfgerichte und Kochbananen, aus den Stengeln und Blättern wird ein Kräutertee aufgegossen und die grünen Blätter werden zu einem Sud verkocht, der als Grundlage für geschmortes Gemüse (die meisten Rastas sind Vegetarier) dient. Die frischen Blätter werden wie Spinat gekocht; sie sollen besonders für Kinder sehr gesund sein (KITZINGER 1971: 581). Vielleicht ist hier das Geheimnis von Popeyes Wunderspinat zu suchen …

Die Rasta-Medizin hat ihre Wurzeln in der Volksmedizin West- und Zentralafrikas, wurde aber auch von der ayurvedischen Medizin Indiens beeinflusst. Der Hanf, den zuerst die Inder auf Jamaika angebaut haben, wurde schon von den Volksheilern (*bush doctor*) vor der Rastafaria-Bewegung medizinisch genutzt (BARRETT 1988: 129). Unter Rastas hat das heilige Kraut den Status eines Allheilmittels erreicht. Ganja wurde so zum Heiligtum, das den lebensspendenden Gral zum Leuchten bringt. Wenn man genug Ganja zu sich nimmt, entweder geraucht, als Tee oder als Tonikum getrunken, bleibt man stets gesund. Der Rasta-Prophet Emanuel sagt: »Ganja ist vielmehr dazu da, die spirituelle, geistige und physische Gesundheit zu fördern« (GEBRE-SELASSIE 1989: 158). Darum sagen die Rastas, »dass die Ärzte, die mit der Behandlung von Kranken Geld machen, deshalb gegen die Legalisierung des Ganja sind, weil sie Angst haben, sie müssten im Falle einer Legalisierung aus Mangel an Patienten die Praxis schließen« (GEBRE-SELASSIE 1989: 158). Deswegen wird von den musikalischen Rastas lautstark die Legalisierung des *international herbs* gefordert.

Die Musik der Rastas, ob Niyabinghi-Trommeln, kalypsoartiges Mento, schwungvoller Blue Beat, poppiger Ska, rockiger Rock Steady, stampfender Reggae, tekkno-harter Psychedelic Dub, computergesteuerter Dancefloor Ragga, basslastiger Raggamuffin oder Drum 'n Bass, ist zugleich wichtigstes künstlerisches Medium, um das Rastafaria-Gefühl auszudrücken, als auch wesentliches

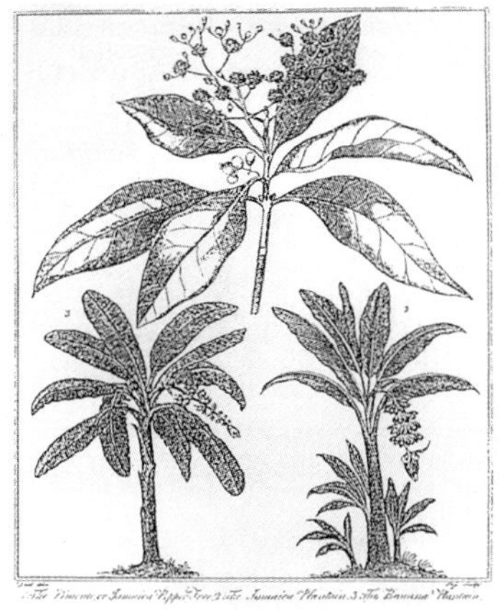

Als die Europäer die Karibikinseln überfielen und kolonialisierten, begegneten sie auf Jamaika erstmalig dem Pimentstrauch (*Pimenta dioica* [L.] MERR.), der daraufhin in Europa unter dem Namen »Jamaikanischer Pfefferbaum« bekannt wurde. Heute wird Jamaika nicht mehr mit diesem Gewürz, sondern in erster Linie mit Ganja oder *de hola herb* assoziiert. (Tafel aus E. SILBY, *An Appendix to Culpeper's British Herbal, being an Account of Foreign Plants*, St. Paul 1821)

»Warum, so fragen sich die Rastas, sollte irgendeine Regierung die Autorität besitzen, eine Pflanze zu verbieten, wo deren Gebrauch in der Bibel prinzipiell erlaubt ist. Sie verwahren sich nicht nur gegenüber der von Regierungsseite immer wieder behaupteten Schädlichkeit von *ganja*, sondern verweisen auf seine Verwendung als Heilkraut. Schließlich identifizieren sie die Pflanze auch mit den ›Bäumen des Lebens‹, die in der Vision vom ›Neuen Jerusalem‹ am Ende der Offenbarung beschrieben werden (...) Mit dem Verweis auf diese Bibelstelle spielen die Rastas auf die weltweite Verbreitung der Pflanze zu Heilzwecken an. Der Reggae-Sänger Bob Marley, der mit seinen Liedern die Rastafari-Bewegung international bekannt gemacht hat und in mehreren Liedern seine Verehrung von *ganja* zum Thema gemacht hat, wiederholt diesen Bezug.«

Konrad Witt
Die Bedeutung der Pflanze Cannabis indica *in der Rastafari-Bewegung*
(1995: 81f.)

Kommunikationsmittel. In dem zur Volksmusik gewordenen Reggae werden die Kenntnisse der Volksmedizin verarbeitet. In vielen Reggae-Texten werden die medizinischen Qualitäten und Anwendungen des Heiligen Krautes besungen. Ähnlich wie dereinst Hildegard von Bingen schrieb, dass der Hanf für denjenigen gut sei, der einen gesunden Kopf hat, sieht es die Reggae-Band Inner Circle; in ihrem Song *Mary Mary* heißt es:

Smokin', smokin' smokin is good for the brain ...
I don't want no more of there cocaine.

Dem schließen sich wohl die meisten Reggae-Musiker (z.B. Bob Marley, Dillinger) an. Und der Raggamuffin-Vertreter Macka B rappt dazu:

If you smoke some good sinsemilla the inspiration just come!

Und mahnt:

Don't drink too much ... Legalize Marijuana!

Auch der Ragga Dancehall-Experte Dr. Alban warnt rappend:

Cocaine will blow your brain, Ecstasy will mash you life ...

Der 1987 durch Raubmord verstorbene Peter Tosh, neben seinem Weggefährten Bob Marley das wichtigste Idol der weltweiten Rasta-Reggae-Gemeinde, fordert die Legalisierung des Heilkrautes, denn

»es ist gut gegen Grippe
es ist gut gegen Asthma
gut gegen Tuberkulose
sogar gegen umara composis«

Ganja gilt in der Rasta-Medizin nicht nur als Allheilmittel, erfolgreiches Mittel zur Entspannung und belebendes Tonikum, sondern auch als Schmerzmittel und wird auf Jamaika genauso benutzt wie bei uns oder in den USA das Aspirin (Kitzinger 1971: 581). Die zionistische-koptische Kirche Äthiopiens bestärkt hierin die jamaikanischen Rastas und erklärt, »dass das Herb durchaus für seinen Gebrauch als Asthma-Heilmittel, als Heilmittel gegen den grünen Star und Gelenkentzündungen angebaut werden darf; ferner zur Unterstützung der Behandlung von Krebs, wie auch für den wirtschaftlichen Gebrauch in der Kleidungsindustrie und für die Papiergewinnung, z.B. die Herstellung von Bibeln« (Gebre-Selassie 1989: 161).

Hanf ist sicherlich das wichtigste Heilmittel in der Rasta-Medizin. Salben, die aus den zerstampften Blättern und Fett hergestellt werden, dienen als äußerlich aufzutragende Schmerzmittel (Comitas 1975: 121). Ein Breiumschlag wird zur Behandlung offener Wunden und innerer Schmerzen verwendet. Manchmal werden Neugeborene mit einem Hanfbrei abgerieben (Comitas 1975: 125). Hanftee wird gerne prophylaktisch, aber auch therapeutisch bei praktisch allen Leiden getrunken. Oft werden Hanfzubereitungen aus prophylaktischen Gründen eingenommen. Der häufige Gebrauch schützt nicht nur vor Krankheiten, sondern gibt Mut und Stärke, vertieft die spirituelle Inspiration und verbessert die Sicht.

Inzwischen werden die Rasta-Weisheiten auch von universitären Kreisen in Jamaika ernst genommen. Die renommierte deutsche Zeitschrift *GEO* (Ausgabe 11/1991, S. 206) hat von der Forschungsarbeit zweier Wissenschaftler (ein Pharmakologe und ein Augenarzt) an der Faculty of Medical Sciences der University of the West Indies in Kingston berichtet. Die jamaikanischen Wissenschaftler haben die Behauptung der Fischer, durch reichlichen Ganja-Genuss bei Nacht besser sehen und ihre Boote lenken zu können, untersucht und bestätigt. Die Fischer trinken eine Stunde vor dem Auslaufen der Boote einen Hanfextrakt in Rum. Die beiden Wissenschaftler Dr. M. E. West und Dr. Albert Lockhart konnten feststellen, dass der Alkohol aus dem Ganja den Wirkstoff Canasol herauslöst. Weiterhin konnte nachgewiesen werden, dass Canasol den Augeninnendruck senkt. Inzwischen werden viele Jamaikaner, die an Glaukom (= grüner Star), also an zu hohem Augeninnendruck leiden, von offizieller Seite mit alkoholischen Hanfextrakten behandelt. Dr. Lockhard hat zudem festgestellt, dass Rastas signifikant viel weniger Glaukome als andere Menschen ausbilden (West 1991). Somit scheint das »Heilige Kraut« vor dieser Art der Erblindung prophylaktisch zu schützen.

Für medizinische Zwecke, z.B. bei Grippe oder Asthma, wird Hanf meist geraucht (entweder als Joint oder in einer Pfeife). Dazu werden die weiblichen Blüten pur oder (unsinnigerweise) mit Tabak vermischt benutzt. Doch gibt es auch andere Zubereitungen:

Tonic I

Es werden 4 bis 5 frische Hanfblüten *(Ganja)* mit einem Liter weißem Rum (Zuckerrohrschnaps) oder mit Wein angesetzt. Nach etwa einer Woche ist das »Tonikum« fertig. Es kann noch mit Honig versüßt werden. Ein Glas täglich soll allgemein die Gesundheit verbessern und die Stimmung heben.

Tonic II

Die frischen Wurzeln werden gereinigt, zerschnitten und mit weißem Rum bedeckt. Nach drei bis vier Wochen ist das Tonikum trinkbereit.

Night Vision Drink

Die frischen Blätter und Stengel werden für einige Tage in (weißen) Rum eingelegt. Je mehr, desto besser, damit möglichst eine gesättigte Lösung entsteht. Um die Nachtsicht zu verbessern, zirka 1 Stunde vor Sonnenuntergang trinken. Die Dosis ist sehr stark individuell abhängig.

Ganja Tea

Blätter und Stengel werden ausgekocht. Abgießen und mit Milch und Honig oder Zucker abschmecken. Die Dosis ist individuell sehr unterschiedlich.

Auswahl-Discographie

Die Musik spielt in der Rastafari-Bewegung eine essenzielle Rolle. Die Texte verkünden Botschaften von Sorgen, Nöten, Werten, Überzeugungen und Anschauungen. Sie sind der wichtigste kulturelle Ausdruck der Rastas. Da der Hanf der Lebensbaum der Rastafari ist, wird er in zahlreichen Liedern besungen. Oft werden medizinische Wirkungen und Verwendungen aus der Sicht der volkstümlichen Rasta-Medizin beschrieben. Zahlreiche Schallplatten- und CD-Hüllen sind mit Hanfblättern oder Hanfpflanzen u.ä. geziert.

In dieser Auswahl-Discographie sind die wichtigsten Alben, die dem Verständnis der Rasta-Ganja-Medizin dienen, aufgelistet.

Culture, *International Herb*, Shanachie Records, 1990
Dillinger, *Cocaine*, Charly Records, 1986
– *Marijuana in my Brain*, Burning Sounds, 1996
Dub Syndicate, *Stoned Immaculate*, On-U Sound Records, 1991
Grounation, *The Mystic Revelation of Rastafari*, VP Records, ohne Datum
The Inner Circle, *Everything is Great*, Island Records, 1979
The Jolly Boys, *Joy Bells (The Roots of Reggae)*, Lyrichord Records, ohne Datum
Macka B, *Looks Are Deceiving*, Ras Records, 1990
Mad Professor, *Psychedelic Dub*, Ariwa Records, 1982
Bob Marley, *Songs of Freedom* (Compilation, 4 CD), Island Records, 1992

Mighty V., *So Mighty (Raggamuffin Shock Attack)*, Indigo Records, 1994
Johnny Osbourne, *Nightfall Showcase*, Munich Records, 1997
Ras Abraham und The Irie Vibes, *Smaddy Pickiney*, Picasso Records, 1996
Rastafari Elders, (same), Ras Records, 1990
The Tassili Players, *The Wonderful World of Weed in Dub*, Universal Egg Records (EFA), 1995
Peter Tosh, *Legalize It*, Virgin/CBS 1976
– *Bush Doctor*, Rolling Stones Record/EMI Electrola, 1978

Various Artists/Compilations:
Big Blunts: Smokin' Reggae Hits (3 Vols.), Tommy Boy Records, 1996
Jamaican Ritual Music, Lyrichord Records, ohne Datum
Legalize de Erb: 12 Smoke Filled Reggae Classics, Kick Records, 1997
Spliff Relief: Reggae From The Yard, Mesa Records, 1994
The Story of Jamaican Music – Tougher Than Though (4 CD), Island Records, 1993
United Colors of Music: Reggae, M.A.C. Developments, 1996

Literatur

Barrett, Leonard E.
1988 *The Rastafarians: Sounds of Cultural Dissonance.* Boston: Beacob Press.
Beaubrun, Michael H.
1975 »Cannabis or Alcohol: the Jamaican Experience« in: Vera Rubin (Hg.), *Cannabis and Culture*, S. 485–494, The Hague: Mouton.
Bender, Wolfgang (Hg.)
1984 *Rastafari-Kunst aus Jamaika.* Bremen: Edition CON.
Bilby, Kenneth
1986 »Vom Kongo bis zur Karibik« in: G. Hayson und D. Marks (Hg.), *Schwarze Rhythmen*, S.199–236, München: Knaur.
Comitas, Lambros
1975 »The Social Nexus of Ganja in Jamaica« in: Vera Rubin (Hg.), *Cannabis and Culture*, S. 119–132, The Hague: Mouton.
Dreher, Melanie C.
1982 *Working Man and Ganja: Marihuana Use in Rural Jamaica.* Philadelphia: ISHI.
Epp, Rainer
1984 »The King's Music: Über die Musik der Rastafaris« in: Wolfgang Bender (Hg.), *Rastafari-Kunst aus Jamaika*, S. 49–56, Bremen: edition CON.
Epp, Rainer und Klaus Frederking (Hg.)
1982 *Dub Version: Über Jamaikas Wirklichkeit.* Berlin: Rotbuch Verlag.
Gebre-Salassie, Girma
1989 *Babylon muß fallen: Die Rasta-Bewegung in Jamaika.* Ohne Ort: Raymond Martin Verlag.
Haus der Kulturen der Welt (Hg.)
1992 *Rastafari-Kunst aus Jamaika.* Berlin: CON Verlag.
Kitzinger, Sheila
1971 »The Ratafarian Brethren of Jamaica« in: Michael M. Horowitz (Hg.), *Peoples and Cultures of the Caribbean*, S. 580–588, Garden City, New York: The Natural History Press.
Körner, Peter
1989 »›Wanna have a good smoke?‹ – Ganja in Jamaika« *EPK* 1/89: 3–4.
Lieber, Michael
1974 »The Economics and Distribution of *Cannabis sativa* in Urban Trinidad« *Economic Botany* 29: 164–170.
Moldenke, Harold N. und Alma L. Moldenke
1986 *Plants of the Bible.* New York: Dover.
Rubin, Vera
1975 »The ›Ganja Vision‹ in Jamaica« in: Vera Rubin (Hg.), *Cannabis and Culture*, S. 257–266, The Hague: Mouton.
Rubin, Vera und Lambros Comitas
1976 *Ganja in Jamaica.* Garden City, New York: Anchor Press/Doubleday.
Schuler, Monica
1980 »Myalism and the African Religious Tradition in Jamaica« in: M. E. Crahan und F. W. Knight (Hg.), *Africa and the Caribbean*, S. 65–79, Baltimore, London: The Johns Hopkins University Press.
West, M. E.
1991 »Cannabis and Night Vision« *Nature* 351 (27.6.91): 703–704.
Witt, Konrad
1995 *Die Bedeutung der Pflanze* Cannabis indica *in der Rastafari-Bewegung.* Tübingen: Magisterarbeit.
Zahl, Peter-Paul
1995 *Teufelsdroge Cannabis.* Berlin: Verlag Das Neue Berlin. [Kriminalroman über Ganja in Jamaika]

Kinnickinik
Hanf bei den Indianern

»Die Begegnung Europas mit der Neuen Welt war eine Annäherung an das Fremde – an eine Natur und an Völker, die den eigenen Erfahrungshorizont sprengten.«

Wolfgang Müller
Die Indianer Amazoniens
(1995: 15)

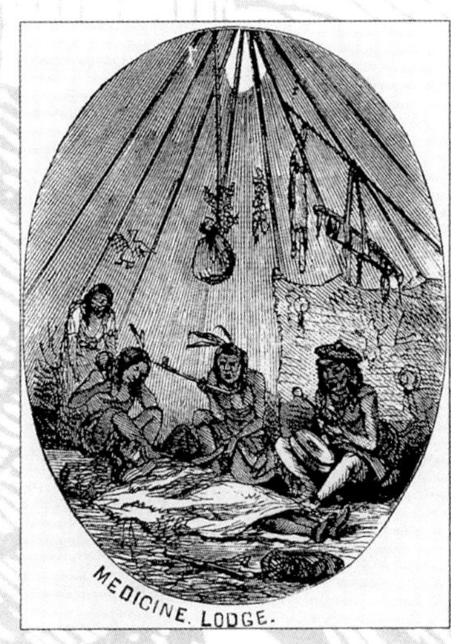

Das Rauchen von verschiedenen Rauchmischungen gehört zu den wesentlichen medizinisch-rituellen Praktiken der nordamerikanischen Indianer. In diesem Medizinzelt *(medicine lodge)* wird ein Kranker von Schamanen mit Rauchen, Rasseln und Trommeln behandelt. Als der Hanf in Nordamerika eingeführt wurde, ist er begeistert von den Indianern als Rauchkraut begrüßt worden.
(Stich aus »Life of an Indian«, *Harper's Illustrated Weekly*, 20.6.1868)

»Bei den südamerikanischen Indianern gibt es keine Heilkunde ohne geistbewegende Pflanzen.«

Richard Evans Schultes

Der sogenannte Indianische Hanf (*Apocynum cannabinum* L.) ist eine einheimische nordamerikanische Pflanze, die den Indianern als Faserlieferant und Heilpflanze diente.[41] Der Indianische Hanf wurde in der frühen Literatur oft mit dem Echten Hanf, unserem *Cannabis*, verwechselt (Vogel 1970: 319). Der Hanf (*Cannabis*) gelangte erst mit den Europäern in die Neue Welt. Er war schon im 16. Jahrhundert an der Ostküste Nordamerikas weit verbreitet (Schultes und Hofmann 1995: 99*). Der in Nordamerika eingeführte und kultivierte Hanf entwickelte sich über die letzten vier Jahrhunderte zu einer sehr hoch wachsenden, gute Fasern und einer starkes Marijuana produzierenden Variante, die in der botanischen und pharmakologischen Literatur meist *Cannabis americana* oder *Cannabis sativa* var. *americana* bezeichnet wird (Millspaugh 1974: 615–617).

So wie die frühen Siedler von den einheimischen Indianern sehr viel lernten, so prüften auch die Indianer die von den Europäern mitgebrachten oder ungewollt eingeschleppten Pflanzen. Viele ursprünglich europäischen Pflanzen wurden bald schon von Medizinleuten und Schamanen auf ihre medizinische oder andere Brauchbarkeit hin untersucht. Dabei gingen die Indianer nach empirischen Kriterien vor. Waren ihre Erfahrungen mit der betreffenden Pflanze gut und wünschenswert, so gliederten sie deren Gebrauch in ihre Kultur ein. Erstaunlicherweise erkannten die Indianer in den europäischen Pflanzen jene Kräfte, die auch von der modernen Pharmakologie bestätigt werden (Rätsch 1991: 53–54).

Von den aus Europa eingeführten Pflanzen interessierten sich die Indianer besonders für den Hanf. Mir haben manche Lakotas, Blackfeet und Cherokee gesagt, dass der Hanf das einzig Gute war, was der weiße Mann gebracht hat.

In einem alten Hausbuch (*Indian Doctor Book*) der Siedlerin Minnie Susan Decker, in dem sie Rezepte von Indianern gesammelt und wohl recht erfolgreich angewendet hat, heißt es vom Hanf:

»Dieses Kraut ist auch für anderes gut, als nur daraus Stricke zu machen. Die eingeweichten Samen sind sehr gut gegen Wind im Magen; sie öffnen die Verstopfung der Galle, sie sind gut gegen die Flüsse, und sie sind sehr gut, um Würmer in Mensch und Vieh zu töten. Der Saft ins Ohr geträufelt, tötet die Würmer darin und vertreibt die Ohrenwürmer [Insekten]. Eine Abkochung der Wurzel ist gut um Entzündungen im Kopf oder andern Orts, Gicht, Gelenk- oder Hüftschmerzen und Muskelschwund zu beschwichtigen« (Doane 1985: 46).

Das Rauchen von Kräutern ist eine sehr alte indianische Erfindung (Schroeter 1989). Es gibt sehr viele Kräuter, die in den Friedenspfeifen der verschiedenen Stämme zum Glosen gebracht wurden. In vielen Indianersprachen Nordamerikas werden rauchbare Kräuter oder Kräutermischungen *Kinnickinik* genannt. In den Sprachen der östlichen Waldlandvölker galt dieses Wort den getrockneten Blättern der Bärentraube (*Arcostaphylos uva-ursi*). Fast alle indianischen »Tabakmischungen« enthalten Bärentraubenblätter als Basis (Emboden 1976: 161).

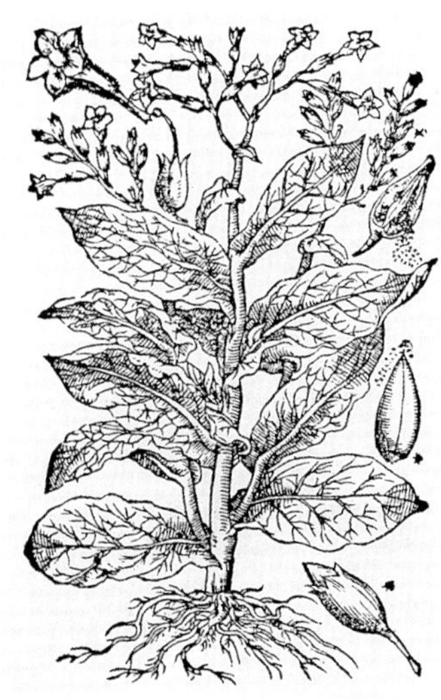

Der aus der Neuen Welt nach Europa eingeführte Tabak wurde zunächst als *Hyoscyamus peruvianus*, »Peruanisches Bilsenkraut«, bezeichnet. Die europäischen Autoren erkannten nicht nur die botanische Verwandtschaft beider Gewächse, sie verglichen das amerikanische Rauchkraut *(Nicotiana)* mit dem zu der Zeit in Europa gebräuchlichen Rauchkraut, nämlich dem Bilsenkraut *(Hyoscyamus)*. (Holzschnitt aus Tabernaemontanus)

Die Irokesen verwenden traditionell verschiedene psychoaktive Kräuter in ihren »Tabaksmischungen«: stimulierendes Lobelienkraut (*Lobelia inflata*), halluzinogene Stechapfelblätter (*Datura stramonium*) (Rutsch 1973: 31–33), und natürlich den narkotischen Bauerntabak (*Nicotiana rustica*).

Die Irokesen haben den Namen »Marijuana« für *Cannabis sativa* übernommen (Herrick 1995: 132). Sie sehen im Hanf ein stimulierendes Mittel und eine psy-

41 Die auch (verwirrenderweise) *Indian hemp* oder *dogbane* genannte Pflanze wird von den Irokesen zur Behandlung von Diarrhöen mutterloser Kinder, als Brechmittel (Emeticum) und als Blutreinigungsmittel verwendet (Herrick 1995: 198).

chologische Hilfe. Hanf wird eingesetzt, wenn ein Kranker schon gesund ist, aber nicht glaubt, dass er wieder hergestellt sei. Es heißt: »Diese Pflanze wird dich wieder auf Trab bringen« (MOERMAN 1986 I: 99).

Heutzutage ist in den Präriestaaten das Marijuana-Rauchen unter den Lakota und anderen Stämmen weit verbreitet. Viele junge Indianer haben erkannt, dass ihnen das Kraut weitaus besser bekommt als das verheerende Feuerwasser. Es wird in erster Linie als Genussmittel und zum Vertiefen des sozialen Kontaktes geraucht. Die Wirkung des Hanfes passt ausgezeichnet zum Konzept der Friedenspfeife. Wer miteinander raucht, schließt Frieden. Es wird auch immer wieder behauptet oder spekuliert, dass die großen Visionäre der Dakota, etwa Sitting Bull und Black Elk, Hanf in ihre heiligen Pfeifen gestopft haben, um die Intensität ihrer Visionen zu erhöhen (ANDREWS und VINKENOOG 1968: 47–64*). Mir wurde aber mehrfach erzählt, dass Hanf auf keinen Fall zum Sonnentanz, der wichtigsten Zeremonie im Leben der Präriestämme, geraucht werden dürfe. Der Hanfgenuss beeinflusse die zeremonielle Reinheit, die für die Selbstmarterung erforderlich ist, und mache den Sonnentänzer, der sich vier Jahre auf den Tanz vorbereitet hat, wankelmütig.

Manche Heiler der Dakota, die *pejuta wicasa*, »Männer der Kräuter«, setzen den Hanf als Heilmittel ein. Dazu wird er meist als Marijuana mit anderen Kräutern vermischt bei Asthma und Bronchitis geraucht. Der Hanf wird auf Lakota *peji* genannt. Dieses Wort ist eine Art Verniedlichung des Lakota-Namens für den psychedelische Peyotekaktus (*Lophophora williamsii*), der schlicht *pejuta*, »Medizin«, heißt (ANDERSON 1996).[42]

Auch in Mittelamerika hat Hanf Einzug in verschiedene Indianerkulturen gefunden (HEFFERN 1974: 131). Die mit den Huichol verwandten Cora-Indianer in der mexikanischen Sierra Madre Occidental rauchen Hanf bei ihren heiligsten Zeremonien und gemeinsamen Ritualen (ebd.). Bei den benachbarten Tepehuan-Indianern, die sich auf die vorspanischen Totonaken zurückführen lassen, hat der Hanf den Status einer wahren »Pflanze der Götter« eingenommen. Die Hanfblüten werden *santa rosa*, »Heilige Rose«, genannt, und in synkretistischen Ritualen, die vorspanisch-indianische und kolonialzeitlich-katholische Elemente miteinander verbinden, gemeinschaftlich eingenommen, um mystische Visionen der göttlichen Erdmutter zu empfangen. Dabei kommt es oft zum »Sprechen in Zungen« (= Glossolalie). Die unter dem Hanfeinfluss gesprochenen Worte haben divinatorischen Charakter und zeigen den Indianern den rechten Weg des Lebens (EMBODEN 1972b: 229–232*, WILLIAMS-GARCIA 1975). Die Tepehuan verehren den Hanf als etwas sehr Kostbares. Sie benutzen ihn nur rituell und warnen vor dem außerzeremoniellen Mißbrauch (HEFFERN 1974: 131).

Die mit den alten Maya verwandten Lakandonen von Chiapas (Mexiko) haben den Hanf erst vor wenigen Jahren kennengelernt. Sie nennen ihn *huntul k'uts*, »ein anderer Tabak«. Sie gebrauchen den Hanf aber fast ausschließlich als Heilmittel; meist in der Form eines alkoholischen Extraktes zur Behandlung von Zerrungen, Muskelschmerzen und rheumatischen Beschwerden (RÄTSCH 1994: 57f.).

Die auf den zu Panama gehörenden San-Blas-Inseln lebenden Cuna-Indianer verehren den Hanf als heilige Pflanze. Er wird bei Ratsversammlungen gemeinschaftlich aus Pfeifen geraucht (SCHULTES und HOFMANN 1995: 99*).

Nach Südamerika gelangte der Hanf mit Sklaven, die aus Angola verschleppt wurden (PARTRIDGE 1975: 148f.). Das rituelle Rauchen von Tabak (*Nicotiana taba-*

42 Interessanterweise wird in der Homöopathie Anhalonium (*Lophophora williamsii*) als Ersatzmittel für Cannabis angeführt (siehe Kapitel »Dilutionen«, Seite 163–167).

cum, Nicotiana rustica, Nicotiana spp.) war und ist unter südamerikanischen Indianern sehr weit verbreitet (Wilbert 1987). Manche Stämme, wie etwa die Tenetehara, die im heutigen Brasilien leben, haben das Hanfrauchen übernommen (Wilbert 1987: 108). Möglicherweise wurde in Amazonien von Schamanen auch Hanfpulver zeremoniell geschnupft (de Smet 1985: 80).

Heute gehört Hanf in Amazonien zu den beliebtesten Genussmitteln. Cannabis hat dort ebenfalls einen Platz im Arzneischatz der Schamanen und Ayahuasqueros gefunden. Der berühmte peruanische Ayahuasquero Don Agustín Rivas benutzt Marijuana in seiner Dschungelklinik bei Iquitos, um Crack- oder Basuco-Abhängige zu therapieren. Basuco ist die in den Dschungellabors gewonnene Kokainbase, Crack ist mit Backpulver gebackenes Kokainhydrochlorid; beide Produkte sind billiger als der reine »Schnee« und werden meist von sozial schwachen Menschen mit einer gestörten Persönlichkeitsstruktur geraucht. Da ihr Effekt euphorisiert und angstfrei macht, haben beide Substanzen eine extrem hohe Attraktivität, besonders für angstvolle und unbefriedigte Individuen. Zur Hanftherapie kommen die Betroffenen für drei Monate in Don Agustíns Dschungelklinik Yushintaita (bei Tamishiacu). Sie bekommen in dieser Zeit zirka vier Mal Ayahuasca, einen stark psychedelisch-emetischen Heiltrank, und reichlich oft rituelle Marijuana-Gaben. Durch diese Behandlung treten keine Entzugssymptome auf und es breitet sich in den Patienten eine steigende Befriedigung und Ruhe aus. Wenn solche Patienten entlassen werden, haben sie gewöhnlich keinen »Appetit« mehr auf Basuco/Crack und nehmen meist eine neue Lebensperspektive mit.[43] Wenn sie allerdings wieder Basuco, z.B. vermischt mit Marijuana (eine häufig konsumierte Kombination) rauchen, kann das Suchtverhalten wieder aufleben.[44]

Don Agustín nutzt Cannabis, der als Kulturpflanze im Amazonasgebiet angebaut wird, auch ansonsten als spirtuelles Heilmittel. Dazu werden in einem rituellen Setting große Mengen aus einer Pfeife geraucht, insgesamt nimmt jeder Teilnehmer neun tiefe Züge. Das peruanische Marijuana ist sehr potent und kann sogar zu visionären Erfahrungen verhelfen.

Die drei folgenden »Kinnickinik«-Rezepte stammen von verschiedenen Heilern aus South Dakota:

Rauchmischung 1

je 1 Teil:
Bärentraubenblätter (*Arcostaphylos uva-ursi*)
Weiße Salbeiblätter (*Salvia apiana*)
Weibliche Hanfblüten (*Cannabis*)

Rauchmischung 2

je 1 Teil:
Rote Weidenrinde (*Cornus amomum*)
Sweetgrass/Mariengras (*Hierochloë odorata*)
Sage/Prärie-Beifuß (*Artemisia ludoviciana*)
Hanfkraut (*Cannabis*)

43 Die Suchttherapie mit Hilfe von Psychedelika (LSD, Psilocybin, DMT, Ayahuasca, Ibogain, Cannabis usw.) bei Alkohol-, Kokain- und Opiatabhängigkeit hat nach allen klinischen Studien und ärztlichen Erfahrungen eine sehr hohe Effektivität (vgl. Grimm 1992*).

44 Im Kokainland Kolumbien ist es üblich, vom Kokain Urlaub zu nehmen. Um die eventuellen Entzugserscheinungen zu überwinden, wird viel kolumbianisches Gras geraucht (Nicholl 1990).

Rauchmischung 3

je 1 Teil:
Sage/Prärie-Beifuß (*Artemisia ludoviciana*)
Blätter vom Stechapfel (*Datura innoxia, Datura stramonium*)
Weibliche Hanfblüten (*Cannabis*)

Diese Rauchmischungen werden von manchen Medizinmännern besonders bei Asthma, Bronchitis und anderen Erkrankungen der Atemwege empfohlen.

Literatur

ANDERSON, Edward S.
1996 *Peyote: The Divine Cactus* (2.Aufl.). Tucson: The University of Arizona Press.

DOANE, Nancy Locke
1985 *Indian Doctor Book*. Charlotte, NC: APS.

EMBODEN, William A.
1976 »Plant Hypnotics Among the North American Indians« in: Wayland D. HAND (Hg.), *American Folk Medicine: A Symposium*, S. 159–167, Berkeley usw.: University of California Press.

HEFFERN, Richard
1974 *Secrets of the Mind-altering Plants of Mexico*. New York: Pyramid Books.

HERRICK, James W.
1995 *Iroquois Medical Botany*. Syracuse, N.Y.: Syracuse University Press.

MILLSPAUGH, Charles F.
1974 *American Medicinal Plants*. New York: Dover.

MOERMAN, Daniel E.
1986 *Medicinal Plants of Native America*. (2 Bde.) Ann Arbor: University of Michigan, Museum of Anthropology, Technical Reports, No. 19.

MÜLLER, Wolfgang
1995 *Die Indianer Amazoniens*. München: C.H. Beck.

NICHOLL, Charles
1990 *Treffpunkt Café «Fruchtpalast»: Erlebnisse in Kolumbien*. Reinbek: Rowohlt.

PARTRIDGE, William L.
1975 »Cannabis and Cultural Groups in a Colombian Municipio« in: Vera RUBIN (Hg.), *Cannabis and Culture*, S. 147–172, The Hague: Mouton.

RÄTSCH, Christian
1991 *Indianische Heilkräuter: Tradition und Anwendung*. (2. verb. Aufl.) München: Diederichs.
1994 »*Ts'ak:* Die Heilpflanzen der Lakandonen« *Jahrbuch für Ethnomedizin und Bewußtseinsforschung* 2(1993): 43–93, Berlin: VWB.

RUTSCH, Edward S.
1973 *Smoking Technology of the Aborigines of the Iroquois Area of New York State*. Rutherford usw.: Fairleigh Dickinson University Press.

SCHROETER, Willy
1989 *Calumet – Der heilige Rauch*. Wyk auf Föhr: Verlag für Amerikanistik.

DE SMET, Peter A. G. M.
1985 *Ritual Enemas and Snuffs in the Americas*. Amsterdam: CEDLA.

VOGEL, Virgil J.
1970 *American Indian Medicine*. Norman: University of Oklahoma Press.

WILBERT, Johannes
1987 *Tobacco and Shamanism in South America*. New Haven and London: Yale University Press.

WILLIAMS-GARCIA, Roberto
1975 »The Ritual Use of Cannabis in Mexico« in: Vera RUBIN (Hg.), *Cannabis and Culture*, S.133–145, The Hague: Mouton.

Marijuana
Hanf im Curanderismo

»In Mexiko etwa ist der Hanf auch heute noch das Hausmittel gegen Rheuma.«

Helmut Santler
Hanf als Medizin
(1995: 9*)

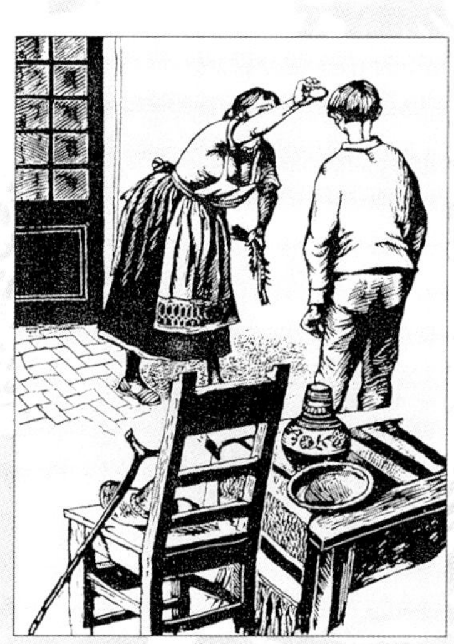

Im lateinamerikanischen Curanderismo wird der Patient in Heilritualen oder *limpias*, »Reinigungen«, mit Kräuterbüscheln und Räucherungen von negativen Einflüssen, »bösen Winden« und Krankheitsdämonen befreit. Dabei wird auch Marijuana benutzt. (Mexikanische Illustration)

Das spanische Wort *curandera* heißt »Heilerin«; das entsprechende *curandero* bedeutet »Heiler«. Die Praktiken der *curanderas* und *curanderos* werden als *curanderismo* bezeichnet. Sie umschließen zur Hauptsache ein spezialisiertes Kräuterwissen, das weit über die allgemeinen Hausmittelkenntnisse hinausgeht, sowie das Wissen um ambulante Methoden bei Knochenbrüchen usw. (Devine 1982: 108f.). Das Kräuterwissen speist sich aus indianischen, europäischen und afrikanischen Traditionen. Der Curanderismo ist in den lateinamerikanischen Volkskatholizismus eingebettet, enthält aber noch viele Elemente des mesoamerikanischen Schamanismus (Madsen 1955). Der Curanderismo unterscheidet sich aber von der Brujería, der volkstümlichen Zauberei, in der magische Techniken der Indianer mit Voodoo-Traditionen und Tarot-Praktiken verschmolzen sind (Sepulveda 1983). Beide Systeme sind in Mexiko und Kolumbien bis heute die wichtigsten Regulatoren der Volksgesundheit. Curanderas gibt es auf jedem Marktplatz. Sie werden von Kranken weitaus häufiger konsultiert als die schulmedizinisch ausgebildeten Ärzte. Sie können als Keimzellen der mexikanischen und kolumbianischen Volksmedizin angesehen werden.

In Mexiko ist wahrscheinlich zuerst der Name Marijuana verwendet worden. Es ist eine Kontraktion des Frauennamen María Juana (Maria-Johanna). Damit wird zum einen auf die weiblichen Blüten, zum anderen auf deren Gebrauch als Aphrodisiakum angespielt (vgl. Reko 1936: 64). Ebenfalls kommen die Namen *Rosa-María* oder *María Rosa* vor. In der frühen Kolonialzeit wurde der Hanf auch *pipiltzintzintli* genannt. Dieser Name stammt aus dem Aztekischen und bedeutet »die ehrwürdigen kleinen Kinder«. In vorspanischer Zeit wurde so eine botanisch nicht zu identifizierende aztekische Zauberpflanze genannt. Kurioserweise gibt es in Mexiko eine Volksethymologie von Marijuana, die den Namen auf die aztekischen Wörter *mali*, »Grasbüschel«, und *ha huana*, »berauschend«, zurückführt. Demnach wäre Marijuana der »berauschende Grasbüschel« (Diaz 1979: 78).

Meist werden die weiblichen Blüten (*Marijuana* oder *bota*), das abgeriebene Harz (*marijuana pura*), seltener die Blätter (*la hoja*) geraucht. Aber auch wässrige oder alkoholische Auszüge kommen zur Anwendung. Oft werden die Blüten und oberen Stengel zerrieben mit Rohrzucker oder Molasse und Chili vermischt in einem Glas Milch oder Mescal-Schnaps getrunken (Reko 1936: 64). Getrunken wird Marijuana vor allem für medizinische Zwecke.

In Mexiko wird Marijuana sehr vielseitig im Curanderismo und in der Volksmedizin genutzt. Der volksmedizinische Gebrauch ist bereits für das 19. Jahrhundert belegt. In San Luis Potosí wurde Hanfkraut mit *Aguardiente*, »Feuerwasser« (billigem Zuckerrohrschnaps), vermischt und innerlich und äußerlich bei Tarantula-Bissen und Skorpionstichen verwendet (Bye 1979: 145). Tuberkulöse und lepröse Patienten rauchten viel Marijuana gegen ihre Leiden (Reko 1936: 67).

Heute ist der multiple volksmedizinische Gebrauch weit verbreitet. Bei Asthma und anderen Muskelkrämpfen in den Atemwegen werden Marijuana-Zigaretten geraucht. Bei allen Arten von Krämpfen, etwa bei Tobsucht, Delirium tremens und Tetanus, sowie bei Koliken, Tuberkulose und Diarrhöen, als auch bei Schlaflosigkeit und Nervosität werden alkoholische Extrakte eingenommen (Cabrera 1981: 144–145). Marijuana wird ebenfalls bei Fieber, Durchfall sowie als Abführmittel verwendet (Diaz 1979: 78). In Guadalajara werden alkoholische Hanfextrekte zum Einreiben schmerzender Körperpartien (Muskelschmerzen, Verspannungen, Rheuma) aufgetragen und einmassiert.

In Mexiko gilt Marijuana auch als Heilmittel sozialer Missstände. In der heimlichen Nationalhymne, dem Revolutionslied *La Cucaracha*, heißt es:

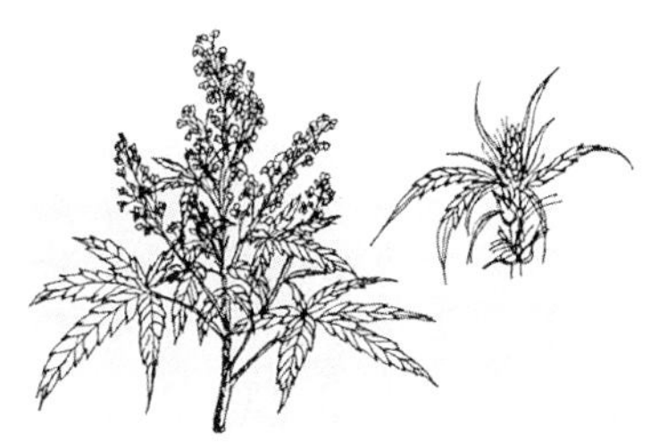

Der in Mexiko angebaute Hanf wird meist als Cannabis *sativa* var. *indica* bezeichnet. Er ist sehr THC-reich und dadurch auch als Euphorikum und Genussmittel sehr geschätzt. In der mexikanischen Volksmedizin wird Marijuana von Curanderos bei *limpias*, magischen Reinigungsritualen, eingenommen, um die Götter und Heiligen herbeizulocken. Volksmedizinisch wird Hanf hauptsächlich bei Kopf- und Muskelschmerzen verwendet. (Mexikanische Illustration, nach HERNANDEZ M. und GALLY J.)

La cucaracha, la cucaracha	Die Kakerlake, die Kakerlake
Ya no puede caminar	Noch kann sie nicht gehen
Porque la falta, porque la falta	Denn es fehlt noch, denn es fehlt noch
Marijuana que fumar	Marijuana zum Rauchen

Ähnlich wie in Mexiko wird die Volksmedizin in Kolumbien vom Curanderismo geprägt. Kolumbien gilt heutzutage allgemein als Kokainland, ist jedoch mehr ein »Marijuanaland« (ELEJALDE 1975: 327). Der Hanf bzw. die getrockneten weiblichen Blüten heißen *la mona, la armarilla, ella* oder *marijuana*. Der Hanf wird von großen Teilen der Bevölkerung als regelmäßiges Rausch-, Entspannungs- und Stärkungsmittel (bei schwerer körperlicher Arbeit) verwendet. Es gibt aber auch zahllose volksmedizinische Verwendungen. So werden alkoholische Extrakte als Liniment (halbflüssiges Mittel) bei rheumatischer Arthritis äußerlich aufgetragen. Bei Asthma werden Hanfextrakte innerlich genommen (ELEJALDE 1975: 341). Bei Schlafstörungen, Erschöpfung, zur sexuellen Bestätigung und zur allgemeinen Gesunderhaltung wird der Hanf geraucht. Die frischen, grünen Blätter werden zu einer Paste zerstoßen auf die Haut über schmerzenden Körperpartien gerieben. Stark schreienden Kindern werden Aufgüsse aus Marijuana und Zucker zu trinken gegeben. Möglicherweise ist der Hanf in der heutigen kolumbianischen Bevölkerung so weit verbreitet und so vielseitig medizinisch verwendet, weil in vorspanischer sowie in frühkolonialer Zeit Tabak in zahlreichen Fällen medizinisch genauso verwendet wurde wie heute Marijuana (PARTRIDGE 1975).

Marijuana ist der Bestandteil zahlreicher Kräutermixturen, die von professionellen Curanderos hergestellt werden. Meist ist Marijuana in Zubereitungen enthalten, die zur Behandlung chronischer Krankheiten dienen. Aber Hanf ist auch Ingredienz von alkoholischen Auszügen (in Rum oder *aguardiente*), die bei Schmerzen, Schlangenbissen, Blutungen und Asthma innerlich genommen werden (PARTRIDGE 1975: 161). Leider halten die Curanderos – aus verständlichen Gründen – die genauen Rezepte ihrer Mittel geheim (ELEJALDE 1975: 341).

Hanf wird von vielen Kolumbianern täglich genossen, ohne auf sie schädlich zu wirken, wie eine Studie belegt: »Langzeit-Cannabis-Konsum (mehr als 10 Jahre) führt weder zu Apathie, Parasitismus oder Rückständigkeit, vielmehr hatten die ältesten und am meisten erfahrenen Konsumenten oft ihre soziale und ökonomische Situation während ihres Lebens verbessert« (PARTRIDGE 1975).

Der Hanf hat auch eine Bedeutung in dem peruanischen San-Pedro-Kult gefunden (DAVIS 1983). Dabei wird ein Trank aus dem heiligen Kaktus *Trichocereus pachanoi* BRITT. et ROSE von peruanischen *Curanderos* bei ihren nächtlichen *mesa*-Ritualen eingenommen und auch den Teilnehmern verabreicht. Die *mesa*, span. »Tisch«, ist ein Altar mit zahlreichen Objekten (Stäben, Muscheln, Keramik, Heiligenbildern, usw.), der in seiner Struktur auf die vorspanische Zeit zurückgeht. Der meskalinhaltige Trank wird von den Curanderos eingenommen, um bei nächtlichen Zeremonien die Ursache einer Krankheit erkennen zu können. Seltener wird dem Patienten und anderen anwesenden Personen etwas von dem Trank gereicht. Vorher muss allerdings aus einer Schnecken- oder Muschelschale ein alkoholischer Extrakt vom sehr nikotinhaltigen Bauerntabak (*Nicotiana rustica*) durch die Nase »getrunken« werden, um sich zu reinigen und vor negativen Mächten zu schützen.

Dem San-Pedro-Trank werden für bestimmte Zwecke noch weitere Pflanzen hinzugefügt (DAVIS 1983): »Um das ›Sehen‹ im veränderten Bewusstsein zu erhöhen, sollen – nach Don M.A. (Huancabamba) – manche ›maestros‹ neuerdings ihrem ›remedio‹ auch Marihuana zufügen« (GIESE 1989: 229).

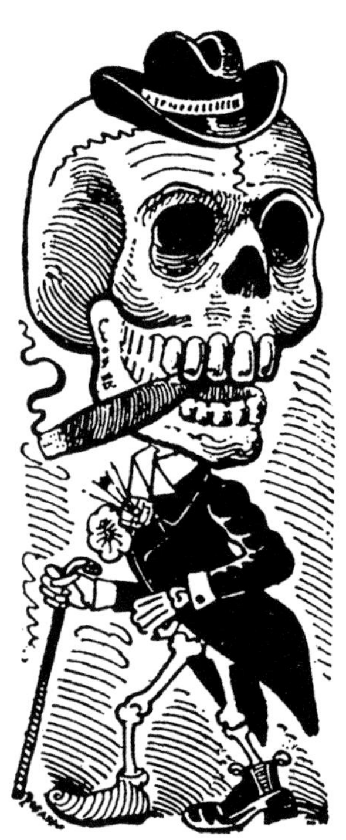

In Mexiko rauchen auch die Toten alles vom Tabak bis zum Marijuana. (»Calavera« = Totenkopf; Einblattdruck von José Guadalupe Posada, Mexiko, ca. 1911)

Marijuana-Extrakt

(nach Dr. Luis Cabrera)

100 g Marijuana (Cannabisblüten) werden mit reinem Alkohol bedeckt. Nach 48 Stunden abgießen. Die Lösung wird vorsichtig erhitzt. Wenn der Alkohol soweit verdampft ist, dass etwa 7 bis 10 g übrig bleiben, mit destilliertem Wasser soweit verdünnen, bis es eine homogene, grüne, nach Hanf duftende Lösung gibt. Davon können 20 ml in einem Tee aus Orangenblättern (oder -blüten) gegeben werden. Für die medizinische Anwendung dreimal pro Tag für drei Tage trinken.

Marijuana-Tinktur

(Rezept aus Guadalajara)

Die weiblichen Blüten werden für drei Tage in 70%igem Alkohol eingelegt.

Tequila Fuerte

Frische Hanfwurzeln werden mit einer Chilischote in Tequila (Agavenschnaps) eingelegt. Mit einer Prise Salz und Limonensaft abschmecken.

Mexikanische Asthma-Zigaretten

Marijuana und Zimtrinde werden zerkleinert, im Verhältnis 2:1 gemischt und zu Zigaretten gedreht.

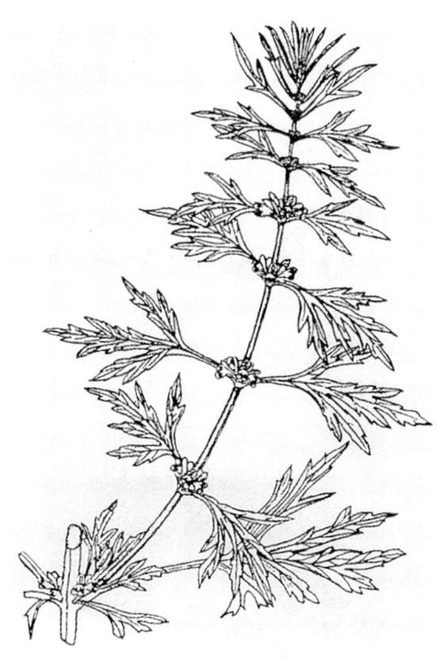

In Mexiko wird der Sibirische Löwenschwanz (*Leonurus sibiricus* L.) im Volksmund *marijuanillo*, »kleiner Hanf«, genannt und als Cannabisersatz geraucht. Die aus Asien stammende Pflanze heißt auch auf Thai *ganchaa-tade*, ein Wort, das sich von *gan-chaa* = Cannabis ableitet. (Alte Illustration, Thailand)

Literatur

Argueta Villamar, Arturo, Leticia M. Cano Asseleih und María Elena Rodarte (Hg.)
1994 *Atlas de las plantas de la medicina tradicional mexicana* (3 Bde.). México, D.F.: INI.

Bye, Robert A.
1979 »An 1878 Ethnobotanical Collection from San Luis Potosí« *Economic Botany* 33(2): 135–162.

Cabrera, Luis
1981 *Plantas curativas de México.* México, D. F.: Libro-Mex Editores.

Davis, E. Wade
1983 »Sacred Plants of the San Pedro Cult« *Botanical Museum Leaflets* 29(4): 367–386.

Devine, Mary Virginia
1982 *Brujería: A Study of Mexican-American Folk-Magic.* St. Paul, Minnesota: Llewellyn.

Diaz, José Luis
1979 »Ethnopharmacology and Taxonomy of Mexican Psychodysleptic Plants« *Journal of Psychedelic Drugs* 11(1–2): 71–101.

Elejalde, B. R.
1975 »Marihuana and Genetic Studies in Colombia: The Problem in the City and in the Country« in: V. Rubin (Hg.), *Cannabis and Culture*, S. 327–343, The Hague: Mouton.

Giese, Claudius Cristobal
1989 *«Curanderos»: Traditionelle Heiler in Nord-Peru (Küste und Hochland).* Hohenschäftlarn: Klaus Renner Verlag (Münchner Beiträge zur Amerikanistik, Bd. 20).

Hernandez Maga a, Rafael und Mireya Gally Jorda
1984 *Plantas medicinales.* México, D.F.: Arbol Editorial.

Madsen, William
1955 »Shamanism in Mexico« *Southwestern Journal of Antropology* 11: 48–57.

Martínez, Maximino
1994 *Las plantas medicinales de México* (6. Aufl.). México, D.F.: Ediciones Botas.

Partridge, William L.
1975 »Cannabis and Cultural Groups in a Colombian Municipio« in: V. Rubin (Hg.), *Cannabis and Culture*, S. 147–172, The Hague: Mouton.

Reko, Victor
1936 *Magische Gifte.* Stuttgart: Enke.

Sepulveda, María Teresa
1983 *Magia, brujería y supersticiones en México.* México, D. F.: Everest Mexicana.

Maconha

Hanf in der brasilianischen Volksmedizin

»Bahia gehört mit Pernambuco (maconha de pernambuco) zu den wichtigsten Hanfanbaugebieten Brasiliens. Verbeitet ist Gras im riesigen Amazonasbecken, zwischen Boa Vista im äußersten Norden, Rio Branco an der peruanischen Grenze und Manaus im Herzen des übrig gebliebenen südamerikanischen Urwalds.«

STEFAN HAAG
Hanfkultur weltweit
(1995: 114*)

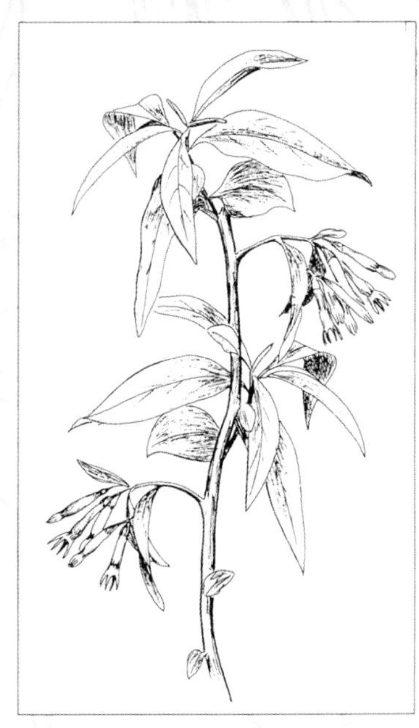

In Brasilien heißen verschiedene *Cestrum*-Arten (Hammersträucher) *maconha brava*, »wilder Hanf«, und werden als Marijuana-Ersatz geraucht. Auch in anderen Ländern Südamerikas werden einige psychoaktive *Cestrum* spp., die zu den Nachtschattengewächsen gehören, als Tabak- und Hanfersatz genutzt.
(Chilenische Illustration)

Brasilien ist das Land, in dem die Paramedizin enorme Blüten treibt. Menschen werden von den Geistern verstorbener Ärzte besessen und führen Operationen unter unhygienischen Bedingungen aus. Rasende Kultanhänger verkünden düstere Orakelsprüche, Dämonen werden mit blutigen Opfern exorziert. Neben all diesen Erscheinungen gibt es in Brasilien eine Volksmedizin, die indianische, afrikanische und europäische Elemente miteinander vereint und vor allem Kräuter zur Selbstbehandlung benutzt.

In Brasilien ist der Hanf seit über 400 Jahren heimisch. Er wurde immer als Faserlieferant, als Genussmittel und als Medizin verwendet (Hutchinson 1975: 173). Er wurde aber hauptsächlich von der aus Europa einfallenden und der aus Afrika verschleppten Bevölkerung verwendet. So spielte er auch bei den afro-brasilianischen Kulten wie Candomblé, Xango, Macumba und Umbanda eine gewisse, doch weitgehend unbekannte Rolle (Bucher 1995, Hutchinson 1975: 179). Er wurde bei Divinationen und religiösen Riten des Catimbó-Kultes geraucht oder anders eingenommen (De Pinho 1975: 294). Der Gebrauch als Rauchmittel von Ureinwohnern ist lediglich für die Tenetehara-Indianer belegt (Hutchinson 1975: 174).

Zunächst war der Hanf unter den Namen *diamba* und *pito do Pango* bekannt; heute wird er in Brasilien allgemein *maconha* genannt. Das Wort *maconha* ist die Bezeichnung der Hanfpflanze in Angola (De Pinho 1975: 294). Südbrasilianische Fischer und Küstenbewohner nennen *Cestrum laevigatum* Schlecht., ein alkaloidhaltiges und psychoaktiv wirkendes Nachtschattengewächs, *maconha* oder *maconha brava*, »wilder Hanf«. Sie rauchen die getrockneten Blätter als Marijuana-Ersatz (Schultes und Hofmann 1995: 38*). Auch andere Cestrum-Arten dienen als Marijuana-Ersatz (Rätsch 1998: 162ff.*).

Der Maconha genannte Hanf wurde früher meist in einer Wasserpfeife, heute fast ausschließlich als Zigarette, manchmal mit Tabak gemischt, geraucht. Blätter und Blüten werden aber auch als Priem gekaut (Hutchinson 1975: 179). Für medizinische Zwecke werden meist Hanfblätter in Wasser ausgekocht. Solche Dekokte werden bei rheumatischen Beschwerden, Frauenleiden, Koliken und anderen schmerzenden Erscheinungen getrunken. Bei Zahnschmerzen werden weibliche Blüten auf den schmerzenden Zahn gelegt oder darum gewickelt und für eine längere Zeit im Mund behalten. Oft wird auch ein *licor* aus Hanfblüten und *cachaça* (Zuckerrohrschnaps) hergestellt (Hutchinson 1975: 180). In den ländlichen Gebieten ist der Gebrauch von Hanf besonders bei Menstruationsschmerzen und -krämpfen zur Entspannung verbreitet (De Pinho 1975: 295). Ebenso wird der Hanf von der Amazonasbevölkerung benutzt. Dort wird er auch zur Behandlung von Asthma, Dysenterie, Krämpfen und Nervenleiden geraucht oder als Tinktur getrunken (Carneiro Martins 1989: 77). Auch gilt Maconha als Entspannungsmittel nach schwerer Arbeit und wird oft »Opium der Armen« genannt (De Pinho 1975). Aber auch die höheren und ehemals höchsten Schichten haben sich mit dem Kraut angefreundet.

Der Hanf wurde auch als Reisebegleiter in den Tod verwendet. Berühmt ist die Geschichte von Königin Carlota Joaquino, die nach sechsjährigem Aufenthalt in der portugiesischen Kolonie nach Lissabon zurückgekehrt war und ihren Lieblingssklaven Felisbino mitgebracht hatte. Als sie im Sterben lag, bat sie selbigen Felisbino, er möge ihr doch *diambo do amazonas* geben. Der Sklave gehorchte und stellte einen Tee aus Hanf und Arsenik her. Nachdem seine Herrin sanft eingeschlafen war, trank auch er einen letzten Tee, um sich mit ihr im Himmel wiederzuvereinen (Hutchinson 1975: 175).

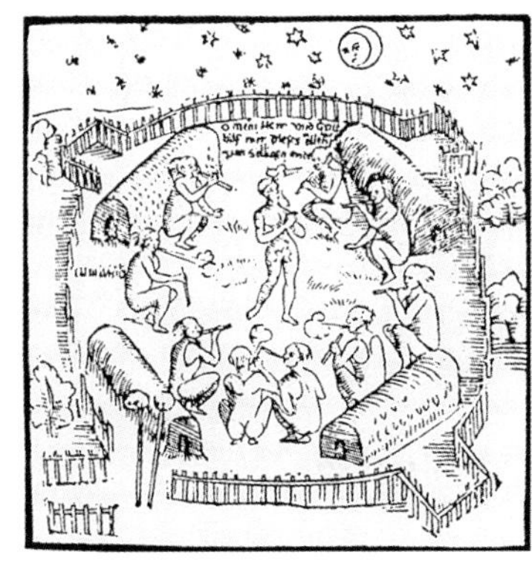

Überall in Brasilien war unter Indianern das Rauchen von Tabak aus hedonistischen, medizinischen und rituellen Gründen weit verbreitet. Deshalb wurde der aus Europa eingeführte Hanf schnell als alternatives Rauchkraut akzeptiert und allseits geschätzt.
(Rauchritual der Tupinamba; Holzschnitt aus Hans Staden, *Brasilien*, 1548–1555)

In Brasilien gibt es seit einigen Jahrzehnten eine synkretistische Kirche namens *Santo Daime*, die ihren Stammsitz in Mapia, einem Dorf im brasilianischen Amazonasgebiet hat. Die Gemeinde benutz das von den indianischen Schamanen gestohlene Ayahuasca-Rezept zur Herstellung ihres ebenfalls Santo Daime oder nur Daime genannten Sakramentes. Bei ihren Gottesdiensten, während dessen »Heilarbeit« ausgeführt wird, wird nicht nur Ayahuasca getrunken, sondern auch Marijuana, *Santa María* genannt, geraucht. Die Santo-Daime-Gemeinde glaubt, dass Hanf ein Heilmittel ist und ein heiliges Sakrament für die Gläubigen darstellt (FISCHER-FACKELMANN 1996).

Licor do Maconha

Eine Handvoll Marijuanablüten werden für zwei Wochen in einen Liter weißen Rum oder Cachaça eingelegt. Die Blüten verbleiben in der Flasche, bis sie geleert ist.

Literatur

BUCHER, Richard
1995 »La marihuana en el folklore y la cultura popular brasileña« *Takiwasi* 2 (Nr.3): 119–128.

CARNEIRO MARTINS, José Evandro
1989 *Plantas medicinais de uso na Amazônia.* (2. Aufl.) Belém-Pará: CEJUP.

DE PINHO, Alvaro Rubin
1975 »Social and Medical Aspects of the Use of Cannabis in Brazil« in: V. RUBIN (Hg.), *Cannabis and Culture*, S. 293–302, The Hague: Mouton.

FERNÁNDEZ CHITI, Jorge
1995 *Hierbas y plantas curativas, para curar el cuerpo, para elevar la mente.* Buenos Aires: Condorhuasi.

FISCHER-FACKELMANN, Ruth
1996 *Fliegender Pfeil.* München: Heyne.

HUTCHINSON, Harry William
1975 »Patterns of Marihuana Use in Brazil« in: V. RUBIN (Hg.), *Cannabis and Culture*, S. 173–183, The Hague: Mouton.

LEIBING, Annette (Hg.)
1997 *The Medical Anthropologies in Brazil.* Berlin: VWB (*Curare* Sonderband 12/97).

Dilutionen

Hanf in der Homöopathie

»In jeder Diskussion über die Homöopathie entwickelt sich, meist schon nach wenigen Sätzen, am Streit über die Wirksamkeit der Substanzen, ein Streit über die Substanz der Homöopathie selbst. Hier wird deutlicher als irgendwo sonst, in welchem Maße wir geneigt sind, der persönlichen Erfahrung zu misstrauen, wenn sie dem, was als wissenschaftliche Erkenntnis gilt, widerspricht.«

Manfred Brinkmann und Michael Franz
Nachtschatten im Weißen Land
(1982: 149)

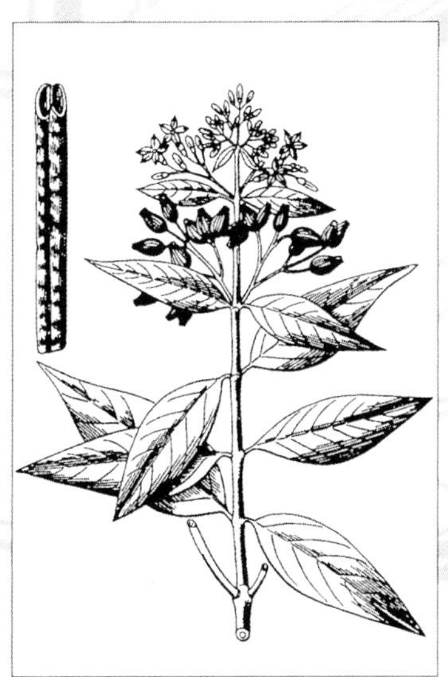

Der fiebersenkende Chinarindenbaum (*Cinchona pubescens*) stammt nicht aus China, sondern aus Peru. Als Samuel Hahnemann mit der Chinarinde experimentierte, entdeckte er die Homöopathie.

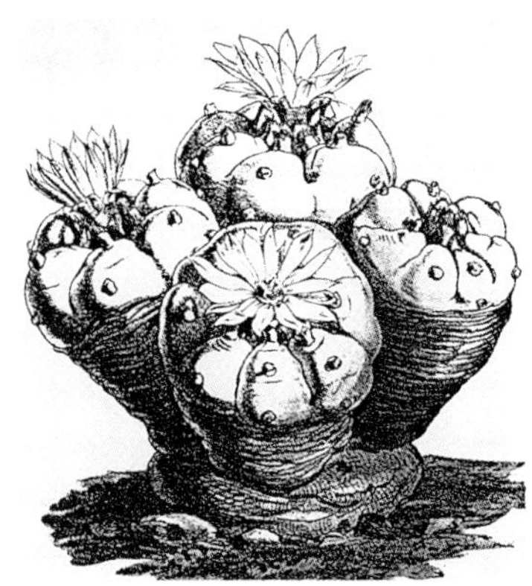

Der aus Mexiko stammende, entheogen wirkende Peyotekaktus *(Lophophora williamsii)* wurde bei seiner Einfuhr nach Europa auch als homöopathisches Heilmittel (Anhalonium lewinii hom.) getestet und als Ersatzmittel für Cannabis indica hom. genutzt.
(Stich von 1847)

Die Homöopathie ist ein Medizinsystem an den Grenzen der Stofflichkeit. Sie versteht sich selbst als eine Erfahrungswissenschaft. Die Homöopathie wurde als medizinische Methode von dem Arzt Samuel Hahnemann (1755–1843) begründet. Hahnemann hatte viel mit Heilmitteln herumexperimentiert. Beim Testen des aus Peru stammenden Chinarindenbaumes (*Cinchona pubescens* Vahl)[45] entdeckte er die Regel *Similia similibus curentur*, »Ähnliches werde mit Ähnlichem geheilt«. Der gesunde Hahnemann trank einen Chinarindentee und erlebte plötzlich fieberähnliche Symptome. Daraus folgerte er, dass eine Pflanze genau die Krankheit heilen kann, die sie beim Gesunden hervorruft. Er schrieb:

»Jedes wirksame Arzneimittel erregt im menschlichen Körper eine Art von eigener Krankheit. Man ahme die Natur nach, welche zuweilen eine chronische Krankheit durch eine andere hinzukommende heilt und wende in der zu heilenden (vorzüglich chronischen Krankheit) dasjenige Arzneimittel an, welches eine andere, möglichst ähnliche, künstliche Krankheit zu erregen im Stande ist, und jene wird geheilet werden: Similia similibus« (Hahnemann 1796).

Hahnemann ging weiterhin davon aus, dass jede Substanz eigentlich zwei Wirkungsqualitäten hat: eine heilsame in schwacher oder niedriger, eine giftige in hoher Dosierung. In den Substanzen ist ein »gutes, göttliches Prinzip«, die »Lebenskraft« vorhanden, die als Gegenpol zur Materie wirkt. Wird die Lösung einer Substanz verdünnt, verwässert nur die Materie, der Geist (»Lebenskraft«) der Substanz bleibt aber erhalten. In höchster Verdünnung bleibt in dem Mittel alleine die Lebenskraft, das »gute, göttliche«, zurück, während es gleichzeitig, gereinigt von der »bösen Materie«, seine höchste Heilkraft entwickelt. Deswegen wird mit dem Prozess der Verdünnung (Dilution, abgekürzt D) der gelösten Substanz (»Urtinktur«) die Materie verdünnt, die Heilkraft aber potenziert, und zwar nach der zehnten Potenz.

»Hanf: Blätter und Samen verwenden. 1 bis 2 Esslöffel mit ½ Liter Milch einnehmen. Trinkt man mehrmals täglich eine kleine Tasse davon, wird die Gelbsucht sicher ausgeheilt. Auch bei starker Verstopfung und kranker Leber verwenden. Zum Tee 1 bis 2 Esslöffel Blätter mit ½ Liter Wasser 4 bis 6 Minuten lang sieden und bei chronischem Rheuma zwei Tassen täglich kalt davon trinken. Gekochter Same ist ein vorzügliches Mittel gegen rheumatische Schmerzen.«

Nikola Gelenčir
Naturheilkunde des Balkans
(1983: 221f.)

Nach den Hahnemannschen Regeln wurden zahlreiche Substanzen aufgelöst und in verschiedenen Dilutionen ausprobiert. Daraus hat sich dann über die letzten 200 Jahre ein recht geschlossenes Bild der Arzneimittelwirkung homöopathischer Zubereitungen ergeben. In den großen Standardwerken der Homöopathie werden die Arzneimittelbilder der einzelnen Substanzen anhand der Symptome, die sie an Gesunden ausgelöst haben, zusammengefasst (sog. Leitsymptome). Zeigt ein Patient eins oder mehrere Symptome, die dem Arzneimittelbild entsprechen, so greift der homöopathisch arbeitende Arzt zu einem Heilmittel, das diesen Symptomen entspricht (Gäbler 1965).

Der Hanf gehört seit der Geburtsstunde der Homöopathie zu ihrer Materia Medica (Anonym 1998). Hahnemann selbst schrieb über Hanf:

»**Cannabis sativa.** Bisher wurde der Hanf bei akutem Tripper und bei einigen Arten von Gelbsucht mit Nutzen gegeben. Diese organotrope Tendenz findet sich wieder in den Prüfungssymptomen bei den Harnorganen. In persischen Wirtshäusern bedient man sich des Krautes, um die Ermüdung der zu Fuß Reisenden zu heben. Auch hierfür gibt es geeignete Prüfungssymptome. Lange Zeit gab ich Hanfsaft in Urtinktur, in der Gabe des kleinsten Teiles eines Tropfens. Aber jetzt finde ich, dass die Potenz C30 diese Arzneikräfte höher entwickeln kann« (zit.nach Buchmann 1983: 19f.).

Über die Jahre wurden die Erfahrungen mit Hanf so umfangreich, dass in Allens enzyklopädischem Standardwerk über 40 Druckseiten mit den Leitsymp-

45 Zur einflussreichen Pharmazie- und Kulturgeschichte des Chinarindenbaumes (*Cinchona pubescens* Vahl, syn. *Cinchona succirubra* Pav. ex Klotzsch; auch die Art *Cinchona calisya* Wedd., syn. *Cinchona ledgeriana* Moens ex Trim.) siehe z.B. Dethloff 1944, Hobhouse 1992: 14–66.

tomen von Hanf gefüllt sind (ALLEN 1975: 464–505). Es hat sich in der homöopathischen Arzneimittellehre eingebürgert, zwischen *Cannabis sativa* und *Cannabis indica* zu unterscheiden. Tatsächlich unterschieden sich die Arzneimittelbilder bzw. Leitsymptome beider Arten erheblich. Vielleicht ein weiteres Indiz dafür, dass es sich tatsächlich um zwei verschiedene Arten der Hanfpflanze handelt.

Das homöopathische Heilmittel *Cannabis indica* wird hauptsächlich als Urtinktur und in niedrigen Potenzen verwendet. Die Urtinktur wird aus reinem Harz (Haschisch) und Alkohol gewonnen. Die Urtinktur ist rezeptpflichtig (BTM ist ebenfalls zu beachten). Nur Hochpotenzen sind apothekenpflichtig. Die Wirkung von *Cannabis indica* wird wie folgt charakterisiert:

»Ruft höchst bemerkenswerte Halluzinationen und Vorstellungen hervor, **Übertreibung von Zeitdauer und Raummaß sind äußerst charakteristisch.** Kann Zeit, Raum und Ort nicht mehr begreifen. Ist außergewöhnlich glücklich und zufrieden, nichts stört. Gedanken stürmen auf ihn ein. Hat einen stark beruhigenden Einfluss auf viele Nervenleiden wie Epilepsie, Manie, Demenz, Delirium tremens und übersteigerte Reflexe. Morbus Basedow. Katalepsie« (BOERICKE 1992: 187).

Cannabis indica (Cannabis indica hom. *HAB34*, Cannabis indica hom. *HPUS78*) wird bei vielen Leiden verordnet, u.a. bei Asthma, Impotenz, Appetitlosigkeit, sexueller Erschöpfung, Alpträumen und Nervenleiden (SCHMIDT 1992: 644*). Als vergleichbare homöopathische Mittel (Beziehungen) gelten *Belladonna* (Tollkirsche), *Hyoscyamus* (Bilsenkraut) und *Stramonium* (Stechapfel), also die alten Hexenkräuter. Als Ersatzmittel gilt *Anhalonium lewinii*, der Extrakt aus dem mexikanischen Peyotekaktus, der botanisch *Lophophora williamsii* heißt (BOERICKE 1992: 188, GÄBLER 1965: 199–204).

Das homöopathische Mittel *Cannabis sativa* wird durch alkoholische Extraktion des frischen Krautes gewonnen. Es wird in der Urtinktur bis zur dritten Potenz (D3) verwendet, bei Stottern jedoch in der 30. Potenz (D30).

Cannabis sativa »scheint besonders die Urogenital- und Atemwege zu beeinflussen. Es hat charakteristische Empfindungen wie von tropfendem Wasser. Große Müdigkeit wie von Überanstrengung; müde nach dem Essen. Erstickungsgefühl beim Schlucken; das Geschluckte gerät in die Luftröhre. **Stottern.** Gedanken- und Sprachverwirrung. Zittrige Stimme, hastige und unzusammenhängende Sprache« (BOERICKE 1992: 188).

Cannabis sativa wird vor allem bei Urinverhalt, Erkrankungen der Harnwege (Gonorrhö, Entzündung des Penis) und der Atemorgane verordnet. Als Ersatzmittel gilt *Hedysarum ildefonsianum*, eine brasilianische Süßkleeart (BOERICKE 1992: 190).

Es hat sich parallel zum homöopathischen Spezialistentum mit schulmedizinischen Ansprüchen eine volkstümliche Homöopathie entwickelt, die als ein »umstrittenes Grenzgebiet der Volksmedizin« gilt. So findet man in volksmedizinischen Büchern immer wieder aus der Homöopathie entliehene Anwendungen und Angaben. Von der Heilwirkung des Hanfs heißt es in *Kölbl's Kräuterfibel* mit dem sinnigen Untertitel *Eine Fundgrube alter und moderner Heilkräuter- und Hausmittel-Rezepte*:

»Hanf wird in der homöopathischen Verdünnung (D1–D2) bei hysterischen Zuständen, Leberschwellung, Koliken und Herzklopfen nur auf ärztliche Anordnung gereicht. In Wasser gekocht, ist er gut für starken Husten; er beseitigt die rauhe Stimme. In Milch gekocht, wird er für Wassersucht empfohlen. In Essenzform wird er auch gegen Lungenentzündung mit Irrereden, bei Erbrechen mit

»Wie bei allen homöopathischen Medikamenten ist es auch bei Cannabis nicht einfach, das Mittel einem bestimmten Krankheitsbild zuzuordnen. Trotzdem kristallisierte sich bereits bei Hahnemann die Anwendung von Cannabis bei verschiedenen Krankheiten der Harnwege, der Brust (Bronchien) und der Sinnesorgane heraus.«

MANFRED FANKHAUSER
Haschisch als Medikament
(1996: 216*)

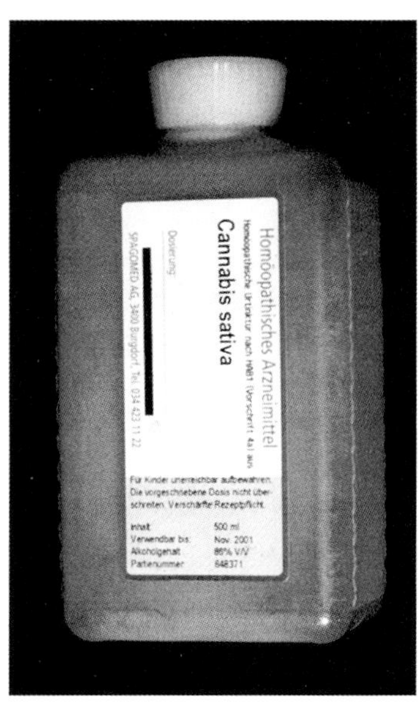

Die Urtinktur von *Cannabis sativa* wird heute noch oder wieder in der Homöopathie und Naturheilpraxis als vielseitiges Medikament genutzt.

Galle, sowie gegen Schmerzen beim Atmen und Sprechen verordnet, außerdem gegen langwierige Harnverhaltung, besonders bei nur tropfenweisem Abgang des Urins infolge Harnröhrenentzündung« (Kölbl 1983: 72).

Die Homöopathie ist heute dennoch ein allgemein anerkanntes Naturheilverfahren und wird von vielen Schulmedizinern ernst genommen. Es gibt sogar ein amtliches *Homöopathisches Arzneimittelbuch (HAB)*, das Herstellung und Prüfungsvorschriften regelt. Immerhin ist hier auch die genaue Herstellung für den »guten, göttlichen« Geist der Hanfpflanze nachzulesen.

Die therapeutische Anwendung von *Cannabis* als Medikament ist in Deutschland durch das Betäubungsmittelgesetz verboten (Körner 1994: 56*)![46] Das gilt auch für wirkstofffreie Hanfpräparate: »Die homöopathischen Drogen und Zubereitungen unterliegen den Bestimmungen des Betäubungsmittelgesetzes und sind daher nicht verkehrsfähig« (Schmidt 1992: 653*). – Eine, wie üblich, absurde Gesetzgebung:

»Obwohl es über zwei Jahrhunderte gute Erfahrungen mit homöopathischen Mitteln auf Cannabis-Basis gibt, sind sie bei uns nicht zu kriegen: Alle von uns angesprochenen Hersteller mussten passen, in Deutschland ist Cannabis eben verboten, selbst wenn nur noch der Geist des Knasters in Lösungsmitteln verewigt ist. Ursache dafür scheint eine regelrecht krankhafte Angst vor einer ominösen Kraft zu sein, die dem Geist in der Flasche innewohnen könnte« (Anonym 1998: 15).

Migräne Oligoplex

(Dr. Madaus und Co., Radebeul Dresden; 1933)

Eine Mischung aus folgenden Potenzen wird in Tabletten verarbeitet:

Cannabis ind. D2	Indischer Hanf
Valerianae D2	Baldrian
Chinin. hydrochlor. D2	Chinin-HCL
Extrakt. Hypoph. D5	Hypophysenextrakt [aus dem Rind]
Dimethylaminophenazon D1	

Bei Migräne sollen 2 bis 3 Tabletten eingenommen werden (vgl. Fankhauser 1996: 178*).

Plantival

(Dr. W. Schwabe, Leipzig; 1933)

Die homöopathischen Urtinkturen (Ø oder = D1) folgender Stoffe werden vermischt (vermutlich zu gleichen Teilen):

Aeth.	[vermutlich] Hundspetersilie (*Aethusa cynapium*)
Valer.	Baldrian
Avena sat.	Hafer
Cannabis sat.	Hanf (*Cannabis sativa*)
Passiflora inc.	Passionsblume (*Passiflora incarnata*)

Das Mittel wurde als Sedativum (= Beruhigungsmittel) und Hypnoticum (= Schlafmittel) auf den Markt gebracht (vgl. Fankhauser 1996: 179*).

46 »Verboten ist die Verwendung von Cannabispflanzen zur Herstellung von Cannabiszigaretten, zur Herstellung von Medikamenten und Cannabistinkturen (Hustenmittel, Schlafmittel, Asthma- und Migränemittel)« – so heißt es im *Kommentar zum Betäubungsmittelgesetz* (BtMG 1994).

Literatur

Allen, Timothy F.
1975 *The Encyclopedia of Pure Materia Medica.* New York: Boericke und Tafel.

Anonym
1998 »Der Geist in der Flasche: Cannabis und Homöopathie« *Hanf!* 6/98: 14–15.

Boericke, William
1992 *Handbuch der homöopathischen Materia medica.* Aus dem Amerk. übertr. u. bearb. v. D. J. Beha, R. Hickmann und K. F. Scheible, Heidelberg: Haug.

Brinkmann, Manfred und Michael Franz (Hg.)
1982 *Nachtschatten im Weißen Land: Betrachtungen zu alten und neuen Heilsystemen.* Berlin: Verlagsgesellschaft Gesundheit.

Buchmann, Werner
1983 *Hahnemanns Reine Arzneimittellehre.* Heidelberg: Haug.

Dethloff, W.
1944 *Chinin.* Berlin: Verlag Chemie.

Gäbler, Hartwig
1965 *Aus dem Heilschatz der Natur.* Stuttgart: Paracelsus.

Gelenčir, Nikola
1983 *Naturheilkunde des Balkans.* Steyr: Verlag Wilhem Ennsthaler.

Hahnemann, Samuel
1796 *Versuch über ein neues Prinzip zur Auffindung der Heilkräfte der Arzneisubstanzen nebst einigen Blicken auf die bisherigen.*

Hobhouse, Henry
1992 *Fünf Pflanzen verändern die Welt.* Stuttgart: dtv/Klett-Cotta.

Kölbl, Konrad
1983 *Kölbl's Kräuterfibel. Eine Kompilation.* (20. Aufl.) Grünwald: Reprint Verlag Konrad Kölbl.

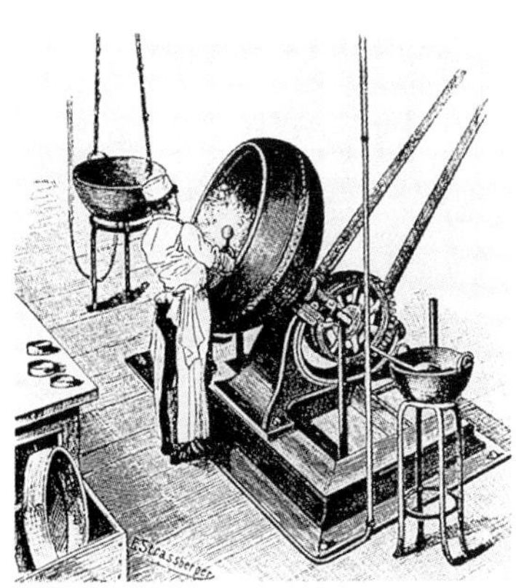

Industrielle Herstellung von homöopathischen Medikamenten gegen Ende des 19. Jahrhunderts.
(Stich aus Richard Haehl, *Samuel Hahnemann, his Life and Work*)

Dope
Hanf in der modernen Selbstmedikation

»Auf, Breit und Zu
saßen am Tisch
und rauchten eine Pfeife dazu«

Galan O. Seid
Grasland-Hymne 2

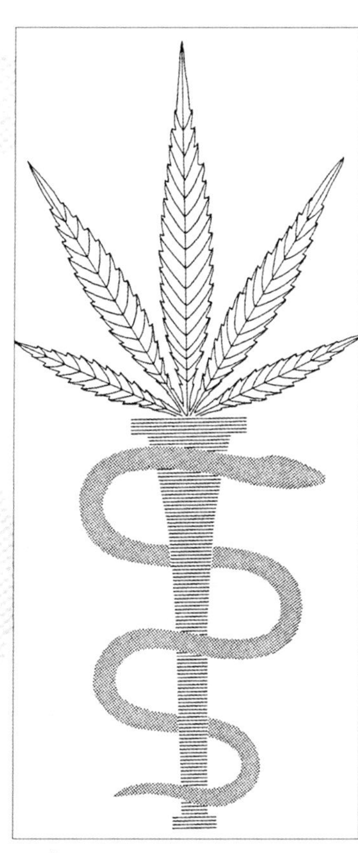

Der Äskulapstab, Zeichen der Heilkunst, in einer modernen Variation: die Kundalinischlange windet sich um ein hanfgefülltes Chilam (Rauchrohr).

Es ist ein Zeichen der Zeit, dass der Glaube an politische Gesetze stark abnimmt. Regierungen, die unverhältnismäßig hohe Steuern kassieren, Kriege führen und die Bemühungen der Umweltschützer unterdrücken, werden von vielen Menschen nicht mehr ernst genommen. Die Gesetze werden bewusst übertreten, weil sie im rechtlichen Empfinden der Betroffenen falsch sind. Dass die Drogengesetze von vielen missachtet werden, ist nichts Neues. Die Betroffenen, z.B. die Kiffer, erachten den Gebrauch von Hanfprodukten als rechtens, ihnen fehlt jegliches Unrechtsbewusstsein. Der Münchner Psychologe Rudi Gaul hat treffend formuliert:

»Wenn Politiker entscheiden können, welche Drogen gut und welche schlecht fürs Volk (also auch für mich) sind, dann kann ich das auch, da ich mir mindestens die gleiche Entscheidungsfähigkeit und Intelligenz zuschreibe wie viele, oder die meisten Politiker. Also ich will auch meine Entscheidung selber treffen« (zit. nach Schuldes 1995: 10).

Über die moderne Selbstmedikation mit Hanfprodukten liegen leider immer noch keine Studien vor. Hier und da erscheint mal ein Zeitungsartikel, in dem von Krebspatienten berichtet wird, die illegal Haschisch oder Marihuana zur Erleichterung ihrer Leiden rauchen. Gewöhnlich sind solche Berichte nach dem Motto verfaßt: »Wer Krebs hat, dem kann auch Rauschgift nichts mehr schaden.«

Ein dramatischer Fall der Selbstmedikation mit Hanf wurde kürzlich von Dr. Lester Grinspoon berichtet (1992). Der 35-jährige Kerry Wiley ist in Kuala Lumpur, der Hauptstadt von Malaysia, mit über 500 Gramm Cannabis erwischt worden. Bei dieser Menge schreibt das malayische Gesetzbuch die Todesstrafe durch Erhängen vor. Da Kerry den Hanf aus rein medizinischen Gründen gebrauchte, konnte durch internationale medizinische Gutachten und Interventionen die Todesstrafe in eine Gefängnisstrafe gemildert werden. Kerry ist als 12-Jähriger von einem Felsen gestürzt. Er hat zwar auf wunderbare Weise den Sturz überlebt, leidet aber seitdem an äußerst schmerzhaften Muskelkrämpfen. Er hat alle Arten von Heilmitteln und Therapien ausprobiert, bis er entdeckte, dass ihm lediglich der Hanfgenuss Linderung verschafft (Grinspoon 1992).

Der Arzt Dr. Lester Grinspoon und der Jurist James Bakalar haben mehrfach darauf hingewiesen, dass Patienten aus Gründen der Selbstmedikation in zunehmendem Maße zu illegalen Drogen greifen (Grinspoon und Bakalar 1987). Patienten, die an Quadriplegie (Lähmung der vier Extremitäten), Paraplegie (Querlähmung; spastische Lähmung beider Beine) und multipler Sklerose (Gewebe- und Organverhärtung) leiden, behandeln sich oft selbst mit Hanfprodukten. Normalerweise rauchen sie dazu Marijuana-Joints oder Haschisch pur:

»Viele MSler berichten außerdem, dass ihre Schübe seltener auftreten, nicht so heftig sind und schneller abklingen, wenn sie Haschisch nehmen« (Rieth und Heiler 1995: 46).

Auch unter Aids- und Krebs-Patienten, bei denen das *Wasting-Syndrom* auftritt, trifft man häufig Personen, die aufgrund eigener Erfahrungen oder vom Hörensagen Cannabis konsumieren. Es gibt inzwischen sogar ein paar mutige Ärzte, die ihren Patienten den Cannabisgebrauch empfehlen, wie Dr. Gölz, ein praktizierender Arzt in Berlin:

»Hautsächlich behandle ich in meiner Praxis HIV- und Tumorpatienten. Im Endstadium kommt es bei diesen Patienten zum sogenannten ›Wasting-Syndrom‹. Dabei verspüren sie keinen Drang mehr, Kalorien zu sich zu nehmen. Ich nutze die appetitanregende Wirkung des Cannabis. Nach dem Konsum von THC verspüren die Patienten oft einen Heißhunger auf Süßigkeiten, was zur Folge hat,

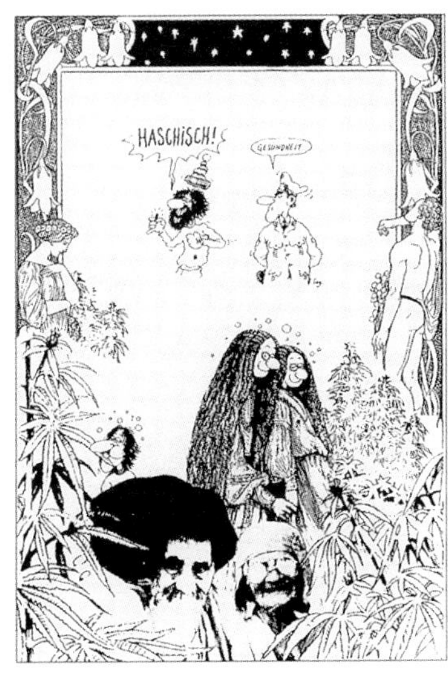

Diese Karikatur des deutschen Comic-Zeichners Gerhard Seyfried zeigt zum einen den medizinischen Aspekt des Hanfes, zum anderen das öffentlich-staatliche Unverständnis gegenüber den Cannabisprodukten.
(Aus Gerhard Seyfried, *Wo soll das alles enden*, Rotbuch Verlag, Berlin 1978, S. 45)

Altes schamanisches Wissen ueber
die spirituelle Kraft der Hanfpflanze
Die GREENSPIRIT -
HANF-HEILKREIS-EINWEIHUNG
Rituale und Techniken zur Wiederverbindung mit dem Geist der Natur

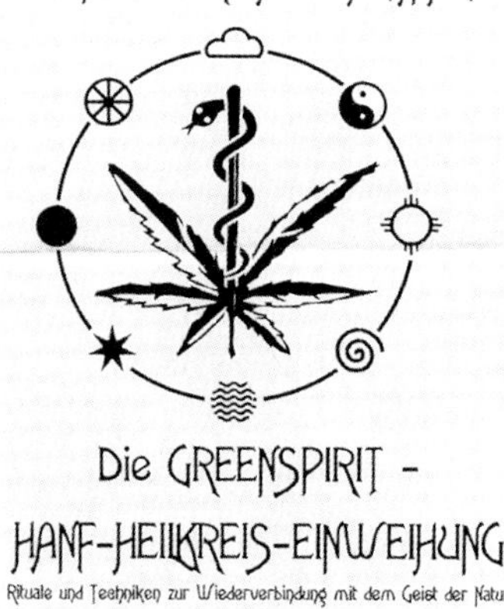

Flyer aus der Grauzone.

»Drink the Wine of Aluqah and breathe the Secret Smoke of God. / Intoxicated by the Green Shadows of the Paradise. / Know that nothing's true and that everything is permitted.«

Therion, *Vovin* (Nuclear Blast, 1998)

dass Gewichtszunahmen von bis zu 1 kg/Monat erreicht werden« (Gölz interviewt im *Hanfblatt* Nr. 5: 7, 1994).

Mir wurde von mehreren Müttern, die Hausgeburten gemacht haben, berichtet, dass sie zur Erleichterung der schmerzenden Wehen und der Geburt Hanfprodukte geraucht oder gegessen haben.

Ich habe von vielen Kiffern gehört, dass sie Haschisch oder Marihuana für die besten Mittel gegen Migräne halten. Mir wurden sogar Fälle berichtet, bei denen Personen, die jahrelang an Migräne gelitten hatten, von diesem chronischen Leiden für immer befreit wurden, als sie das Kiffen angefangen haben. Ähnliches gilt für Asthma. Ein Bekannter hat in seiner Jugend an furchtbaren Asthmaanfällen gelitten. Seitdem er gelegentlich Haschisch raucht, ist sein Leiden vollkommen verschwunden. Es wäre sicherlich ein lohnendes Forschungsprojekt, diese modernen volksmedizinischen Anwendungen zu untersuchen.

Ich habe oft von der erfolgreichen Selbstmedikation bei Hepatitis, Epilepsie, bei Schnupfen, Bronchitis, Asthma und allgemeinen Verspannungen gehört. Ein begeisterter Kiffer erklärte mir: »Dope ist das beste Mittel gegen Knoten im Gehirn. Ein Joint kann wie das Schwert Alexanders wirken.«

In den letzten Jahren hat sich im Untergrund auch ein ritueller Gebrauch von Hanf etabliert (Rätsch 1996a*). Dabei werden unter Anleitung Heilkreise abgehalten, bei denen die spirituelle Heilkraft des Hanfs durch schamanische Techniken gefördert wird. Der Hanf wird als »Lehrerpflanze« – also ähnlich wie bei den amazonischen Ayahuasca-Schamanen – verehrt. Sein rituell kontrollierter Nutzen hilft den Teilnehmern gesund zu werden, sich spirituell weiter zu entwickeln und ein neues Verhältnis zur Natur zu erlangen:

»Unter dem Einfluss von schamanischen Kraftgesängen und speziellen Atemtechniken, eingebettet in den Rahmen eines Rituals, entfaltet der Hanf eine tiefere, umfassendere und gezieltere Wirkung. Therapeutische und spirituelle Elemente können sich hier zu einem Erleben verbinden, in dem der Raum für Ganzheitserfahrung und die Rückverbindung zu unserem Wesenskern geöffnet wird. (...)

Diese Initiationen reinigen, stärken, bauen den Energiekörper neu auf und öffnen auch dem Hanf als Pflanzensakrament einen Weg zur Weiterentwicklung und Entfaltung des menschlichen Potenzials, zur Heilung unserer Beziehung zur Natur und zur Verbesserung der sozialen Anteilnahme in unserer Gesellschaft. Der Respekt, den wir einer Pflanze als Lehrer entgegenbringen, bestimmt auch die Qualität dessen, was sie uns zeigen kann« (Christof 1995: 13).

Viele Menschen sind inzwischen zur Überzeugung gelangt, dass gerade die spirituelle Dimension und Nutzung der Hanfpflanze die eigentliche Heilwirkung hervorbringt (vgl. Bello 1996*, Bennett et al. 1995*, Rätsch 1996a*).

Hanf wird aber meist aus Gründen sozialer Gesundheit konsumiert und dabei in quasi autochthon entstandenen Ritualen unter Jugendlichen zelebriert:

»Zentral ist beim Cannabisgebrauch jedoch das Motiv Zugangserleichterung zu jugendspezifischen Cliquen. Die Teilnahme am Ritual des Rauchens von Cannabis ermöglicht so eine Kontakterleichterung und dient der Vermeidung einer ›Außenseiterposition‹. Neben dem emotinalen Bedürfnis, durch andere Jugendliche Anerkennung zu finden und akzeptiert zu werden, beinhaltet der Cannabisgebrauch auch eine Bestätigung von ›Erwachsensein‹ und wird als unterstützendes Element im Ausleben eines Gemeinschafts- und Zusammengehörigkeitsgefühls empfunden – wie wir es auch beim Alkoholgebrauch kennen« (Schneider 1996: 22).

Hustentherapie

Opium wird in irgendeiner Form innerlich eingenommen. Dazu wird ein Cannabisprodukt geraucht (Marijuana oder Haschisch pur). Statt Opium wird auch Codein angewendet.

Antidepressive Rauchmischung

Man nehme gleiche Teile von
- Hanfblüten oder Haschisch (Kif)
- Samen der Steppenraute (*Peganum harmala* L.)

Die Mischung wird am besten aus einer Pfeife geraucht.

Asthma-Rauchmischung

Man nehme gleiche Teile von
- Marijuana (*Cannabis* sp.)
- Bilsenkrautblätter (*Hyoscyamus* sp.)
- getrocknete Fliegenpilzhüte (*Amanita muscaria*)

Die Mischung wird am besten aus einer Pfeife geraucht.

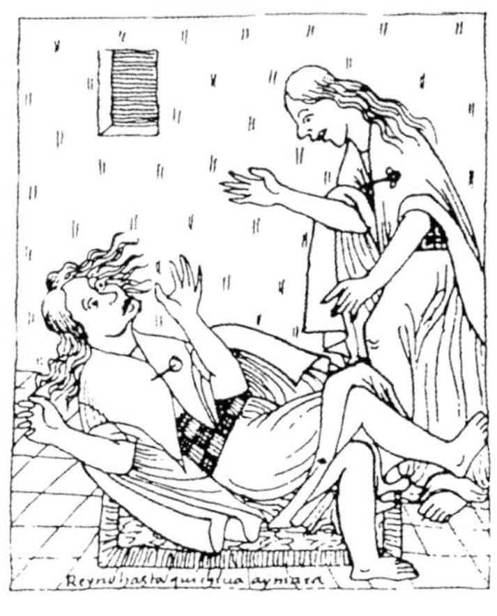

Die Epilepsie hieß früher »heilige Krankheit« oder »Fallsucht«. Epileptiker wurden oft mit Räucherungen und Duftstoffen behandelt. In der islamischen Medizin, der Volksmedizin und in der gegenwärtigen Selbstmedikation wird Hanfrauch zur Wiederbelebung genutzt.
(Holzschnitt aus einer Neuspanischen Chronik, 16./17. Jh.)

Warnung!

In Mitteleuropa, neuerdings auch in Indien, wird Haschisch meist mit Tabak vermischt konsumiert. Eine Cannabis-Tabak-Mischung ist pharmakologisch aufgrund der Wechselwirkung der Hauptwirkstoffe denkbar ungünstig. Das Nikotin unterdrückt die THC-Wirkung, während gleichzeitig das THC die Nikotinwirkung verstärkt. D.h. man muss viel mehr Tabakjoints rauchen, um eine positive THC-Wirkung zu erreichen. Außerdem sind viele Menschen, die ursprünglich Nichtraucher waren, durch Tabakjoints nikotinabhängig geworden. Nikotin ist nach Timothy Leary eine »Realitätsdroge«, d.h. eine Substanz, deren Genuss eine Verstärkung der alltäglichen Wirklichkeitserfahrung bewirkt. Das wiederum bedeutet, dass Nikotin »runterzieht« vom Hanf-High. Außerdem sollte sich der sogenannte naturverbundene Kiffer mal überlegen, was er eigentlich raucht, wenn er den Industrietabak der Tabakkonzerne konsumiert...

Zur modernen Selbstmedikation wird oft der orale Gebrauch von Hanfprodukten bevorzugt. Es gibt eine ganze Reihe von Koch- und Backbüchern mit sehr vielen Rezepten. Der interessierte Leser sei an diese Literatur verwiesen: Behr o.J., Buck 1998, Gebhardt 1997, Gottlieb o.J., Rippchen 1995 und Rathbun 1993*.

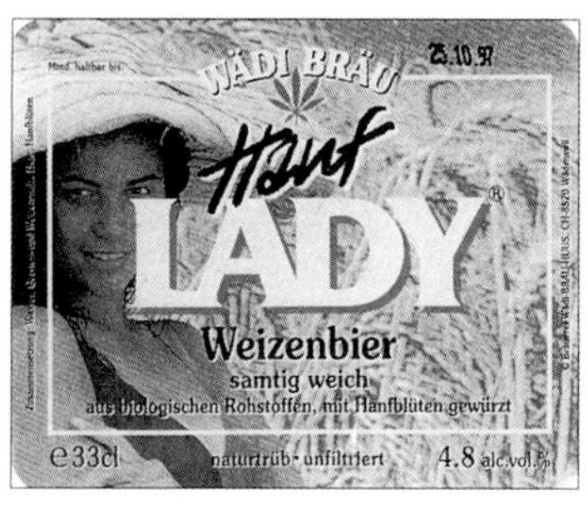

»Das Hamburger Bier wird gemeiniglich auß dem Weitzen gemachet /und wird andern Weitzenbieren vorgezogen /die in Teutschland gemacht werden /es hat einen guten anmuhtigen Geschmack /ist starck und krafftig von dem Weitzenmaltz /es nehret sehr wol/gebieret gute Feuchten und ein gut gesund Geblüt /und gewinnen /die es trincken /eine schöne lebliche Farb /wie an den jungen Gesellen /Jungfrauen und Weibern dieses Orts zu sehen ist /die alle wol gefärbt / und eine zarte und linde Haut haben«, heißt es in dem *Kräuterbuch* des Tabernaemontanus, in der von Hieronymus Bauhin bearbeiteten Ausgabe, die in Basel gedruckt wurde (1731: 639). – Auch heute glauben viele Leute, dass Weizenbier gesund ist und eine schöne Gesichtshaut verleiht. Dann muss also ein gehanftes Weizenbier doch noch besser wirken; so wird es jedenfalls auf dem Etikett dieses Schweizer Bieres suggeriert.

Literatur

Behr, Hans-Georg
o.J. *Das Haschisch-Kochbuch.* Darmstadt: Melzer Verlag.

Buck, Ralf
1998 *Das Hanfbackbuch.* Göttingen: Verlag Die Werkstatt.

Christof, Helmut
1995 »Die heilige Pflanze: Der spirituelle Gebrauch einer alten Kulturpflanze« *Wege* 95/4: 13.

Gebhartd, Kathrin
1997 *Berauschend gut Backen mit Hanf.* Aarau: AT Verlag.

Gottlieb, Adam
o.J. *Kochen mit Cannabis.* Untergrundpublikation ohne Orts- und Verlagsangabe [in Headshops und auf Festivals erhältlich].

Grinspoon, Lester
1992 »A Brief Account of my Participation as a Witness in the Trial of Kerry Wiley« *Jahrbuch für Ethnomedizin und Bewußtseinsforschung* 1: 199–202, Berlin: VWB.

Grinspoon, Lester und James Bakalar
1987 »Medical Uses of Illicit Drugs« in: Ronald Hamowy (Hg.), *Dealing with Drugs*, Lexington Books.

Rieth, Petra und Hannes Heiler
1995 »Hilft Haschisch heilen?« *Paraplegiker* 3/95: 46.

Rippchen, Ronald (Chef)
[1995] *Die Hanfküche: Gesund – traditionell – exotisch – psychoaktiv.* Löhrbach: Werner Pieper's Medienexperimente (Edition Rauschkunde).

Schneider, Wolfgang
1996 *Der gesellschaftliche Drogenkult.* Berlin: VWB.

Schuldes, Bert Marco
[1995] *Psychoaktive Pflanzen. 2. verbesserte und ergänzte Auflage.* Löhrbach: MedienXperimente und Solothurn: Nachtschatten Verlag (Der Grüne Zweig 164).

Worman, Simon
1993 *The Joint Smoking Rules.* Westmoreland, KS: 100 Flowers Publishing Co.

Aus dem Portrait der Hanfkultur

Über die moderne Selbstmedikation mit Hanfprodukten liegen leider noch keine statistischen Studien vor. Allerdings hat die Fragebogenaktion der schweizer Arbeitsgruppe Hanf und Fuss ergeben, dass unter Kiffern eine überdurchschnittliche Menge an Konsumenten der Meinung ist, dass Hanf für vieles eine wertvolle Medizin ist (Arbeitsgruppe Hanf und Fuss 1994: 78f.*; vgl. Giger 1995b*). Zudem benutzen viele Kiffer Hanfprodukte zur Schmerzbekämpfung (ebd.: 92*) sowie als Schlafmittel (ebd. 159*). Als (volksmedizinische) Begründungen für den eigenen Hanfkosum wurden angegeben:

»Ich nehme Cannabis, weil... es gesund ist/das Gehirn es braucht.... es die friedfertigste und gesündeste Droge ist.

... es ein Naturprodukt und Heilmittel ist.
... es mich fast unschädlich glücklich macht.
... es nicht dick macht.
... ich am nächsten Tag einen klaren Kopf habe.
... mir Toleranz gibt und die Schmerzen nimmt.
... sich garantiert kein Hangover [= Kater] einstellt.
... es gesünder als Alkohol ist.
... ich meine Leber liebe.
... noch kein Todesfall bekannt ist, bei Alk [= Alkohol] schon viele.« (ebd.: 165*)

Ergebnisse einer volksmedizinischen Befragung

Der Fragebogen zur volksmedizinischen Nutzung bzw. zur Selbstmedikation mit Cannabisprodukten wurde in der deutschsprachigen Schweiz und in Deutschland in dem Zeitraum von Juni 1995 bis 1997 verteilt. Die Fragebögen wurden nach einem Schneeballsystem verteilt und anonym (ohne Absender) an mich zurückgegeben oder per Post zurückgeschickt. Die meisten Personen, mit denen ich persönlich über die Ausfüllung des Fragebogens gesprochen habe, äußerten selbst ein starkes Interesse an der eigentlichen Erhebung sowie an den daraus resultierenden Ergebnissen. Schon beim Rücklauf der ersten ausgefüllten Fragebögen zeigten sich, dass bis dato unbekannte Informationen erhoben wurden (vgl. Rätsch 1996b* und 1996c*).

»Der Konsum von Marihuana und Haschisch stellt eher das Charakteristikum einer Subkultur als ein medizinisches oder juristisches Problem dar.«

Nicolaus Neumann
Hasch und andere Trips
(1970: 105*)

Frage: *Gegen welche Leiden oder bei welchen Krankheiten benutzen Sie Hanfprodukte als Heilmittel?*

Es wurden folgende Leiden, Krankheiten und Indikationen genannt:
Abwesenheit
Allergien (Weizenmehl und Kuhmilch)
Angespanntheit (körperliche)
Appetitlosigkeit
Asthma
Aufregung/Unruhe
Bandscheibenärger
Bauchweh
zu hoher Blasendruck
Bluthochdruck
Bronchitis
Burning-Out-Syndrom
chronische Darmentzündung (Colitis ulcerosa)
Depression
depressive Verstimmung
Eifersucht
Einsamkeit
Einschlafstörungen
Erkältung
Erschöpfung
geistige Leere
Gewichtszunahme
Glaukom/grüner Star
Heuschnupfen
Husten
Impotenz
Ischias
Kopfschmerzen
Krankheitsprophylaxe
Krebs
mangelnder Selbstkontakt
Menstruationsbeschwerden
Migräne
multiple Sklerose (MS)
nervöse Stresszustände
Nervosität
Phantomschmerz
psychische Krisen
psychosomatische Beschwerden
Querschnittlähmung
Ratlosigkeit
Rheuma
Rückenweh
Scheu
Schlaflosigkeit
schlechte Gedanken
schlechte Laune
Schmerzen
Sinnlosigkeit der Existenz
Spastik
Spastiken wegen Tetraporese (Querschnitt)
Streitsucht
Stress
Täuschung
Trauer
Überlastung
Verblödung
Verdauungsprobleme
Verspannungen
Verwirrung
Wahrnehmungsermüdungserscheinungen
Zahnschmerzen
Zystitis

Außerdem:
Zur Luststeigerung,
zur sexuellen Anregung, als Aphrodisiakum
für eine sanfte Geburt, zur Schmerzbewältigung bei der Geburt
zur Prophylaxe vor allen möglichen Krankheiten
zur Entspannung des ganzen Körpers
zur Beruhigung

Fragebogen »Hanf als Heilmittel« ✌

Bitte füllen Sie diesen Fragebogen nur aus, wenn Sie selbst Hanf als Heilmittel verwenden. Bei den Antworten sind Mehrfachnennungen möglich.

- Benutzen Sie Hanfprodukte nur als Heilmittel? Ja ❑ Nein ❑

- Benutzen Sie Hanfprodukte auch als Genußmittel? Ja ❑ Nein ❑

  Überwiegend ❑ gelegentlich ❑ selten ❑ nie ❑

- Welche Hanfprodukte benutzen Sie als Heilmittel?

  Haschisch ❑ Marijuana ❑ Samen ❑ Hanföl ❑
  THC-haltige Medikamente ❑ Homöopathische Produkte ❑

  andere ______________________________

- In welcher Form benutzen Sie Hanfprodukte als Heilmittel?

  Rauchen: Ja ❑ Nein ❑ pur: Ja ❑ Nein ❑
  mit Tabak vermischt: Ja ❑ Nein ❑
  mit anderen Kräutern: Ja ❑ Nein ❑
  wenn ja, mit welchen ______________________________

  ____

  Essen: Ja ❑ Nein ❑
  wenn ja, in welcher Form ______________________________

  als Tinktur oder alkoholischen Extrakt ______________________________

  anders ______________________________

- In welcher Dosierung verwenden Sie welche Hanfprodukte als Heilmittel?

  ____

- Woher beziehen Sie ihre Hanfprodukte?

  Eigenanbau ❑ von Freunden ❑ vom Schwarzmarkt ❑

  aus der Apotheke ❑ von meinem Arzt ❑ anders ______________

• Woher wissen Sie, daß man Hanf als Heilmittel verwenden kann?

von Freunden ❑ von den Eltern/Großeltern ❑
von meinem Arzt ❑ aus der Schule/Universität ❑
aus Büchern ❑ wenn ja, aus welchen ______________________

____

aus Zeitungen/Zeitschriften ❑ wenn ja, aus welchen __________

____

selbst entdeckt ❑ sonstige Quelle ______________________

• Gegen welche Leiden oder bei welchen Krankheiten benutzen Sie Hanfprodukte als Heilmittel?

• Welche Erfahrungen sind für Sie dabei besonders wichtig?

• Warum, glauben Sie, wirkt Hanf als Heilmittel?

• Weiß Ihr Arzt über ihren medizinischen Hanfgebrauch Bescheid?

Ja ❑ Nein ❑

• Empfehlen Sie anderen den Gebrauch von Hanfprodukten als Heilmittel? Ja ❑ Nein ❑

• Sonstige Kommentare zum Thema Hanf als Heilmittel
(eventuell auf ein extra Blatt schreiben)

• Angaben zur Person:

Alter ______________ Geschlecht: weiblich ❑ männlich ❑
Ausbildung ____________________ Beruf ______________________

Bitte ausgefüllt zurückschicken an
(ohne Absender) • Vielen Dank!!! Datum ________

THC und Analoge

Hanf in der Schulmedizin

»Ich brauche Kopfschmerztabletten, Nasentropfen und eine Packung THC, Herr Doktor! Dieser Satz wird vielleicht für Aids- und Krebs-Patienten bald Realität. Die Tatsache, dass Cannabis eine nicht zu verachtende medizinische Wirkung hat, hat sich mittlerweile auch bis zum Bundesministerium für Gesundheit (BMG) herumgesprochen.«

SEBASTIAN SCHMIDT
Die THC-Pille auf Rezept
(1996: 30)

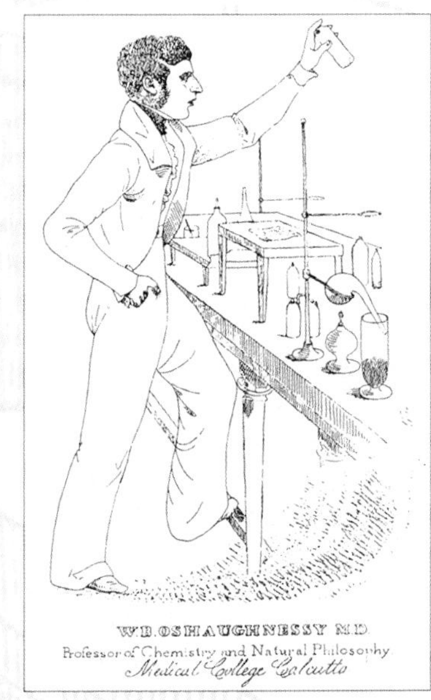

Der englische, in Indien stationierte Arzt W.B. O'Shaughnessy (1809–1890) gilt als der Begründer der modernen medizinischen Cannabisforschung. (Zeitgenössische Illustration)

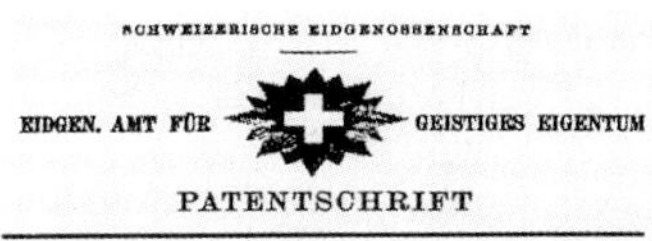

SCHWEIZERISCHE EIDGENOSSENSCHAFT

EIDGEN. AMT FÜR GEISTIGES EIGENTUM

PATENTSCHRIFT

Nr. 70518 — 26. Oktober 1914, 7 Uhr p. (Priorität: Deutschland, 4. Dezember 1913.) — Klasse 116 b

HAUPTPATENT

F. HOFFMANN-LA ROCHE & Co., Basel (Schweiz).

Verfahren zur Trennung der pharmakologisch wirksamen Bestandteile der Cannabis indica.

Die Präparate von Cannabis indica, dem indischen Hanf, haben unter dem Namen "Haschisch" in orientalischen Ländern als narkotisches Genussmittel eine ausgedehnte Verbreitung gefunden. Nicht so bedeutend dagegen ist die Verwendung der Präparate zu therapeutischen Zwecken. Es wurde nun gefunden, dass mit organischen Lösungsmitteln aus der Cannabis indica zwei verschiedene Bestandteile extrahiert werden können, von denen der eine alkalilöslich und äusserst leicht oxydierbar, der andere alkaliunlöslich ist. Zur Ausführung des Verfahrens wird die Droge mit organischen Lösungsmitteln, die sich nicht mit Wasser mischen, ausgezogen und die erhaltenen Lösungen unter Ausschluss von Luft mit verdünnten Alkalien behandelt. Im organischen Lösungsmittel befindet sich der eine, in der wässrig alkalischen Lösung der andere der beiden Bestandteile; sie werden dann aus den Lösungen isoliert. Beide sind pharmakologisch wirksam. Sie unterscheiden sich aber in bezug auf Giftigkeit und narkotische Eigenschaften voneinander.

PATENTANSPRUCH:

Verfahren zur Trennung der pharmakologisch wirksamen Bestandteile der Canabis indica, dadurch gekennzeichnet, dass man Auszüge, die aus der Cannabis indica mit organischen Lösungsmitteln, die mit Wasser nicht mischbar sind, gewonnen werden, mit verdünntem Alkali unter Luftabschluss behandelt und aus den erhaltenen Lösungen Körper von verschiedenen pharmakologischen Eigenschaften isoliert. Der in Alkali unlösliche pharmakologisch wirksame Bestandteil siedet unter 1 mm Druck bei 220° und bildet ein sehr dickflüssiges Öl, welches in der Kälte fast fest wird. Er hat Ähnlichkeit mit dem Frankelschen Cannabinol und zeigt dieselben Wirkungen, welche dieser Forscher für sein Präparat beschreibt. In Alkohl ist er bis auf einen geringen Rückstand löslich. Der in Alkali lösliche pharmakologisch wirksame Bestandteil ist ein in der Kälte äusserst dickflüssiger Sirup, welcher sich in Alkohol klar löst, währenddem er in Wasser unlöslich ist. Beim Behandeln mit Petroläther kann man diesen Anteil in einen darin unlöslichen, festen Bestandteil und ein dickflüssiges Öl trennen. Das Produkt zeigt im Gegensatz zu dem aus der petroläther-ätherischen Lösung isolierten keine ausgesprochenen Haschischsymptome, dagegen besitzt es in grossen Dosen narkotische Eigenschaften.

F. HOFFMANN-LA ROCHE & Co

In der Schweiz wurde ein Trennungsverfahren zur Aufbereitung medizinisch verwertbarer Hanfpräparate 1914 als Patent angemeldet.

Die westliche Schulmedizin hat ihre Wurzeln im späten europäischen Mittelalter. Sie geht auf die italienischen Chirurgenschulen des frühen 13. Jahrhunderts in Salerno und Bologna zurück. Diese Schulen basierten auf den antiken Überlieferungen, den arabisch-islamischen Kenntnissen und beriefen sich speziell auf Galen und Avicenna. Zudem wurde in Salerno viel experimentiert und empirisch geforscht. Da für die Chirurgie die Betäubung besonders wichtig ist, wurden verschiedene grundlegende Methoden der Anästhesiologie in Salerno und Bologna entdeckt:

»Für die Geschichte der Anästhesie ist von besonderem Interesse, dass in den Büchern Theoderichs [13. Jahrhundert] zum ersten Mal eindeutig eine Narkose durch Inhalation erwähnt wird. Es handelt sich um den sogenannten *schlafspendenden Schwamm*, der bereits an eine Äthernarkose erinnert. Schwämme wurden dabei mit narkotisierenden Pflanzensäften getränkt, zum Beispiel Mandaragora-Öl (welches auch Nikolaus von Salerno erwähnte), und Säfte aus Bilsenkraut, Opium oder indischem Hanf. Danach trocknete man die Schwämme und bewahrte sie auf. Vor dem Gebrauch legte man sie eine Stunde in Wasser. Nachdem sie durchgezogen hatten, applizierte man sie dem Patienten auf die Nase und empfahl ihm, tief durchzuatmen. Die Operation begann, wenn der Proband schlief, oder vielmehr benommen war… Die Bologneser Schule leistete jedenfalls einen bedeutenden Beitrag zum Wiederaufblühen der abendländischen Chirurgie« (Forgue und Bouchet 1990: 948).

In der positivistischen Naturwissenschaft, die auch die weltanschauliche Basis der modernen Schulmedizin bildet, herrscht ein mechanistisches Weltbild vor: »Organismen, die die Erde bevölkern, sind durchweg und ausnahmslos mechanische Gebilde und als solche maschinelle Konstruktionen. Sie halten als Gebilde mechanisch zusammen, vollbringen alle ihre Lebensleistungen durch den Betrieb einer mechanischen Konstruktion. Alle Lebensleistungen bestehen letztendlich in der Bewirkung mechanischer Arbeit…« (Gutmann 1989: 33).

In der naturwissenschaftlich orientierten Schulmedizin wird der Mensch als eine Maschine mit bestimmten Funktionen betrachtet. Wenn die Funktionen – dem Weltbild entsprechend – gestört sind, ist der Mensch krank. Die Mediziner versuchen dann, die Maschine wieder funktionstüchtig zu machen. Ein Medikament wird auch durch seine Funktion definiert. Daraus hat sich ergeben, dass in der Schulmedizin nicht mehr der Mensch als Kranker behandelt, sondern ein Symptom medikamentös beeinflusst wird. Ein Heilmittel soll möglichst spezifisch wirken, d.h. eine Funktion ausführen, die sich steuern lässt. Da Hanf nicht unbedingt spezifisch, sondern holitisch wirkt, hat er in der Schulmedizin einen schweren Stand.

Die Grundlagen der modernen Schulmedizin und Materia medica sind im 19. Jahrhundert geschaffen worden. Um 1827 war der Hanf ein Mittel der deutschen Schulmedizin: »Der ölige-schleimige Hanfsamen ist officinell und gehört zu den lindernden und erweichenden Mitteln« (Chamisso 1987: 70).

Der in Indien stationierte britische Arzt William O'Shaughnessy lernte vor Ort den vielseitigen rituellen, hedonistischen und medizinischen Gebrauch der Hanfprodukte aus *Cannabis indica* kennen. Er stellte eine Tinktur aus Ganja her, die er medizinisch bei verschiedenen Leiden getestet hat. O'Shaughnessy erzielte sensationelle Heilerfolge bei Rheumatismus, Hydrophobie (Furcht vor Wasser), Cholera, Tetanus und Krämpfen. Damit wurden erstmals experimentell die traditionellen Anwendungen bestätigt. Durch die Publikation seiner Ergebnisse geriet der indische Hanf nach Europa und wurde dort als Tinktur zu einem berühmten

Heilmittel (O'Shaughnessy 1839). Kurz nach den Arbeiten von O'Shaughnessy entstand in Deutschland die erste pharmakologisch-chemische Studie zur medizinischen Cannabisanwendung (Martius 1855*). Gegen Ende des 19. Jahrhunderts publizierte der Arzt G. Frank Lydston, ein kurioses Buch, in dem er seine durch reichlichen Rauchgenuss inspirierten literarischen Ergüsse sowie die verschiedenen Rauchgeräte, besonders die indischen Hookahs, beschrieb (Lydston 1896). 1910 erschien ein Essay über den allgemeinen und medizinischen Hanfgebrauch von dem amerikanischen Arzt Dr. Victor Robinson. Darin heißt es unmissverständlich:

»The medicinal hemp – the hemp with the potent narcotic principles – is *Cannabis indica*« (Robinson 1930: 22*).

In der zweiten Hälfte des 19. Jahrhunderts waren nach der *Pharmacopoea germanica* nicht nur die Hanfsamen offizinell, sondern auch »das Kraut der indischen, vorzugsweise weiblichen Pflanzen, genannt Haschisch: *Herba Cannabis indicae)*« (Pabst 1887: 30*). Hanfextrakt aus dem Kraut (*Extractum Cannabis indicae*) und Hanftinktur (*Tinctura Cannabis indicae*) wurden medizinisch angewendet:

»Der indische Hanf und seine Präparate beeinflussen hauptsächlich die Thätigkeit des Gehirnes und des Nervensystems. Kleine Gaben wirken anregend auf die Nerven, die Sinnesorgane und das Vorstellungsvermögen; sie erzeugen eine heitere Stimmung. Nach grösseren Gaben tritt Verminderung der Sinnesfunktionen, Empfindungslosigkeit, Erschlaffung, Delirium, zuletzt tiefer Schlaf ein. Als Medikament findet der indische Hanf nicht häufige Anwendung; er wird in Folge seiner einschläfernden Wirkung an Stelle des Morphiums gegeben und wird manchmal noch in solchen Fällen mit Vortheil verwendet, wo das Morphium seine Wirkung versagt oder nicht angewendet werden kann. Der Same wurde früher häufig, jetzt seltener zur Darstellung von Emulsionen verwendet« (Pabst 1887: 30*).

Um die Jahrhundertwende wurden Hanfpräparate vor allem als Beruhigungsmittel und zur Behandlung von schwachen und kranken Nerven verwendet:

»Cannabis (Cannabinon). Indischer Hanf, Haschischin.

Seine Wirkung ist von der des Opium und Laktucarium[47] insofern verschieden, als der schlafmachenden Wirkung in der Regel eine starke Erregung vorausgeht, die mit Alienation des Vorstellungsvermögens und eigenthümlichen Hallucinationen verbunden ist. Der gewohnheitsmässige Haschisch-Rausch führt sehr oft zu Psychopathien. Grosse Dosen können Anfälle von Manie und Delirien mit wollüstigen Träumen hervorrufen. Das Cannabin. tannic. Merk ist wegen seiner beruhigenden Wirkung ein vortreffliches Mittel für trübsinnige Gemüthskranke. Kleine Dosen von 0,02–0,04 verursachen meist eine bedeutende Erregung; die Verbindung mit Pulvr. Coffeae tostae [= geröstete Kaffeebohnen] oder Cacao ist die beste. Man verordnet es in allen Fällen, wo Morphium und Chloral nicht wirksam sind« (Michaelis 1905: 55f.).

Bis ins 20. Jahrhundert hinein waren alle Hanfpräparate in europäischen und amerikanischen Apotheken frei erhältlich (Edes 1893*). 1915 wurde Cannabis in Kalifornien rezeptpflichtig. 1941 werden etwa 30 Hanfpräparate aus den Pharmakopöen gestrichen. Seither gilt der Hanf in der westlichen Medizin als obsolet.

Erst mit der Hippie-Revolution der Sechzigerjahre und der damit verbunde-

47 Laktucarium, meist Lactucarium geschrieben, ist der pharmazeutische Name für den eingedickten Milchsaft (Latex) des wilden Lattichs (*Lactuca virosa* L., *Lactuca scariola* L. = *L. serriola* Torr.), der in vergangenen Zeiten als Opiumersatz in der Medizin verwendet wurde. Allerdings hat das Lactucarium im Vergleich mit dem Opium nur eine schwach analgetische und psychoaktive Wirkung (Rätsch 1998: 311ff.*, Zubke 1998).

nen Popularisierung von Haschisch und Marihuana tritt der Hanf als Heilmittel wieder ins öffentliche und medizinische Interesse. Bob Randell bemerkte, dass sein heimlicher Marihuana-Genuss den bei ihm krankhaft aufgetretenen überhöhten Augeninnendruck senkte und ihn so vor dem Erblinden bewahrte. Randell unterzog sich nach Absprache mit seinem behandelnden Arzt einer langwierigen klinischen Untersuchung. Dabei konnte bestätigt werden, dass seine Selbstmedikation erfolgreich war. Seine Ärzte erreichten sogar, dass Bob Randell mit Marihuana aus regierungseigenem Anbau versorgt wurde. Randell wurde so zum ersten legalen Kiffer (Stafford 1980: 44f.*).

Mittel gegen Herpes?

afp **Los Angeles** – Ein Bestandteil der Droge Marihuana tötet nach Meinung des Mikrobiologen Gerald Lancz das Herpes-Virus ab. Der Forscher von der Universität Südflorida fand den Stoff bei Experimenten.

Zeitungsmeldung
(*Hamburger Abendblatt*, 16.5.1990)

Seit 1971 werden Cannabisprodukte experimentell als Medikamente bei Alkoholismus, Heroin- und Amphetaminabhängigkeit, emotionalen Störungen, Muskelspasmen und Glaukom getestet (Furst 1988: 35*, Hales 1991: 357).

»Positive Erfahrungen mit dem unterstützenden Einsatz von Cannabis in der Psychotherapie wurden unter anderem bei der Behandlung von Depressionen, nervösen Spannungszuständen sowie des Alkoholmissbrauchs gemacht« (Haller 1996a: 51*).

Der deutsche Arzt Dr. Gorm Grimm, der wegen seiner skandalösen »medikamentengestützten Therapie der Drogensucht (MTD)« berühmt wurde, kommentiert sarkastisch:

»Haschisch wirkt nicht nur nicht als ›Einstiegsdroge‹, sondern es ›immunisiert gegenüber späterer Drogenanfälligkeit‹ relativ gut« (Grimm 1992: 49*).

1990 entdeckte der Mikrobiologe Gerald Lancs von der University of South Florida, dass Marihuana den Herpes-Virus tötet (afp-Meldung vom 16.5.90). Damit wird das alte römische Rezept gegen Herpes wissenschaftlich bestätigt.

Die traditionelle Anwendung von Hanfpräparaten bei Asthma wurde ebenfalls inzwischen wissenschaftlich bestätigt: »THC erweitert die Bronchien. Es kann, wie andere Medikamente, gegen Asthma Bronchiale als Aerosol inhaliert werden und wirkt ebenso gut« (Maurer 1989: 48).

Eine Schweizer Forschungsgruppe um Dr. Maja Maurer und Prof. Dr. Adolf Dittrich hat inzwischen beweisen können, dass THC bei zentralnervös bedingter Spastizität (Muskelkrämpfe, z.B. bei multipler Sklerose oder Rückenmarksschädigungen) krampflindernd wirkt (Maurer et al. 1990). Die Forschergruppe stellte fest, dass THC (in einer Dosis von 5 mg) ähnlich wie Codein, aber besser wirkt und zudem verträglicher ist. Die Ergebnisse der Untersuchung waren so überzeugend, dass einem spastischen Patienten die staatliche Erlaubnis erteilt wurde, sich die lindernde Droge aus der Apotheke zu holen (Büttner 1991). Die Spasmolyse durch THC wird zurzeit emsig erforscht und an Patienten in Basel getestet (Hagenbach 1996). Überhaupt ist die schmerzlindernde Wirkung des THC oder Cannabis ein wesentliches Augenmerk der Mediziner und Schmerzforscher (Simm 1997).[48] Ebenso wird der therapeutische Nutzen der Cannabinoide bei multipler Sklerose erforscht (Pertwee 1997).

Die medizinische Verwendung von Hanfprodukten, namentlich THC und dessen Analogen *(Nabinol, Dronabinol, Levonantradol/Cesa-Met)*, bei Glaukom hat sich zwischenzeitlich etabliert (Iversen 1993*, Santler 1995*). Es konnte bewiesen werden, dass es kein besser verträgliches und wirkungsvolleres Medikament als eben den Hanf gibt (Roffman 1982*).

48 Die Diskussion um diesen Effekt des Hanfes wird immer lächerlicher. Wenn man z.B. auf dem Frankfurter Schmerztag '98 (Workshop »Cannabinoide zur Schmerztherapie« gehalten am 5.3.1998, mit Robert Gorter, Rudolf Brenneisen, Wolfram Keup, Andreas Ernst u.a.) konstatiert, dass THC als Analgetikum und Spasmolytikum im Tierversuch getestet werden müsse. 10000 Jahre Erfahrung mit einer der bedeutendsten Heilpflanzen der Menschheit werden einfach ignoriert!

In den USA gibt es seit einigen Jahren ein THC-haltiges, verschreibungspflichtiges Medikament mit dem Namen *Marinol* oder *Canasol*. Es wird bei Glaukom nach ärztlicher Verordnung verabreicht. 1991 soll dieses Medikament sogar Präsident Bush verschrieben worden sein. Dennoch geht Bushs Kampf gegen Drogen weiter.

1992 wurde den amerikanischen Ärzten die Erlaubnis entzogen, Joints oder andere THC-haltige Medikamente zu verschreiben. Bis dahin gab es Joints auf Krankenschein für Krebspatienten, die an den schrecklichen Folgen (chronische Übelkeit, Erbrechen) der Chemotherapie litten (Maurer 1989: 48, Roffman 1979). Die Drogenbehörde FDA erteilte nur wenigen »Härtefällen« die Genehmigung, nach ärztlicher Vorschrift Marihuana zu rauchen. Damit ist nun Schluss. Für die letzten 15 Patienten wird das Programm auslaufen, und neue Genehmigungen dürfen nicht mehr erteilt werden. Als Grund für die neue Politik wird die in letzter Zeit gestiegene Zahl von Anträgen genannt (dpa-Meldung vom 7.4.92)!

Westliche Mediziner, die sich eingehend mit Cannabis und seinen Effekten beschäftigt haben, beziehen eine eindeutige Stellung:

»Aus ärztlicher Sicht kann die zusammenfassende Beurteilung der relativ schwach euphorisierenden Cannabis-Produkte nur lauten: mit den genannten Einschränkungen bedingt empfehlenswert. Konsequenz: das Cannabis-Verbot ist unhaltbar, Cannabis muss freigegeben werden. Jeder muss selbst entscheiden dürfen, ob er – wohldosiert versteht sich – ein alkoholisches Getränk, eine Zigarette oder einen Joint zu sich nehmen möchte« (Grimm 1992: 50*).

In den letzten Jahren wird zunehmend der Einsatz von Cannabis und THC bei Aids-Kranken zur Steigerung des nachlassenden oder sogar ausbleibenden Appetites erprobt und praktiziert. Diese Anwendung wird inzwischen wissenschaftlich untersucht (Doblin 1994, Gorter et al. 1997, Pollan 1998*, Randall 1991). Daraus ergeben sich wichtige Folgen für die Entkriminalisierung eines verbotenen Heilmittels:

»Viele dieser [medizinischen] Institutionen haben aber – oft aus wirtschaftlichen Gründen – kein Interesse an einer Verbreitung von Cannabis. Seit einiger Zeit ändert sich aber was, denn vermehrt lernen nun die Ärzte von ihren Patienten. Ein Aids-Patient erzählt seinem Arzt, dass er Marihuana als Mittel gegen seinen Gewichtsverlust einsetzt. Und der Arzt sieht den Beweis auf der Messskala seiner Waage. Das macht natürlich Eindruck und so ändern sich halt Einstellungen« (Grinspoon 1998: 17*).

In Deutschland, Frankreich, England, den USA und der Schweiz wurden von etwa 1845 bis etwa 1951 zahlreiche Medikamente mit Hanf als Hauptinhaltsstoff von den Schulmedizinern verordnet (Fankhauser 1996*). Die Indikationen umfassten Wehenschwäche, Rheuma, Schlafstörungen, Metrorrhagie (= nichtmenstruelle Blutung aus der Gebärmutter), Koliken, Krämpfe, Cholera, Asthma, Lungen- und Kehlkopfleiden, Neuralgien, Hühneraugen, Warzen, Hysterie, Delirium tremens, Psychosen, Depressionen, Gastritische Neurose, Dyspepsie, Migräne, Husten, Bronchitis, übermäßige Milchsekretion, Karzinome, Geburtserleichterung, Schwangerschaftserbrechen, Harnwegdesinfiziens, Frauenleiden, Gonorrhö, Neurasthenie, Schwächezustände, Kopfweh, Tuberkulose, Lungenkrankheiten, Dysmenorrhö, Gicht, harnsaure Diathese, Gallensteine, Haarausfall, Hämorrhoiden, Angina pectoris, Stenokardie, Koronasklerose, Sodbrennen, Magenschmerzen, Darmkatarrh, Blähungen, Übelkeit, Appetitlosigkeit, Obstipation, Nieren- und Blasenleiden, Entzündungen, Blasenkatarrh, Ekzeme, Pertussis, Anämie, Überanstrengung, Angstzustände, Müdigkeit, Nachtschweiß,

Arterienverkalkung, Schwindel, Nervosität, Rachitis; kurz gesagt: *Cannabis war ein schulmedizinisches Universalmittel!*

Im 19. Jahrhundert konnten noch verschiedene Haschischzubereitungen in der Apotheke frei verkäuflich gekauft werden.[49] Einige der vielen Cannabis-haltigen Rezepte sind hier zusammengestellt:

Tinctura Cannabis Indicae
(Offizinelles Präparat, 1856)

Ein Extrakt von *Cannabis indica* in Spiritus gelöst wurde als Narkotikum und bei Wehenschwäche eingenommen.

Rheuma-Öl
(1856)

Extrakt von *Cannabis indica* in Ölgrundlage
Mohnöl (aus *Papaver somniferum*)
Bilsenkrautöl (aus *Hyoscyamus niger*)
Diese Ölmischung wird äußerlich auf die Körperpartien mit rheumatischen Beschwerden aufgetragen und einmassiert.

Chlorodyne
(Dr. Collis Brown, 1856)

Tinctura Cannabis ind. 3%
Morphin-HCl 0,5%
Chloroform 6%
Die Tinktur wurde innerlich als Beruhigungs- und Schmerzmittel (5 bis 20 Tropfen mehrmals täglich) eingenommen.

Clavex
(Stern-Apotheke, St. Gallen, 1883)

Eine Tinktur wird bereitet aus
Indisch-Hanfextrakt *Cannabis indica*
Schöllkrautsaft *Chelidonium majus*

Asthmazünder »Pressant«
(1904)

Man nehme:

40% Fol. Stramonii	*Datura stramonium*	Stechapfel
10% Herba Cannabis indic.	*Cannabis indica*	Indischer Hanf
2,5% Herba Hyoscyami	*Hyoscyamus niger*	Bilsenkraut
30% Kalium nitricum	Kaliumnitrat	
2% Anethol	*Anethum graveolens*	Fenchelöl

Der Dampf dieser Räuchermischung wird bei Asthma bzw. bei Asthmaanfällen inhaliert.

49 Die Firma Merck in Darmstadt brachte 1884/85 einen *Cannabinon* genannten Haschischextrakt sowie 1889 das *Cannabinum* genannte Haschischöl u.a. als Aphrodisiakum auf den Markt (Fankhauser 1996: 159f.*). Sogar die Königlich Bayerische Hofapotheke verkaufte um 1890 einen Haschischextrakt namens *Migränin* gegen Migräne in München (ebd.: 163*).

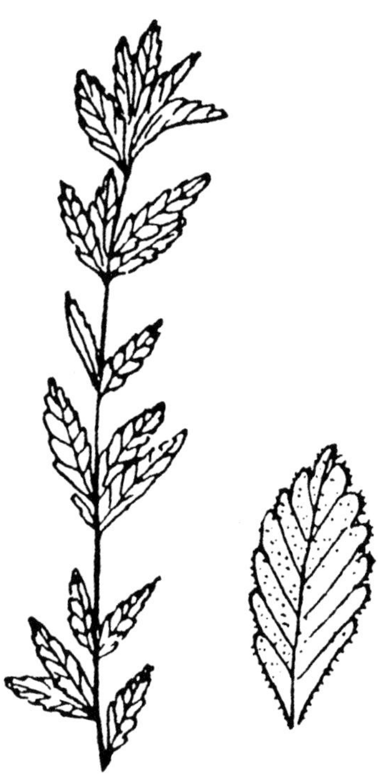

Das mexikanische Damianakraut (*Turnera diffusa*) wird oft anstelle von Tabak zum Drehen von Joints, besonders beim medizinischen Hanfgebrauch, benutzt. (Mexikanische Illustration)

Neurosedat

(Josef Lang, Davos, 1910)

Ein Elixier wird aus folgenden Zutaten bereitet:

Bilsenkrautextrakt 14,5 mg (*Hyoscyamus*)
Hanfextrakt 14,5 mg
Codein 7,5 mg
Natriumbromid 285 mg
Kaliumbromid 285 mg

pro Teelöffel: Dieses potente psychoaktive Gemisch wurde als Nervenberuhigungsmittel (2 bis 3 × täglich 1 Teelöffel) verordnet.

Etwa zur gleichen Zeit wurde in Indianapolis/USA ein *Syrup Cannabis Compound* bestehend aus *Cannabis indica*, Heroin-HCl, Chloroform, *Lobelia* [*inflata*, Indianertabak], Antimon und Kaliumtartrat bei Asthma empfohlen (Fankhauser 1996: 170*).

Neurotina

(1920)

Aus folgenden Ingredienzien wurden Pillen bereitet:

Extrakt aus *Cannabis indica* 8 mg
Extrakt aus Nux vomica 4 mg (Brechnuss, Krähenauge)
Extrakt aus Saw Palmetto 31 mg (Sabalfrüchte, *Serenoa repens*)
Eisenphosphat 31 mg
Extrakt aus Damiana 81 mg (*Turnera diffusa*)
Strychninnitrat 0,8 mg
Hyoscyamin
Scopolamin
Piperidin

Viermal täglich sollte eine dieser stark psychoaktiven Pillen bei Neurasthenie und Schwächezuständen eingenommen werden.

Asthma-Räucherpulver »Hadra«

(etwa 1920)

Dieses Räucherpulver gab es früher in den mitteleuropäischen Apotheken zu kaufen. Es sollte bei Asthmaanfällen geräuchert und inhaliert werden. Möglicherweise wurde es auch für »andere Zwecke« benutzt (Fankhauser 1996*). Leider sind nur die Zutaten, nicht aber die Mengen angegeben:

Herb. Cannabis ind.	*Cannabis indica*	Hanf-Kraut
Fol. Stramoni	*Datura stramonium*	Stechapfel-Blätter
Herb. Hyoscyami	*Hyoscyamus niger*	Bilsenkraut
Herb. Lobelia	*Lobelia inflata*	Lobelienkraut
Fol. Eucalypti	*Eucalyptus* sp.	Eukalyptusblätter
Kal. nitric.		Kaliumnitrat
Menthol		ätherisches Öl

Es gab eine ganze Reihe ähnlicher Präparate, die heute allerdings alle aus dem Verkehr gezogen sind.

Neo-Kawasol «Nyco»

(Nyegaard und Co., Oslo, 1933)

Eine aus folgenden Zutaten bestehende Pille enthielt

0,02 g	Res. Kava-Kava	(*Piper methysticum*)
0,04 g	Extr. Pichi-Pichi	(*Fabiana imbricata*)
0,01 g	Extr. Cannabis indic.	
0,004 g	Arbutin	
0,1 g	Phenyl. salicyl.	

Davon sollten bei Gonorrhö (Tripper) 3×täglich 1 bis 2 Tabletten geschluckt werden.

Neuragins

(A. Schmidt, Berlin, 1933)

Aus Ginsengwurzeln (*Panax ginseng*), *Cannabis*, spanischen Fliegen (*Cantharides*), Calciumphosphat und Milchzucker wurde eine Zubereitung bei sexueller Neurasthenie gegeben (leider sind die Dosierungen nicht bekannt).

Psicotonico Sanat

(Pisa, 1933)

Ein Tonikum (wahrscheinlich als Elixier) wurde aus

Calciumglycerinophosphat	
Natriumglycerinophosphat	
Colanussextrakt	(*Cola acuminata, C. nitida*)
Muira puama	(*Liriosma ovata* oder *Ptychopetalum olacoides*)
Cocaextrakt	(*Erythroxylum coca*)
Guarana	(*Paullinia cupana*)
Damiana	(*Turnera diffusa*)
Indischem Hanf	(*Cannabis indica*)

bereitet; leider sind die Mengenangaben nicht überliefert.

»Zwei Inhaltsstoffe im Marijuana [THC und CBD] können dabei helfen, Gehirnschäden nach Schlaganfällen zu vermeiden. Diese Entdeckung, die Forschern am National Institute of Health (NIH) bei Washington DC gelang, gibt dem Argument der Ärzte, die meinen, dass die Droge für medizinische Zwecke legal sein sollte, ein neues Gewicht.«

Philip Cohen
Smoke for Strokes
(In *New Scientist*, 11.7.1998)

Literatur

Büttner, Jean-Martin
1991 »Haschisch als Medikament, ein folgenreiches Experiment« *Tages-Anzeiger* 22.10.91: 80.

Chamisso, Adelbert von
1987 *Illustriertes Heil-, Gift- und Nutzpflanzenbuch*. Berlin: Reimer (Reprint von 1827).

Doblin, Rick
1994 »A Comprehensive Clinical Plan for the Investigation of Marijuana's Medical Use in the Treatment of the HIV-Related Wasting Syndrome« *Maps* 5(1): 16–18.

Forgue, Emile und Alain Bouchet
1990 »Die Chirurgie bis zum Ende des 18. Jahrhunderts« in: R. Toellner (Hg.), *Illustrierte Geschichte der Medizin*, Bd. 2: 911–1001, Salzburg: Andreas und Andreas.

Gorter, Robert W., Martin Schnelle, Matthias Stoss und Madelon van Wely
1997 »Cannabis in der Behandlung krebskranker und HIV-positiver Patienten« *Hanf!* 10/97: 20–21.

Gutmann, Wolfgang F.
1989 *Die Evolution hydraulischer Konstruktionen*. Frankfurt/M.: Verlag Waldemar Kramer.

Hagenbach, Ulrike
1996 »Spinale Spastik und Spasmolyse: Ist die Therapie mit THC eine unerwartete Bereicherung?« *Jahrbuch des Europäischen Collegiums für Bewußtseinsstudien* 1995: 199–207.

Hales, Dianne
1991 *An Invitation to Health*. (5. Aufl.) Redwood City, CA: Benjamin/Cummings Publ. Co.

»Der Gebrauch von Cannabis, in Form einer alkoholischen Tinktur, als krampflösendes, schmerzlinderndes, beruhigendes und betäubendes Mittel war im Europa des 19. Jahrhunderts und in den Vereinigten Staaten weit verbreitet. Außerdem wurde Cannabis zur Behandlung der Symptome von Tetanus, Neuralgien, uterinen Blutungen, Rheuma und anderen Beschwerden eingesetzt. Man hielt es für ein milderes, aber dafür weniger gefährliches Schmerzmittel als Opium und betrachtete es als Appetitstimulans. Zwischen 1839 und 1900 erschienen mehr als 100 Artikel in westlichen wissenschaftlichen Zeitschriften über die Verwendungsmöglichkeiten von Marihuana.«

Lester Grinspoon
Cannabis als Arznei
(1996: 43*)

Lydston, G. Frank
1896 *Over the Hookah: The Tales of a Talkative Doctor.* Chicago: Fred. Klein.
Maurer, Maja
1989 »Therapeutische Aspekte von Cannabis in der westlichen Medizin« in: M. Schlichting und H. Leuner (Hg.), *3. Symposion über psychoaktive Substanzen und veränderte Bewußtseinszustände in Forschung und Therapie*, S. 46–49, Göttingen: ECBS.
Maurer, M., V. Henn, A. Dittrich und A. Hofmann
1990 »Delta-9-tetrahydrocannabinol Shows Antispastic and Analgesic Effects in a Single Case Double-blind Trial« *European Archives of Psychiatry and Clinical Neuroscience* 240: 1–4.
Michaelis, Dr. med.
1905 *Alte und neue Heilmittel für schwache und kranke Nerven.* Berlin: Verlag J. Singer und Co.
Pertwee, Roger G.
1997 »The Therapeutic Potential of Cannabis and Cannabinoids for Multiple Sclerosis and Spinal Injury« *Journal of the International Hemp Association* 4(1): 1, 4–8.
Randall, R.C. (Hg.)
1991 *Marijuana and AIDS: Pot, Politics and PWAs in America.* Washington, D.C.: Galen Press.
Roffman, Roger A.
1979 *Using Marijuana in the Reduction of Nausea Associated with Chemotherapy.* Seattle: Murray Publ. Co.
Schmidt, Sebastian
1996 »Die THC-Pille auf Rezept« *Hanfblatt* 3(20): 30–31.
Simm, Michael
1997 »Cannabis beschäftigt die Schmerzforscher« *Deutsches Ärzteblatt* 94(48): B-2635.
Wassel, Gamila M.
1982 »Plants Used in Mental Health«, in: Abdallah Adly (Hg.), *The History of Medicinal and Aromatic Plants*, S. 171–177, Karachi, Pakistan: Hamdard Foundation Press.
Zubke, Achim
1998 »Lactucarium« *HanfBlatt* 5(41): 12–15.

Perspektiven für eine gehanfte Weltgesundheit

Der Büffel wurde zum Symbol der Indianer, der »anderen«, der Gegner der weißen Zivilisation. Mit der bestialischen Massenvernichtung des amerikanischen Bisons wurde den Indianern die Grundlage ihrer Kultur geraubt (MÜLLER 1976).

Der Hanf wurde – kaum 100 Jahre nach dem Büffelholocaust – zum Symbol der protestierenden Jugend, der Feinde des zivilisierten Establishments, der aufstrebenden Gegenkultur. Seit den Sechzigerjahren versucht die US-Regierung mit Flammenwerfern und ähnlicher Kriegsmaschinerie dem Kraut den Garaus zu machen (NOVAK 1980*).

Die US-Regierung hat den »Drogen«, also auch dem Hanf, den Krieg erklärt (War on Drugs). Der Krieg gegen die harmlose, friedvolle Pflanze ist eigentlich ein Krieg gegen die Menschen, die nicht nur ein Recht auf Rausch, sondern auch auf kulturelle Freiheit haben. Es gehört wenig Verstand dazu, zu begreifen, dass jeder Krieg sinnlos und schädlich ist. Weder der Krieg gegen Menschen, noch gegen Pflanzen nützt irgendwem irgendetwas. Im Gegenteil, wer Krieg gegen die Natur führt, sägt den Ast ab, auf dem er sitzt. Krieg ist immer gleichbedeutend mit ökologischer Katastrophe:

»Nicht die Drogen sind in einer Kultur das Problem, sondern wie eine Kultur mit Drogen umgeht, welche Drogenkultur sich entwickeln kann« (KOLTE 1997: 128).

Die vorliegende ethnomedizinische Bestandsaufnahme hat gezeigt, dass es keine Pflanze gibt, die auch nur annäherungsweise ein derart weites medizinisches Anwendungsspektrum besitzt wie der Hanf. Zudem konnte gezeigt werden, dass sehr viele traditionelle Anwendungen von der modernen medizinischen und pharmakologischen Forschung bestätigt wurden. Weiterhin hat sich herausgestellt, dass es kein harmloseres und besser verträgliches Rauschmittel gibt (vgl. RIPPCHEN 1992*). Allerdings scheint diese Erkenntnis noch recht wenig zu nützen. Es wurden wirklich ausreichend wissenschaftliche Beweise erbracht, dass es bei den Folgen der Chemotherapie und bei Glaukom kein verträglicheres und wirkungsvolleres Mittel als THC gibt. Dennoch werden die meist hoffnungslos Kranken durch absurde politische Entscheidungen ihres letzten Heilmittels beraubt. Da sie natürlich nun zur illegalen Selbstmedikation greifen, werden sie obendrein noch zu Kriminellen abgestempelt. Die Verelendung wächst weiter…

Dieses sind die »wirklichen Drogenprobleme«; sie werden nicht durch die Konsumenten, Genießer und Heilbedürftigen in die Welt gebracht, sondern durch den Staat, die Politiker und die Betäubungsmittelgesetze produziert:

»Die Probleme, die mit dem illegalen Status von Cannabis verbunden sind, stellen heute sicherlich die größten Nebenwirkungen der medizinischen Verwendung der Cannabinoide dar. Es gibt viele Beruhigungs-, Schlaf- und Schmerzmittel mit einem größeren Abhängigkeitspotential als Cannabis, die auf einem normalen Rezept verschrieben werden dürfen. Die Einstufung von Cannabis als ›nicht verkehrsfähiges‹ Betäubungsmittel ist daher heute medizinisch nicht mehr vernünftig. Cannabispräparate von definierter Qualität sollten wie andere Medikamente vom Arzt verordnet werden dürfen« (GROTENHERMEN und HUPPERTZ 1997: 9f.*).

Zu den Grundrechten des Menschen gehört nicht nur das Recht auf Rausch (NESKOVIC 1995), sondern auch das Recht auf Gesundheit und damit das Recht

»Der medizinische Ruhm von *Cannabis* verbreitete sich so rasch wie die Pflanzen selbst.«

RICHARD SCHULTES und ALBERT HOFMANN
Pflanzen der Götter
(1995: 97*)

»Marihuana ist, wie alle Genussdrogen, ein aktives Placebo, das bei den Menschen wirkt, die es zu schätzen gelernt haben.«

ANDREW WEIL
Was uns gesund macht
(1991: 357*)

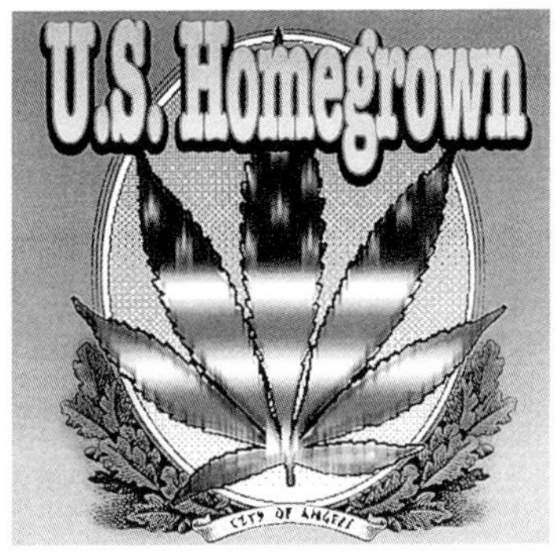

»Der Drogenkrieg ist verloren.«

Nobelpreisträger
MILTON FRIEDMAN
(*Der Spiegel* 14/1992: 77)

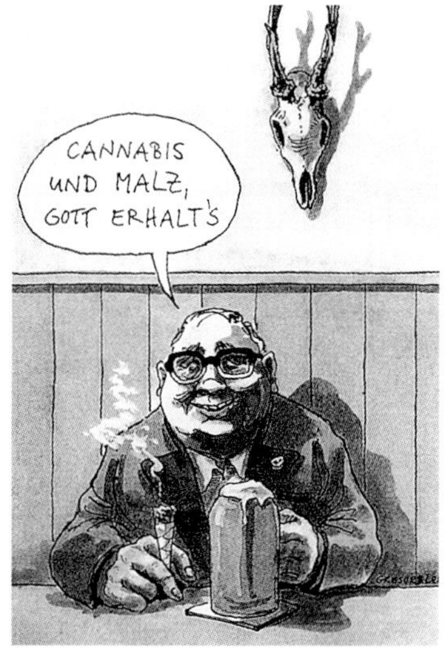

Postkarte »Cannabis und Malz« von Heribert Lenz und Achim Greser (Berlin, ca. 1997)

auf geeignete Heilpflanzen. Wenn es um Heilung und Gesundheit geht, hat jeder Mensch das Recht, das Heilmittel zu bekommen, das ihm wirklich hilft (vgl. SZASZ 1996). Deswegen hat ein jeder Mensch das Recht auf den Gebrauch von Hanfprodukten. Werden sie aus dem Sumpf der Illegalität befreit, können sie weltweit – denn keine andere Pflanze hat eine ähnlich weltweite Verbreitung – der Weltgesundheit in enormem Maße zuträglich sein. Die Menschen in allen Ländern können im medizinisch sinnvollen Gebrauch der Hanfprodukte unterwiesen werden, ganz im Sinne des Schweizer Psychiaters Dr. Peter Baumann, der einen »Rauschkundeunterricht« fordert (1989: 137*). Zukunftsmusik? Ich glaube nicht.

Überall in der Welt wird der Hanf aber vor allem als Antidepressivum geschätzt. Die Stimmunsgaufhellung ist in medizinischer Hinsicht vielleicht die wichtigste Wirkung des Hanfes. Es wäre an der Zeit, dass sich unsere Politiker und vor allem die chronisch fehlinformierten Drogenberater am Hanf berauschen, damit sie endlich Abschied von ihrer depressiven Politik nehmen könnten. Allerdings muss eingestanden werden: gegen Dummheit ist keine Kraut gewachsen. Wo Hopfen und Malz verloren sind, da hilft auch kein Hanf!

Literatur

BERTENGHI, Paul (Hg.)
1996 *DroLeg: Die realistische Alternative.* Solothurn: Nachtschatten Verlag.
KOLTE, Brigitta
1997 »Hanf – eine Pflanze mit Zukunft« in: AKZEPT e.V. (Hg.), *DrogenVisionen: Zukunftswerkstatt für eine innovative Drogenpolitik und Drogenhilfe.* Berlin: VWB (Studien zur qualitativen Drogenforschung und akzeptierenden Drogenarbeit, Bd. 12).
MÜLLER, Werner
1976 *Geliebte Erde: Naturfrömmigkeit und Naturhaß im indianischen und europäischen Nordamerika.* (2. Aufl.) Bonn: Bouvier Verlag.
NESKOVIC, Wolfgang
1995 »Das Recht auf Rausch – Vom Elend der Drogenpolitik« in: Ralph COSACK und Roberto WENZEL (Hg.), *Das Hanf-Tage-Buch*, S.141–164, Hamburg: Wendepunkt-Verlag.
SZASZ, Thomas
1996 *Our Right to Drugs.* Syracuse: Syracuse University Press.

Glossar

abortativ	die Frucht abtreibend
Akonit	Pflanzendroge aus dem Wurzelstock von *Aconitum sp.*
Alkaloid	stickstoffhaltiger, alkalisch reagierender Wirkstoff in Pflanzen (oder Tieren und Menschen)
Anästhetikum	Betäubungsmittel, Narkosemittel
analgetisch	schmerzlindernd
Animismus	naturverehrende Religon, bei dem die Gottheiten in Naturphänomenen, Steinen, Pflanzen, Tieren (und Menschen) wohnen; philosophische Betrachtung von einer belebten (mit Bewusstsein erfüllten) Natur
Antidot	Gegengift
Antoniusfeuer	Krankheit durch Mutterkornvergiftung ausgelöst (auch *Ignis sacer*)
Aphrodisiakum	Substanz, die eine im Menschen subjektiv erlebte Erweiterung oder Bereicherung des sinnlichen, erotischen und sexuellen Erfahrungsbereiches bewirkt
Bähung	Anwendung warmer Dämpfe (von heißem Wasser oder Kräutertee) zu Heilzwecken
binominale Taxonomie	System zur Benennung von Gattungen und Arten; wurde von Carl von Linné im 18. Jahrhundert eingeführt
Bhang	1. Name eines hanfhaltigen Getränkes (auf dem indischen Subkontinent) 2. alter indogermanischer Name für Rauschmittel 3. indischer Name für die Hanfblätter
Bön	alttibetische (vorbuddhistische) Staatsreligion mit schamanistischen Elementen
Charas	reines, von den weiblichen Hanfblüten abgeriebenes Harz
Composita	aus mehreren Drogen zusammengesetzte Arzneimittel
Dekokt	Drogenauszug, oft kalt angesetzt, dann gekocht; Abkochung
diuretisch	harntreibend, die Nierentätigkeit stimulierend
Divination	Wahrsagerei oder Prophetie über ein göttliches Medium
Dreckapotheke	die Verwendung von menschlichen oder tierischen Körperausscheidungen (vornehmlich von Exkrementen)
endemisch	einheimisch; auf ein genau definiertes Verbreitungsgebiet beschränkt
Ethnobotanik	Die Erforschung der kulturell tradierbaren Wissensbereiche und Handlungen, die sich auf Pflanzen beziehen
Expektorans	Heilmittel, die die Schleimauswerfung der oberen Luftwege fördern
Flavonoide	Naturstoffe, die meist als natürliche Farbstoffe in Pflanzen vorkommen; im menschlichen Körper wirken sie gegen die Oxydation von Vitamin C und Adrenalin
Hierobotanik	gr. »heilige Pflanzenkunde«; Weissagung mit oder durch Pflanzen (Orakelblumen etc.)
Induktion	Beeinflussung oder Auslösung eines nervlichen Vorganges
Katalepsie	anhaltendes krankhaftes Verharren in einer bestimmten, meist unbequemen Körperhaltung unter Erhöhung der Muskelspannung
Laxans	innerlich genommenes Abführmittel
laxativ	abführend wirksam
Lethaldosis	die tödliche Menge einer Substanz
Materie medica	Arzneimittel(schatz)
mazerieren	in kalter Flüssigkeit (Wasser, Alkohol) ausziehen
Morbus Basedow	Basedow-Krankheit, Schilddrüsenfehlfunktion mit Kropf und Glotzaugen
Moxibustion	traditionelle chinesische Heilmethode, bei der auf dem Körper Brandmarken gesetzt werden
Nekromant	Zauberer, der mit der Totenwelt oder mit den Seelen Verstorbener Kontakt aufnehmen kann (und über dieses Medium prophezeit)

Neolithikum Jungsteinzeit; durch den Beginn der Sesshaftwerdung und des Feldbaues gekennzeichnet

offizinell im amtlichen Arzneimittelbuch geführt (auch: officinell)

Orchitis Hodenentzündung mit Fieber und schmerzhaften Schwellungen

Panazee »Allheilmittel«

Pharmakologie Lehre von Heilmitteln

Pharmakopöe 1. (Amtliches) Arzneimittelverzeichnis
2. Arzneimittelbstand einer Kultur, eines medizinischen Systems, einer Epoche oder einer (kultur-)geographischen Zone

Phytotherapie die Heilbehandlung mit pflanzlichen Drogen

Psychedelikum Drogen, die eine Bewusstseinserweiterung bewirken

psychoaktiv geistbewegend; die Geistestätigkeit stimulierend

psychotrop das Bewusstsein beeinflussend

purgieren innerlich reinigen z.B. durch Abführmittel oder Klistiere

Rhapsoden spezialisierte oder professionelle Erzähler und Sänger, die vor allem Legenden und Historientexte vortragen

Samadhi Sanskrit: »Einfaltung«; Bezeichnung des höchsten Bewusstseinszutandes (»Erleuchtung«)

Shintoismus ursprüngliche japanische Religion, mit einem reichen Pantheon und naturverehrenden Riten

Taoismus ursprünglich eine chinesische philosophische Lehre vom Tao (= Dao), dem »Unnennbaren«; später zu einer polytheistischen Volksreligion geworden

Tonikum allgemeines Stärkungsmittel, das positiv, präventiv und gesunderhaltend auf den Menschen wirkt

Toxizität Giftigkeit einer Substanz: grundsätzlich kann jede Substanz giftig sein, es hängt von der Dosis ab. Substanzen, die in niedriger Dosis schädlich wirken, haben eine hohe Toxizität; Substanzen, die in hoher oder höchster Dosierung (weit über der wirksamen Dosis) schädlich wirken, haben eine geringe Toxizität.

Traumatologie Lehre von der Entstehung, Verhütung und Behandlung von körperlichen Schäden (durch Wunden, Verletzungen)

Trepanation chirurgische Öffnung der Schädelhöhle

Verzeichnis der Krankheiten und medizinischen Systeme

Folgende Krankheiten, Symptome und Indikationen stehen mit der Hanftherapie bei den verschiedenen medizinischen Lehren oder Systemen im Zusammenhang. Aus dieser Aufstellung ergibt sich die Tatsache, dass es weltweit keine Heilpflanze gibt, die auch nur annähernd so viele verschiedene Anwendungen hat. Allerdings ist es falsch daraus zu schließen, dass Hanf »die beste Medizin«, ein »Wundermittel« oder eine Panazee ist.

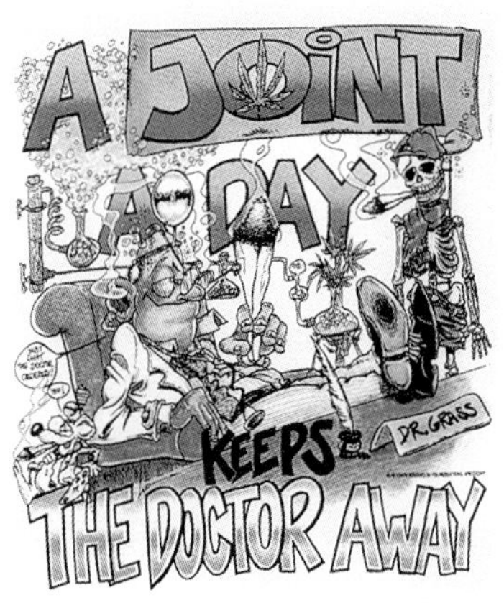

Indikation	Medizinsystem
Abszesse	Tibet
Albträume	Homöopathie
Alkoholismus	Ayurveda, Rastafaria, Russland, Schulmedizin (Psychotherapie)
Amphetaminsucht	Schulmedizin
Anämie	Ayurveda
Angstzustände	Nordafrika
Antidot	Alt-Orient, Ayurveda, Islam, Indien
Aphrodisiakum	Ayurveda, China, Curanderismo, Germanen, Islam, Nordafrika, Rastafaria, Russland, Schwarzafrika, Südostasien, Tibet, Volksmedizin, Selbstmedikation
Appetitlosigkeit	Homöopathie, Islam, Schamanismus, Südostasien, Ayurveda, Selbstmedikation, Schulmedizin
Arthritis	Curanderismo, Tibet
Asthma	Ayurveda, China, Curanderismo, Homöopathie, Indianer, Islam, Rastafaria, Schulmedizin, Schwarzafrika, Selbstmedikation, Südostasien
Augenleiden	Ayurveda, Pharaonen, Selbstmedikation, Tibet
Ausfluß	China
Bauchschmerzen	Südostasien, Indianer, Indien
Beriberi	China
Beruhigungsmittel	Brasilien, China, Japan, Südostasien, Selbstmedikation
Blähungen	China, Islam, Ayurveda
Blasengries	China
Blasenleiden	Alt-Orient, Schulmedizin
Blutfluss	Ayurveda
Blutvergiftung	Schwarzafrika, Südostasien
Blutungen	Curanderismo
Bronchitis	Alt-Orient, Indianer, Selbstmedikation
Cholera	Ayurveda, Schulmedizin, Südostasien, Tibet
Delirium tremens	Ayurveda, Curanderismo, Schulmedizin
Depressionen	Alt-Orient, Nordafrika, Schamanismus, Skythen, Volksmedizin, Schulmedizin (Psychotherapie), Selbstmedikation
Diarrhöe	Ayurveda, Curanderismo
Durchfall	Ayurveda, Antike, Brasilien, Curanderismo, Schwarzafrika, Tibet
Ekstasemittel	Antike, Schamanismus, Schwarzafrika, Skythen, Tibet
Entbindung	Alt-Orient, China, Schwarzafrika, Südostasien, Tibet
Entzündungen	Alchimie, China, Pharaonen, Rastafaria, Tibet, Ayurveda
Epilepsie	Islam, Selbstmedikation
Erbrechen	Ayurveda, China, Homöopathie, Schulmedizin, Schwarzafrika, Selbstmedikation
Erfrierung	Antike
Erkältungen	Schwarzafrika, Selbstmedikation
Erschöpfung	Brasilien, Homöopathie, Rastafaria, Schwarzafrika

Fieber	Curanderismo, Schwarzafrika, Väter der Botanik, Volksmedizin
Frauenleiden	Brasilien, Väter der Botanik
Furunkel	Ayurveda
Gallenleiden	Indianer
Gebärmutterkrämpfe	Väter der Botanik
Geburtserleichterung	Tibet, Südostasien, Afrika, Volksmedizin, Selbstmedikation, Alter Orient
Gedächtnisstörung	Südostasien
Gelbsucht	Alchemie, Ayurveda, Homöopathie, Selbstmedikation, Tibet, Volksmedizin
Gelenkschmerzen	Indianer
Geschwüre	China, Hildegard-Medizin, Südostasien
Gicht	Antike, Ayurveda, China, Russland, Tibet, Indianer, Indien, Väter der Botanik
Glaukom	Pharaonen, Rastafaria, Schulmedizin, Selbstmedikation
Gliederschmerzen	Germanen, Tibet, Väter der Botanik
Gliederzittern	Alt-Orient
Gonorrhö	Ayurveda, Homöopathie, Islam
Grippe	Rastafaria
Gürtelrose	Volksmedizin
Haarausfall	Volksmedizin
Haarschuppen	Ayurveda, Islam
Hämorrhoiden	Ayurveda, China, Südostasien, Tibet
Hautausschläge	China
Hepatitis	Selbstmedikation
Heroinsucht	Schulmedizin
Herpes	Antike, Schulmedizin
Höhenkrankheit	Schamanismus, Tibet
Hüftschmerzen	Indianer, Väter der Botanik
Husten	Alchimie, Ayurveda, Homöopathie, Japan, Schwarzafrika, Südostasien, Tibet, Väter der Botanik, Volksmedizin, Indianer
Hydrocele	Ayurveda
Hydrophobie	Schulmedizin
Hysterie	Homöopathie
Impotenz	Alt-Orient, Ayurveda, Homöopathie
Juckreiz	Ayurveda, Tibet
Kaiserschnittoperation	Mittelalter
Keuchhusten	Ayurveda, Volksmedizin
Koliken	Alchimie, Brasilien, Curanderismo, Homöopathie
Konzentrations-störungen	Ayurveda
Kopfflechten	China
Kopfschmerzen	Alchemie, Ayurveda, Islam, Russland, Schwarzafrika, Selbstmedikation
Krämpfe	Ayurveda, Curanderismo, Schulmedizin, Südostasien, Tibet, Volksmedizin
Krebs	Rastafaria, Schulmedizin, Schwarzafrika, Selbstmedikation, Südostasien
Lactation (ausbleibend)	Kamerun, Südostasien, Tibet
Läuse	Ayurveda
Leibschmerzen	Alt-Orient, Väter der Botanik
Leistenbruch	Ayurveda
Laxans	China, Japan

Lebererkrankungen	Tibet
Lepra	Curanderismo, Südostasien, Tibet
Lungenentzündung	Homöopathie
Magenprobleme	Alt-Orient, Hildegard-Medizin, Japan, Tibet
Manie	Ayurveda
Malaria	Ayurveda, China, Schwarzafrika, Südostasien
Menstruations-probleme	Ayurveda, Brasilien, China, Südostasien
Migräne	Ayurveda, Selbstmedikation, Südostasien
Milzbrand	Schwarzafrika
Milzerkrankungen	Japan
Mittelohrentzündung	China
Multiple Sklerose	Schulmedizin, Selbstmedikation
Muskelschwund	Indianer
Muskelspasmen	Curanderismo, Schulmedizin, Selbstmedikation
Narkotikum	Alt-Orient, China, Islam, Japan, Schulmedizin, Schwarzafrika, Südostasien, Schulmedizin
Nasenbluten	Alchimie
Nervenleiden	Ayurveda, China, Homöopathie, Schulmedizin, Tibet
Nervenzusammen-brüche	Ayurveda, Schwarzafrika
Nervosität	China, Curanderismo, Schwarzafrika
Neuralgie	Südostasien
Nierenerkrankungen	Japan, Tibet
Ohrenleiden	Alchimie, Antike, China, Islam, Tibet, Ayurveda, Indianer
Orchitis	Ayurveda
Otalgie	Ayurveda
Panazee	Rastafaria, Schamanismus, Schwarzafrika
Paraplegie	Selbstmedikation
Polypen	Südostasien
Quadriplegie	Selbstmedikation
Rheumatismus	Alt-Orient, Ayurveda, Brasilien, China, Curanderismo, Indianer, Russland, Schulmedizin, Schwarzafrika, Tibet, Südostasien
Röte	China
Rotlauf	Väter der Botanik
Schlafmittel	Alt-Orient, Ayurveda, Curanderismo, Indien, Selbstmedikation
Schlangenbisse	Curanderismo, Schwarzafrika
Schmerzen	Alt-Orient, Ayurveda, Brasilien, Curanderismo, Homöopathie, Indianer, Japan, Rastafaria, Russland, Schulmedizin, Schwarzafrika, Südostasien, Tibet, Volksmedizin
Schmerzen der Brustwarzen	Antike
Schnupfen	Selbstmedikation, Tibet
Schwachsinn	Ayurveda
Schwäche	China, Curanderismo, Japan, Rastafaria
Schwarzwasser-Fieber	Schwarzafrika
Schwellungen	Antike
Schwindel	Südostasien, Tibet
Senilität	China
Skorpionsstiche	China, Curanderismo, Tibet
Spasmolyse	Schulmedizin

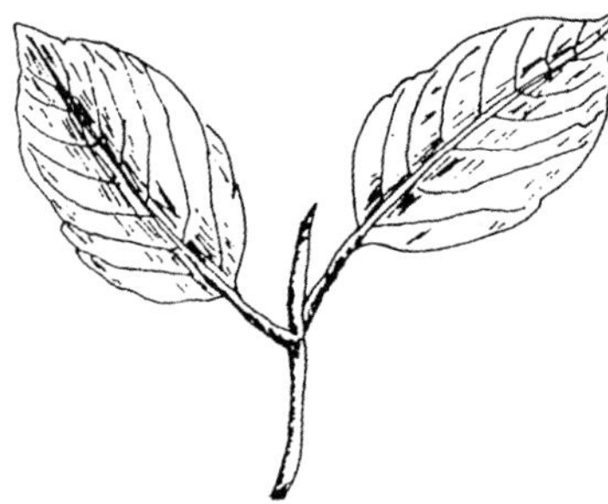

Die getrockneten Blätter von *Nicotiana glauca* GRAH., *macuchi* oder *palán-palán* genannt, werden in Lateinamerika als Marijuana-Ersatz geraucht.

Steifheit	Antike, Südostasien
Stimulanz	Indianer
Tetanus	Ayurveda, Curanderismo, Schulmedizin, Indien
Tierbisse	Curanderismo, Tibet, Volksmedizin
Tiermedizin	Indien, Väter der Botanik
Tobsucht	Curanderismo
Tonikum	Ayurveda, China, Curanderismo, Rastafaria, Schwarzafrika, Südostasien, Tibet
Trauer	Skythen, Selbstmedikation
Tuberkulose	Curanderismo, Rastafaria, Schwarzafrika
Tumore	Ayurveda, China, Tibet
Übelkeit	Schulmedizin
Überbein	Volksmedizin
Unterleibs-beschwerden	Ayurveda
Urinverhalt	China, Homöopathie, Tibet, Volksmedizin
Uterusbeschwerden	Pharaonen, Väter der Botanik
Verdauungsschwäche	Ayurveda, Südostasien, Tibet, Indien
Verbrennungen	Alchimie, Antike, China
Vergiftung	Ayurveda, China, Indien
Verspannungen	Brasilien, Nordafrika, Selbstmedikation, Südostasien
Verletzungen	Japan, Indianer
Verstopfung	China, Islam, Japan
Wadenkrampf	Volksmedizin
Wankelmut	Schamanismus
Wasting-Syndrom	Selbstmedikation, Schulmedizin
Wehen	Afrika, Volksmedizin, Selbstmedikation, Südostasien
Wunden	Antike, Ayurveda, China, Rastafaria, Russland
Wurmbefall	Indien, Tibet, Indianer
Zahnschmerzen	Brasilien, Russland, Schwarzafrika

Hanf-Substituenten

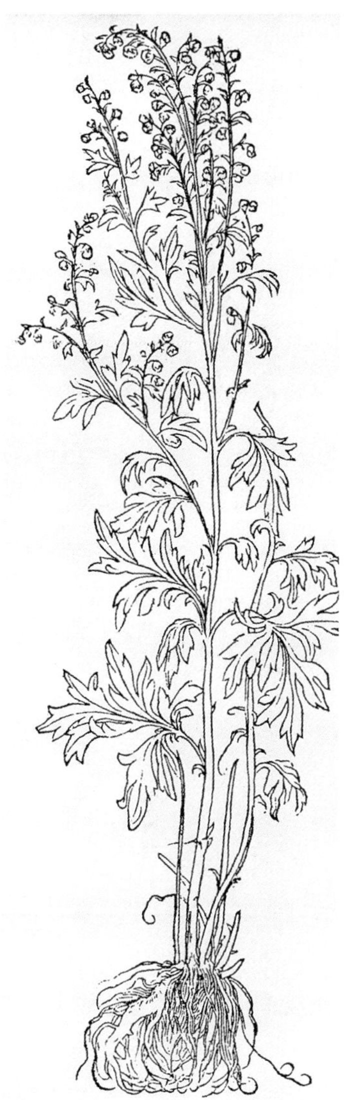

Das getrocknete Kraut vom Wermut *(Artemisia absinthium)* wird als Marijuana-Ersatz geraucht. Thujon, der Hauptanteil des ätherischen Öles (Oleum Absinthii), hat pharmakologisch eine ähnliche Wirkung wie THC. (Holzschnitt aus Brunfels, *Kräuterbuch*, 1532)

So wie ein europäischer Apotheker in einem Arzneimittelverzeichnis für Substituenten nachlesen kann, welches Ersatzmittel er seinem Kunden anbieten kann, so gibt es auch für Hanfpräparate traditionelle Substituenten in anderen Kulturen oder medizinischen Systemen.

Substituent	Kultur/System	Wirkstoff(e)	Referenz
Anhalonium (= Peyote) *Lophophora williamsii*	Homöopathie	[Meskalin]	Boericke 1992
Dagga (wilde) *Leonotis leonurus*	Südafrika	?	Du Toit 1975
Hedysarum *Hedysarum ildefonsianum*	Homöopathie	?	Boericke 1992
Kratom *Mitragyna speciosa* *Grangea darerasparana*	Thailand	Alkaloide	Martin 1975
Leinsamen *Linum usitatissimum*	Chinesische Medizin	organische Säuren, Öl	Paulus und Ding 1987
Maconha brava *Cestrum laevigatum*	Brasilien	Saponine	Schultes und Hofmann 1995*
Macuchi *Nicotiana glauca*	Mexiko	Alkaloide, Anabasin	Reko 1936: 62
Patagallina (Kanef) *Hibiscus cannabinus*	Kolumbien	?	Rubin 1975: 160*
Stachelmohn (Chicalote) *Argemone mexicana*	Mexiko	Opiate	Rätsch 1991d*
Wermut *Artemisia mexicana* *Artemisia* spp. *Artemisia absinthium*	Mexiko	Thujon, ätherisches Öl	Rätsch 1991d*
Zacatechichi *Calea zacatechichi*	Mexiko (Chiapas)	Bitterstoffe, ätherisches Öl	Diaz 1979

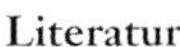

Literatur

Boericke, William
1992 *Handbuch der homöopathischen Materia medica.* Aus dem Amerk. übertr. u. bearb. v. D. J. Beha, R. Hickmann und K. F. Scheible, Heidelberg: Haug.

Diaz, José Luis
1979 »Ethnopharmacology and Taxonomy of Mexican Psychodysleptic Plants« *Journal of Psychedelic Drugs* 11(1–2): 71–101.

Du Toit, Brian M.
1975 »Dagga: The History and Ethnographic Setting of *Cannabis sativa* in Southern Africa« in: Vera Rubin (Hg.), *Cannabis and Culture*, S. 81–116, The Hague: Mouton.

Martin, Marie Alexandrine
1975 »Ethnobotanical Aspects of Cannabis in Southeast Asia« in: V. Rubin (Hg.), *Cannabis and Culture*, S. 63–75, The Hague: Mouton.

Paulus, Ernst und Ding Yu-he
1987 *Handbuch der traditionellen chinesischen Heilpflanzen.* Heidelberg: Haug.

Reko, Victor
1936 *Magische Gifte.* Stuttgart: Enke.

Die IACM: Internationale Arbeitsgemeinschaft für Cannabinoidmedikamente e. V.

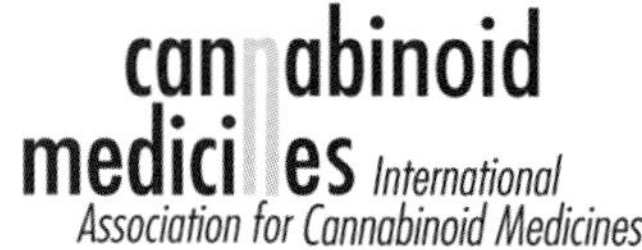

Die Internationale Arbeitsgemeinschaft für Cannabinoidmedikamente e.V. (IACM) ist eine gemeinnützige wissenschaftliche Gesellschaft, deren Zweck die Förderung der Kenntnisse über Cannabis, die Cannabinoide, das Endocannabinoidsystem und verwandte Themen ist. Dies wird beispielsweise erreicht durch die Förderung des Informationsaustausches zwischen Forschern, Ärzten, Patienten und der Öffentlichkeit sowie durch die Erarbeitung und Verbreitung zuverlässiger Informationen.

Kontaktmöglichkeiten:
IACM e.V.
Am Mildenweg 6
D-59602 Rüthen
Telefon: 02952-970 85 71
E-Mail: info@cannabis-med.org
Internet: www.cannabis-med.org

Arbeitsgemeinschaft Cannabis als Medizin e.V.
Die Arbeitsgemeinschaft Cannabis als Medizin e.V. (ACM) ist ein gemeinnütziger Verein, in dem sich Patienten, Ärzte, Apotheker, Juristen und andere Interessierte aus Deutschland und der Schweiz organisiert haben. Sie tritt für die medizinische Verwendung von Cannabis und Cannabinoiden ein. Die ACM ist Mitglied der IACM.

Kontakt Deutschland
ACM e.V.
Am Mildenweg 6, D-59602 Rüthen
Telefon: 02952-970 85 72
E-Mail: info@cannabis-med.org

Kontakt Schweiz
Prof. Dr. Rudolf Brenneisen
Schweizer Arbeitsgruppe für
Cannabinoide in der Medizin (SACM)
Internet: www.stcm.ch

Österreich
In Österreich gibt es zwei Vereine, die sich mit der medizinischen Verwendung von Cannabisprodukten befassen.
Arbeitsgemeinschaft Cannabis als Medizin (CAM).
Internet: www.cannabismedizin.at
ARGE CANNA
Internet: www.arge-canna.at

Selbsthilfenetzwerk Cannabis-Medizin (SCM)
Patienten innerhalb der ACM haben sich zu einer informellen Gruppe zusammengeschlossen, die sich vor allem im Internet regelmäßig austauscht und gegenseitig unterstützt. Sprecher des SCM sind Gabriele Gebhardt und Axel Junker.
Mitglieder können alle Patienten werden, die an einer chronischen Erkrankung leiden und von Cannabisprodukten medizinisch profitieren. SCM-Mitglieder erhalten auf Wunsch einen Ausweis über ihre Mitgliedschaft. Für die Mitgliedschaft im SCM wird für ACM-Mitglieder kein zusätzlicher Mitgliedsbeitrag erhoben.

Allgemeine Hanfbibliographie

Die Spezialartikel zu den einzelnen Medizinsystemen und den traditionellen Anwendungen des Hanfes finden sich am Ende eines jeden Kapitels. Die hier zitierten Literaturstellen sind im Fließtext mit * markiert.

Bibliographien

Gainage, J.R. und E.L. Zerkin
1969 *A Comprehensive Guide to the English-Language Literature on Cannabis*. Madison, WI: Stash Press.

Hefele, Bernhard
1988 *Drogenbibliographie: Verzeichnis der deutschsprachigen Literatur über Rauschmittel und Drogen von 1800 bis 1984*. München, London, New York, Paris: K. G. Saur (2 Bde.).

SISSC [= Società Italiana per lo Studio degli Stati di Coscienza]
1994 *Bibliographia Italiana su Allucinogeni e Cannabis: Edizione commentata*. Bologna: Grafton 9 edizioni.

Bücher und Artikel

Abel, Ernest L.
1980 *Marihuana: The First Twelve Thousand Years*. New York: Plenum Press.

Aldrich, Michael R.
1977 »Tantric Cannabis Use in India« *Journal of Psychedelic Drugs* 9(3): 227–233.
1988 (Hg.) »Marijuana – An Update« *Journal of Psychoactive Drugs* 20(1): 1–138. (enthält viele interessante Artikel)

Amendt, Günter
1974 *Haschisch und Sexualität*. Stuttgart: Enke.

ADH (Kürzel)
1997 »Die Wende in Amerika?« *Hanfblatt* 4(26): 24–26.

Andrews, George und Simon Vinkenoog (Hg.)
1968 *The Book of Grass*. New York: Grove Press.

Arbeitgruppe Hanf und Fuss (Hg.)
1994 *Unser gutes Kraut: Das Porträt der Hanfkultur*. Solothurn: Nachschatten Verlag und Löhrbach: Werner Pieper's MedienXperimente.

Balabanova, S., F. Parsche und W. Pirsig
1992 »First Identification of Drugs in Egyptian Mummies« *Naturwissenschaften* 79: 358.

Baudelaire, Charles
1972 *Die künstlichen Paradiese*. Köln: Hegner.

Barber, Theodore X.
1970 *LSD, Marihuana, Yoga and Hypnosis*. Chicago: Aldine.

Baumann, Peter
1989 »Hanf heute – Wert und Unwert« *Schweizerische Ärztezeitung* 70(4): 134–140.
1989 »Replik« *Schweizerische Ärztezeitung* 70(11): 462–463.

Bayerle-Sick, Norbert
1984 *Drogensubkultur*. Linden: Volksverlag.

Behr, Hans-Georg
1982 *Von Hanf ist die Rede*. Basel: Sphinx.
1995 *Von Hanf ist die Rede: Kultur und Politik einer Pflanze*. Frankfurt/M.: Zweitausendeins. (Vollständig überarbeitete, aktualisierte und um rund ein Drittel erweiterte Neuausgabe des 1982 erstmals im Sphinx Verlag, Basel, veröffentlichten Werkes)

Bello, Joan
1996 *The Benefits of Marijuana: Physical, Psychological and Spiritual*. Cottonwood, CA: Sweetlight Books.

Benet, Sula
1975 »Early Diffusion and Folk Uses of Hemp« in: V. Rubin (Hg.), *Cannabis and Culture*, S. 39–49, The Hague: Mouton.

Benjamin, Walter
1972 *Über Haschisch*. Frankfurt/M.: Suhrkamp.

Bennett, Chris, Lynn Osburn und Judy Osburn
1995 *Green Gold – The Tree of Life: Marijuana in Magic und Religion*. Frazier Park, CA: Access Unlimited.

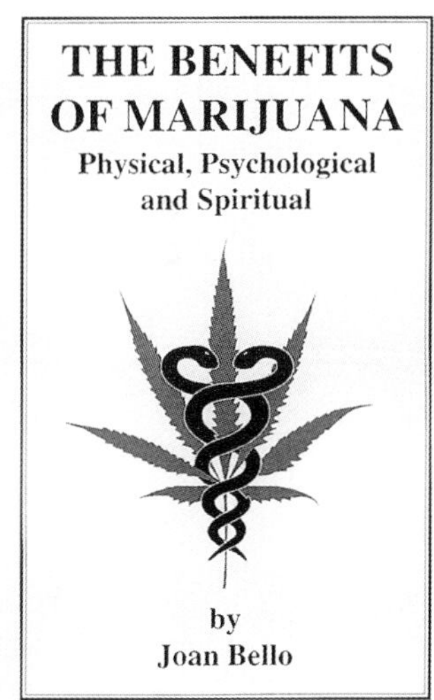

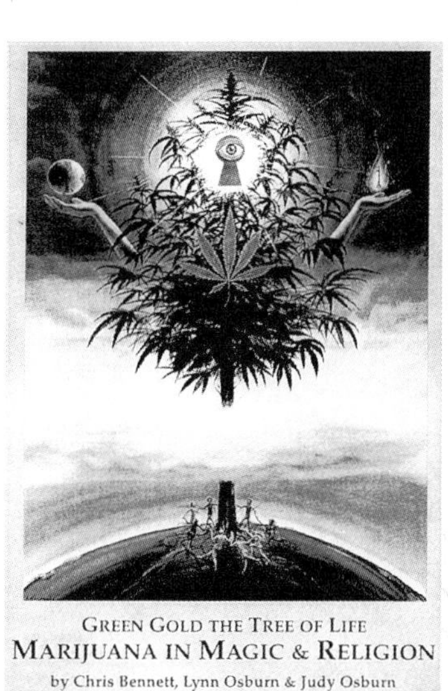

Berge, Fr. und W.A. Riecke
1845 *Giftpflanzen-Buch oder allgemeine und besondere Naturgeschichte sämtlicher inländischer sowie der wichtigsten ausländischen phaneroganischen und cryptogamischen Giftgewächse*. Stuttgart: Hoffmann'sche Verlags-Buchhandlung.
Bibra, Ernst Freiherr von
1855 *Die narkotischen Genußmittel und der Mensch*. Nürnberg: W. Schmid.
Binder, Michael A.
1981 »Haschisch und Marihuana« *Deutsches Ärzteblatt* Heft 4 (22.1.81): 117–126.
Blätter, Andrea
1990 *Kulturelle Ausprägungen und die Funktionen des Drogengebrauchs*. Hamburg: Wayasbah.
1992 »Das Vergnügen, die Sucht und das Bewußtsein: Einstellungen zum Cannabiskonsum« *Jahrbuch für Ethnomedizin und Bewußtseinsforschung* 1: 117–132, Berlin: VWB.
1993 »Der erlernte Rausch – Die Funktionen des Cannabiskonsums auf Jamaika und in Deutschland« *Jahrbuch für Ethnomedizin und Bewußtseinsforschung* 2: 119–145, Berlin: VWB.
Bobcat Press (Hg.)
1997 *Das Joint Drehbuch: Tips, Tricks und Techniken*. Solothurn: Nachtschatten Verlag.
Böllinger, Lorenz (Hg.)
1997 *Cannabis Science – Cannabis Wissenschaft*. Frankfurt/M.: Peter Lang.
Boire, Richard Glen
1992 *Marijuana Law*. Berkeley: Ronin.
Bonnie, Richard J. und Charles H. Whitebread
1974 *The Marihuana Conviction: A History of Marihuana Prohibition in the United States*. Charlottesville, Virginia: University Press of Virginia.
Boyle, T. Coraghessan
1990 *Grün ist die Hoffnung – Eine Pastorale*. Hamburg: Rogner und Berhard/Frankfurt a.M.: Zweitausendeins.
Braude, M. und S. Szara (Hg.)
1976 *Pharmacology of Marihuana*. New York: Raven-Press.
Brenneisen, Rudolf
1986 »Hanf-Dampf in allen Gassen« *Uni-Press* Nr. 51: 7–9.
1996 »Cannabis sativa – Aktuelle Pharmakologie und Klinik« *Jahrbuch des Europäischen Collegiums für Bewußtseinsstudien* 1995: 191–198.
Brodmann, Thomas
1997 »Hanf – das verbotene Aphrodisiakum« *Highlife* 3(9): 21–23.
Bührer, Tony
o.J. *Haschisch Studie: Zur Klassifizierung von Cannabis (Konsum, Anbau, Kleinhandel) als Bagatelldelikt*. Löhrbach: Werner Pieper's MedienXperimente (Der Grüne Zweig 125).
Burian, Wilhelm und Irmgard Eisenbach-Stangl (Hg.)
1982 *Haschisch: Prohibition oder Legalisierung*. Weinheim und Basel: Beltz.
Calm, Sven F.
1995 »Music like Gunjah« *HanfBlatt* Nr. 7: 25–26.
Carter, W. E. (Hg.)
1980 *Cannabis Use in Costa Rica: A Study of Chronic Marijuana Use*. Philadelphia: Institute for the Study of Human Issues.
Cherniak, Laurence
1979 *The Great Books of Hashish*. (2 Bde.) Berkeley: And/Or Press.
1995 *Das große Haschisch-Buch. Teil 1: Marokko, Libanon, Afghanistan und der Himalaya*. Markt Erlbach: Raymond Martin Verlag.
Chopra, G. S.
1969 »Man and Marijuana« *International Journal of the Addiction* 4(2): 215–247.
1971 »Marijuana and Adverse Psychotic Reactions« *Bulletin on Narcotics* 23: 15–22.
Clarke, Robert C.
1977 *The Botany and Ecology of Cannabis*. Ben Lomond, CA: Pods Press.
1981 *Marijuana Botany*. Berkeley: Ronin Publ.
1995a »Hemp (*Cannabis sativa* L.) Cultivation in the Tai'an District of Shandong Province, Peoples Republic of China« *Journal of the International Hemp Association* 2(2): 57, 60–65.
1995b »Scythian *Cannabis* Verification Project« *Journal of the International Hemp Association* 2(2): 194.
1997 *Hanf: Botanik, Anbau, Vermehrung und Züchtung*. Aarau: AT Verlag.
Clarke, Robert C. und David W. Pate
1994 »Medical Marijuana« *Journal of the International Hemp Association* 1(1): 9–12.
Coffman, C. B. und W. A. Gentner
1979 »Greenhouse Propagation of *Cannabis sativa* L. by Vegetative Cuttings« *Economic Botany* 33(2): 124–127.

Cohen, Sidney
1966 *The Beyond Within.* New York: Atheneum.
1982a »Cannabis and Sex: Multifaceted Paradoxes« *Journal of Psychoactive Drugs* 14(1–2): 55–58.
1982b »Cannabis Effects on Adolescent Motivation« *Marijuana and Youth: Clinical Observations on Motivation and Learning.* Rockville, Maryland: NIDA.
Conrad, Chris
1993 *Hemp: Lifeline to the Future.* Los Angeles: Creative Xpressions Publications.
1997 *Hemp for Health: The Medicinal and Nutritional Uses of Cannabis sativa.* Rochester, Vermont: Healing Arts Press.
Cooke, Mordecai C.
1860 *The Seven Sisters of Sleep.* London: James Blackwood.
1989 *The Seven Sisters of Sleep.* Lincoln, Mass.: Quarterman Publ. (Faksimile von 1860).
1997 *The Seven Sisters of Sleep* (Vorwort von Rowan Robinson). Rochester, Vermont: Park Street Press.
Corral, Valerie
1994 »A Patient's Story: Medical Marijuana« *Maps* 4(4): 26–29.
Cosack, Ralph und Roberto Wenzel (Hg.)
1995 *Das Hanf-Tage-Buch: Neue Beiträge zur Diskussion über Hanf, Cannabis, Marihuana.* Hamburg: Wendepunkt-Verlag.
Cutrufello, Rosario
1980 *Hashish: Testa d'Ariete dell'eroina.* Mailand: Editrice Modelgrafica.
Dayanandan, P. und J.P.B. Kaufman
1975 *Trichomes of Cannabis sativa.* Ann Arbor: University of Michigan Press.
De Leeuw, Hendrik
1939 *Flower of Joy.* New York: Lee Furman.
De Pasquale, Anna
1982 »Notices historiques sur la Chanvre Indien« in: Abdallah Adly (Hg.), *The History of Medicinal and Aromatic Plants*, S. 110–144, Karachi, Pakistan: Hamdard Foundation Press.
De Ropp, Robert
1961 *Drugs and the Mind.* New York: Grove Press.
Dittrich, Adolf
1996 *Ätiologie-unabhängige Strukturen veränderter Wachbewußtseinszustände.* 2. durchg. Aufl. Berlin: VWB.
Dobkin de Rios, Marlene
1990 *Hallucinogens: Cross-Cultural Perspectives.* Bridport, Dorset: Prism Press.
Dornbush, R.L., A. Freedman und M. Fink (Hg.)
1976 *Chronic Cannabis Use.* New York: New York Academy of Sciences.
Drake, William Daniel Jr.
1971 *The Conoisseur's Handbook of Marijuana.* San Francisco: Straight Arrow.
Edes, R.T.
1893 »Cannabis Indica« *Boston Medical and Surgical Journal* 129(11): 273.
Eliade, Mircea
1975 *Schamanismus und archaische Ekstasetechnik.* Frankfurt/M.: Suhrkamp.
Emboden, William A.
1972a *Narcotic Plants.* London: Studio Vista.
1972b »Ritual Uses of *Cannabis Sativa* L.: A Historical-Ethnographic Survey« in: Peter Furst (Hg.), *Flesh of the Gods*, S. 214–236, London: Allen und Unwin/New York: Praeger.
1974a »Cannabis – A Polytypic Genus« *Economic Botany* 28: 304–310.
1974b »Species Concepts and Plant Nomenclature« *California Attorneys for Criminal Justice Forum* No. 5 Aug/Sep 74: 2–4.
1979 *Narcotic Plants.* (Revised and Enlarged) New York: Macmillan.
1981a »The Genus *Cannabis* and the Correct Use of Taxonomic Categories« *Journal of Psychoactive Drugs* 13(1): 15–21.
1981b »Cannabis in Ostasien – Ursprung, Wanderung und Gebrauch« in: G. Völger (Hg.), *Rausch und Realität*, Bd. 1, S. 324–329, Köln: Rautenstrauch-Joest-Museum für Völkerkunde.
1990 »Ritual Use of *Cannabis sativa* L.: A Historical-Ethnographic Survey« in: P. Furst (Hg.), *Flesh of the Gods*, S. 214–236, Prospect Heights, Illinois: Waveland Press.
1996 »Cannabis: The Generation and Proliferation of Mythologies Placed Before U.S. Courts« *Jahrbuch für Ethnomedizin und Bewußtseinsforschung* 4(1995): 143–152.
Escohotado, Antonio
1990 *Historia de las drogas.* (3 Bde.) Madrid: Alianza Editorial.
Evans, Fred J.
1991 »Cannabinoids: The Separation of Central from Peripheral Effects on a Structural Basis« *Planta Medica* 57, Suppl.1: S60–S67.

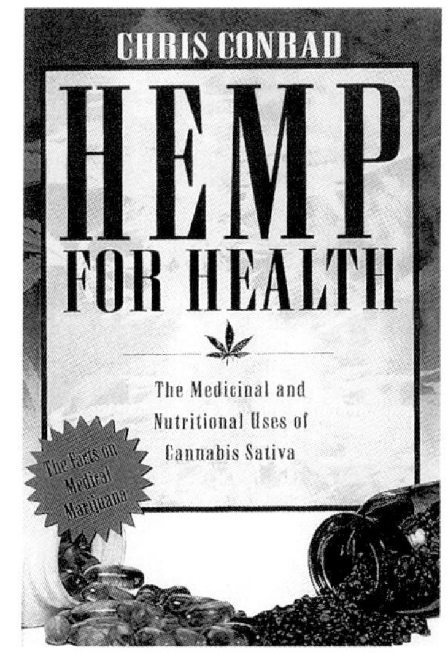

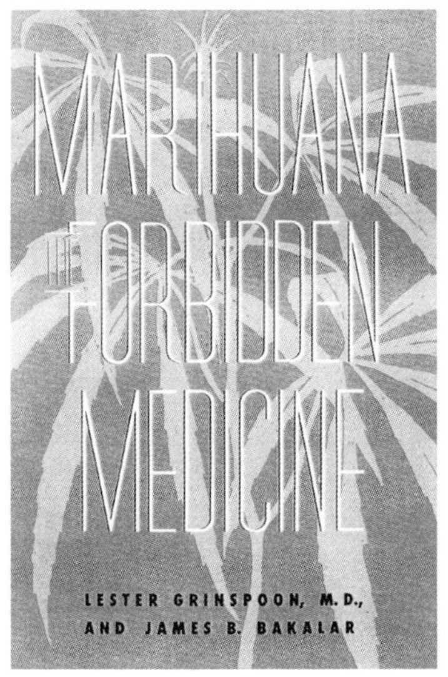

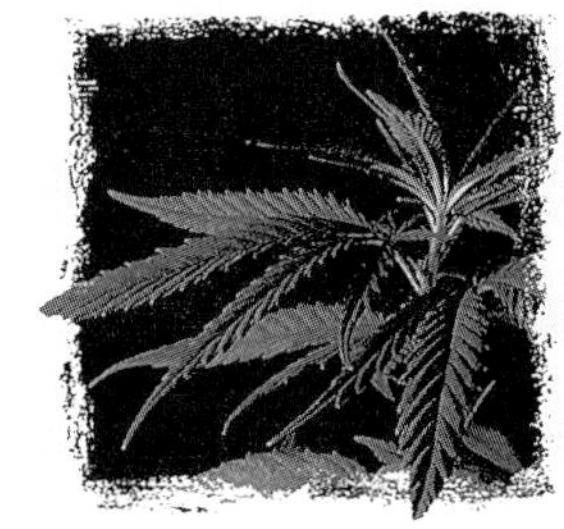

Fachner, Jörg, E. David und M. Pfotenhauer
1995 »EEG-Brainmapping in veränderten Bewußtseinszuständen unter Cannabiseinwirkung bei Hören ausgewählter Musikstücke – ein Fallbeispiel« *Curare* 18(2): 331–358.

Fässler, Benjamin
1997 *Drogen zwischen Herrschaft und Herrlichkeit.* Solothurn: Nachtschatten Verlag.

Fankhauser, Manfred
1996 *Haschisch als Medikament: Zur Bedeutung von Cannabis sativa in der westlichen Medizin.* Bern: unveröffentlichte Inaugural-Dissertation.

Feuerlein, Wilhelm (Hg.)
1980 *Cannabis heute: Bestandsaufnahme zum Haschischproblem.* Wiesbaden: Akademische Verlagsanstalt.

Fisher, James
1975 »Cannabis in Nepal: An Overview« in: V. Rubin (Hg.), *Cannabis and Culture,* S. 247–255, The Hague: Mouton.

Fromberg, Erik
1996 »Die Pharmakologie von Cannabis« in: Jürgen Neumeyer (Hg.), *Cannabis,* S. 36–42, (München): Packeispresse Verlag Hans Schickert.

Furst, Peter T.
1976 *Hallucinogens and Culture.* San Francisco: Chandler und Sharp.
1988 *Hallucinogens and Culture.* (5. Aufl.) Novato, CA: Chandler und Sharp.
1990 (Hg.) *Flesh of the Gods: The Ritual Use of Hallucinogens.* (2. Aufl. mit neuer Introduction). Prospect Heights, Illinois: Waveland Press.

Galland, Jean-Pierre
1993 (Hg.) *Première Journée Internationale du Cannabis.* Paris: Editions du Lézard.
1994 *Fumée clandestine il était une fois le cannabis.* Paris: Editions du Lézard.

Gandjour, Joubin
1997 »Cannabis als Heilmittel« in: K. Gebhardt, *Berauschend gut backen mit Hanf,* S. 68–74, Aarau: AT Verlag.

Gelpke, Rudolf
1967 »Der Geheimbund von Alamut – Legende und Wirklichkeit« *Antaios* 8: 269–293.
1995 *Vom Rausch im Orient und Okzident.* Stuttgart: Kett-Cotta.

Geschwinde, Thomas
1990 *Rauschdrogen: Marktformen und Wirkungsweisen.* (2. Aufl.) Berlin usw.: Springer-Verlag.

Giger, Andreas
1995a »Hanf – ein Nischenprodukt aus der Schweiz?« *NZZ* 6.1.95.
1995b »Bewußtseins-Design mit Cannabis: Das Portrait der Hanfkultur« *Curare* 18(2): 325–329.

Goode, Erich
1970 *The Marijuana Smokers.* New York: Basic Books.

Grimm, Gorm
1992 *Drogen gegen Drogen: Eine Bilanz.* Kiel: Veris Verlag.

Grinspoon, Lester
1969 »Marihuana« *Scientific American* 221(6)
1971 *Marihuana Reconsidered.* Cambridge, Mass.: Harvard University Press.
1992 »A Brief Account of My Participation as a Witness in the Trial of Kerry Wiley« *Jahrbuch für Ethnomedizin und Bewußtseinsforschung* 1: 199–202, Berlin: VWB.
1996 »Cannabis als Arznei« in: Jürgen Neumeyer (Hg.), *Cannabis,* S. 43–55 (München): Packeispresse Verlag Hans Schickert.
1998 Interview: »Marihuana, ein medizinisches Wunder« *HanfBlatt* 5(43): 15–17.

Grinspoon, Lester und James B. Bakalar
1993 *Marihuana, the Forbidden Medicine.* New Haven und London: Yale University Press.
1994 *Marihuana, die verbotene Medizin.* Frankfurt a.M.: Zweitausendeins.

Grotenhermen, Franjo
1996 »Schokolade, Haschisch und Anandamide« *Hanf!* Nr. 12/96: 14–15.
1997 »Cannabis bei Schmerzen« *Hanf!* 10/97: 16–18.

Grotenhermen, Franjo und Renate Huppertz
1997 *Hanf als Medizin: Wiederentdeckung einer Heilpflanze.* Heidelberg: Haug Verlag.

Grotenhermen, Franjo und Michael Karus
1995 *Cannabis als Heilmittel: Eine Patientenbroschüre.* Köln: nova-Institut. (2. leicht veränderte Aufl. Dez. '95)
1998 *Cannabis als Heilmittel: Ein medizinischer Ratgeber.* (nova-Institut, Hg.). Göttingen: Verlag Die Werkstatt.

Grüne Hilfe (ed.)
[1996] *Die Grüne Hilfe Fibel.* Löhrbach: Werner Pieper's MedienXperimente (Edition Rauschkunde).

Grupp, Stanley E. (Hg.)
1971 *Marihuana.* Columbus, Ohio: Merril (Merrill Sociology Series).

HAAG, Stefan
1991 *Markt und Marketing des illegalen Drogenhandels.* Pforzheim: Diplomarbeit.
[1995] *Hanfkultur weltweit: Über die Hanfsituation in fast 100 Ländern rund um den Äquator* (überarb. Aufl.). Löhrbach/Solothurn: Edition Rauschkunde.
HAGER, Steven (Hg.)
1994 *High Times – Greatest Hits: Twenty Years of Smoke in Your Face.* New York: St. Martin's Press.
HAI, Hainer
1981 *Das definitive Deutsche Hanf Handbuch.* Löhrbach: Die Grüne Kraft (Der Grüne Zweig 73).
HAINING, Peter (Hg.)
1975 *The Hashish Club: An Anthology of Drug Literature.* (2 Bde.) London: Peter Owen.
HALIKAS, James, Ronald WELLER und Carolyn MORSE
1982 »Effects of Regular Marijuana Use on Sexual Performance« *Journal of Psychoactive Drugs* 14(1–2): 59–70.
HALLER, Andi
1996a *Die kleine Hanffibel.* Markt Erlbach: Raymond Martin Verlag.
1996b *Hausgemachtes Haschisch und andere Methoden zur Cannabis-Verarbeitung.* Markt Erlbach: Raymon Martin Verlag.
HARNER, Michael
1994 *Der Weg des Schamanen.* Genf: Ariston.
HARTWICH, Carl
1911 *Die menschlichen Genußmittel.* Leipzig: Tauchnitz.
[1997] *Haschisch Anno 1911.* Löhrbach: Werner Pieper's MedienXperimente (Edition Rauschkunde). (Reprint eines Kapitels aus *Die menschlichen Genußmittel* von 1911)
HELLMANN, Arthur D.
1975 *Laws Against Marijuana: The Price We Pay.* Urbana, Chicago, London: University of Illinois Press.
HERER, Jack
1990 *The Emperor Wears No Clothes: The Authoritative Historical Record of the Cannabis Plant, Hemp Prohibition, and How Marijuana Can Still Save the World.* Van Nuys, CA: HEMP Publishing.
HERER, Jack und Mathias BRÖCKERS
1993 *Die Wiederentdeckung der Nutzpflanze Hanf Cannabis Marihuana.* Frankfurt a.M.: Zweitausendeins.
1996 *Die Wiederentdeckung der Nutzpflanze Hanf Cannabis Marihuana* (gekürzt und überarbeitet). München: Heyne.
HESCH, R., A. MEYER, F. BECKMANN und K. HESCH
1996 *Hanf: Perspektiven für eine ökologische Zukunft: Eine realistische Betrachtung.* Lemgo: Taoasis Verlag.
HESS, Peter
1973 *Experimentelle Untersuchungen akuter Haschischeinwirkung auf den Menschen.* Mannheim: Diss. MS.
1996 »Medizinische und psychiatrische Aspekte von Cannabis« *Jahrbuch des Europäischen Collegiums für Bewußtseinsstudien* 1995: 157–177.
HOFMANN, Albert
1996 »Rudolf Gelpke und der Hanfrausch« *Jahrbuch des Europäischen Collegiums für Bewußtseinsstudien* 1995: 103–112.
HOLLISTER, Leo E.
1986 »Health Aspects of Cannabis« *Pharmacological Review* 38(1): 1–20.
HOLSTROM, John
1991 »Marijuana and Sex« *High Times* No. 187 (March 1991): 34, 52.
HOMANN, Ulf
1972 *Das Haschischverbot: Gesellschaftliche Funktion und Wirkung.* Frankfurt a.M.: Fischer
HOYE, David
1974 *Hasheesh: The Herb Dangerous.* San Francisco: Level Press.
ILLMAIER, Thomas
1996 »Cannabis und Kultur: Wissenschaft und Politik trafen sich in Hamburg« *Jahrbuch für Ethnomedizin und Bewußtseinsforschung* 4(1995): 245–247.
IVERSEN, Leslie L.
1993 »Medical Uses of Marijuana?« *Nature* 365: 12–13.
JANSEN, A.C.M.
1991 *Cannabis in Amsterdam: A Geography of Hashish and Marihuana.* Muiderberg: Dick Coutinho.
JÜNGER, Ernst
1980 *Annäherungen – Drogen und Rausch.* Frankfurt a.M. usw.: Ullstein.
JULIEN, Robert M.
1997 *Drogen und Psychopharmaka.* Heidelberg: Spektrum Akademischer Verlag.
KABELIC, J. et al.
1960 »Cannabis as a Medicament« *Bulletin on Narcotics* 12(3): 5–23.

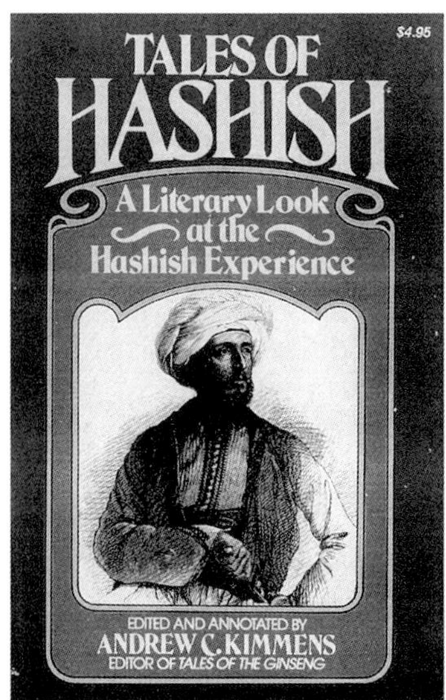

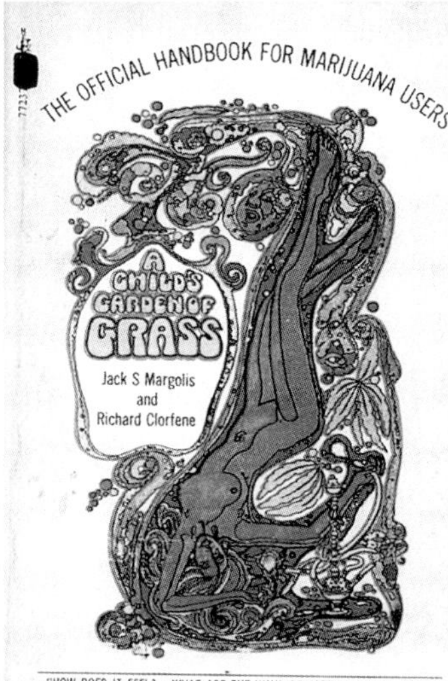

Kaplan, John

1971 *Marijuana: The New Prohibition.* New York: Pocket Books.

Katalyse Institut für angewandte Umweltforschung

1998 *Leitfaden Nachwachsende Rohstoffe.* Heidelberg: C.F. Müller Verlag.

Kessler, Thomas (Hg.)

1984 *Hanf in der Schweiz.* Grenchen: Nachtschatten Verlag.

1985 *Cannabis helvetica.* Zürich: Nachtschatten Verlag.

Kettenes-van den Bosch, J.J. und C.A. Salemink

1980 »Biological Activity of the Tetrahydrocannabinols« *Journal of Ethnopharmacology* 2: 197–231. (sehr gute Bibliographie)

Kimmens, Andrew C. (Hg.)

1977 *Tales of Hashish: A Literary Look at the Hashish Experience.* New York: William Morrow.

Kotschenreuther, Helmut

1978 *Das Reich der Drogen und Gifte.* Frankfurt a.M., Berlin, Wien: Ullstein.

Krüger, Thomas

1998 »Krampf ums Hanf« *Rolling Stone* Nr. 5 Mai/98: 38–43.

La Valle, Suomi

1984 *Hashish.* London: Quartet Book.

Laatsch, Hartmut

1989 »Haschisch, Marihuana, THC« in: M. Schlichting und H. Leuner (Hg.), *3. Symposium über psychoaktive Substanzen und veränderte Bewußtseinszustände in Forschung und Therapie*, S. 41–43, Göttingen: ECBS.

Lanz, Herbert

1994 »Hanf-Dampf in allen Gassen« *CoopZeitung* Nr.17/28. April 1994: 9–17.

Leipe, Peter

1997 *Gegenwelt Rauschgift: Kulturen und ihre Drogen.* Köln: vgs.

Lemberger, L.

1980 »Potential Therapeutic Usefulness of Marijuana« *Annual Review of Pharmacology and Toxicology* 20: 151–172.

Lenson, David

1995 *On Drugs.* Minneapolis, London: University of Minnesota Press.

Leonhardt, Rudolf Walter

1970 *Haschisch-Report: Dokumente und Fakten zur Beurteilung eines sogenannten Rauschgiftes.* München: Piper.

Leu, Daniel

1984 *Drogen – Sucht oder Genuss.* (3. überarb. Auflage) Basel: Lenos.

Leuenberger, Hans

1970 *Im Rausch der Drogen.* München: Humboldt.

Leuner, Hanscarl

1981 *Halluzinogene.* Bern usw.: Huber.

Lewin, Louis

1980 *Phantastica.* Linden: Volksverlag.

Lewington, Anna

1990 *Plants for the People.* London: Natural History Museum Publications.

Lewis, Barbara

1970 *The Sexual Power of Marijuana.* New York: Wyden.

Liggenstorfer, Roger

1991 (Hg.), *Neue Wege in der Drogenpolitik: Geschichte des Hanfs und der Drogenprohibition.* (Solothurn:) Nachtschatten Verlag.

1996 »Hanf in der Schweiz« *Jahrbuch des Europäischen Collegiums für Bewußtseinsstudien* 1995: 147–156.

Liggenstorfer, Roger und Christian Rätsch (Hg.)

1998 *Die berauschte Schweiz.* Solothurn: Nachtschatten Verlag.

Ludlow, Fitz Hugh

1981 *Der Haschisch Esser.* Basel: Sphinx.

Lussi, Kurt

1996 »Verbotene Lust: Nächtliche Tänze und blühende Hanffelder im Luzerner Hexenwesen« *Jahrbuch für Ethnomedizin und Bewußtseinsforschung* 4(1995): 115–142.

McKenna, Terence

1990 *Plan – Plant – Planet.* Löhrbach: Der Grüne Zweig 135.

[1996] *Die Speisen der Götter: Die Suche nach dem Baum der Erkenntnis.* Löhrbach: Werner Pieper's MedienXperimente (Edition Rauschkunde).

Mann, Peggy

1987 *Pot Safari: A Visit to the Top Marijuana Researchers in the U.S.* New York: Woodmere Press.

Margolis, Jack S. und Richard Clorfene
1979 *Der Grassgarten.* Linden: Volksverlag.
Martius, Georg
1855 *Pharmakologisch-medicinische Studien über den Hanf.* Erlangen: Junge und Sohn. (Reprint: Berlin: VWB, 1996).
Mattison, J.B.
1891 »Cannabis Indica as an Anodyne and Hypnotic« *The St. Louis Medical and Surgical Journal* 56 (Nov.): 265–271.
Mechoulam, Raphael
1970 »Marijuana Chemistry« *Science* 168(3936): 1159–1166.
1973 (Hg.), *Marijuana: Chemistry, Pharmacology, Metabolism and Clinical Effects.* New York: Academic Press.
1986 *Cannabinoids as Therapeutic Agents.* Florida: CRC Press.
Meister, George
o.J. *Der Orientalisch-Indianische Kunst- und Lust-Gärtner.* Weimar: Kiepenheuer (Reprint von 1677).
Merlin, Mark D.
1972 *Man and Marijuana: Some Aspects of Their Ancient Relationship.* Rutherford, Madison, Teaneck: Fairleigh Dickinson University Press.
Mestel, Rosie
1993 »Cannabis: the Brain's Other Supplier« *New Scientist* 7/93: 21–23.
Metzner, Wolfgang und Berndt Georg Thamm
1989 *Drogen.* Hamburg: Gruner und Jahr (Stern-Buch).
Meyrink, Gustav
1984 »Haschisch und Hellsehen« in: *Das Haus zur letzten Latern* 2: 28–35, o.O.: Moewig.
Mezzrow, Mezz
[1995] *Die Tüte und die Tröte – Kiffen & Jazz: Really the Blues.* Löhrbach: Werner Pieper's MedienXperimente (Edition Rauschkunde).
Michka und Hugo Verlomme
1993 *Le Cannabis est-il une drogue?* Genève: Georg Éditeur.
Mikuriya, Tod H.
1973 (Hg.), *Marijuna: Medical Papers 1839–1972.* Oakland, CA: Medi-Comp Press. (Dieses Buch enthält alle wesentlichen medizinischen und pharmakologischen Artikel von den Pionieren bis zu moderneren Arbeiten.)
1982 »Die Bedeutung des Cannabis in der Geschichte der Medizin« in: W. Burian und I. Eisenbach-Stangl (Hg.), *Haschisch: Prohibition oder Legalisierung,* S. 87–102, Weinheim, Basel: Beltz.
Moebius
1983 *Reisen der Erinnerung.* Köln: Taschen.
Moreau de Tours, Joseph J.
1973 *Hashish and Mental Illness.* New York: Raven Press.
1974 *Du Hachisch et de l'Aliénation mentale.* Yverdon (Schweiz): Kesselring, Editeur. (Reprint von 1845.)
Morningstar, Patricia J.
1985 »*Thandai* und *Chilam:* Traditional Hindu Beliefs About the Proper Uses of *Cannabis*« *Journal of Psychoactive Drugs* 17(3): 141–165.
Mountain Girl
1995 *Sinsemilla: Königin des Cannabis.* Markt Erlbach: Raymond Martin Verlag.
Müller-Ebeling, Claudia
1992a »Visionäre und psychedelische Malerei« in: C. Rätsch (Hg.), *Das Tor zu inneren Räumen,* S.183–196, Südergellersen: Verlag Bruno Martin.
1992b »Die frühe französische Haschisch- und Opiumforschung und ihr Einfluß auf die Kunst des 19. Jahrhunderts« *Jahrbuch des ECBS 1992:* 9–19, Berlin: VWB.
1994 »Kunst im Rausch« *Esotera* 4/94: 90–95.
Müller-Ebeling, Claudia und Christian Rätsch
1986 *Isoldens Liebestrank: Aphrodisiaka in Geschichte und Gegenwart.* München: Kindler.
1987 »Kreisrituale« *Sphinx* 6/86: 42–47.
Müller-Ebeling, Claudia, Christian Rätsch und Wolf-Dieter Storl
1998 *Hexenmedizin: Die Wiederentdeckung einer verbotenen Heilkunst – schamanische Traditionen in Europa.* Aarau: AT Verlag.
Mur
1997 *Earthfreaks: Tales from the Pure Hashish Years of the Hippie Trip in the Orient from 1967 to 1973.* Berkeley: Regent Press.
Nahas, Gabriel G.
1976 (Hg.), *Marihuana: Chemistry, Biochemistry and Cellular Effects.* New York: Springer.
1979 *Keep Off the Grass: A Scientific Enquiry Into the Biological Effects of Marijuana.* (Revised Ed.). Oxford etc.: Pergamon (Vorwort von Jacques Cousteau, dem erbitterten Gegner...).

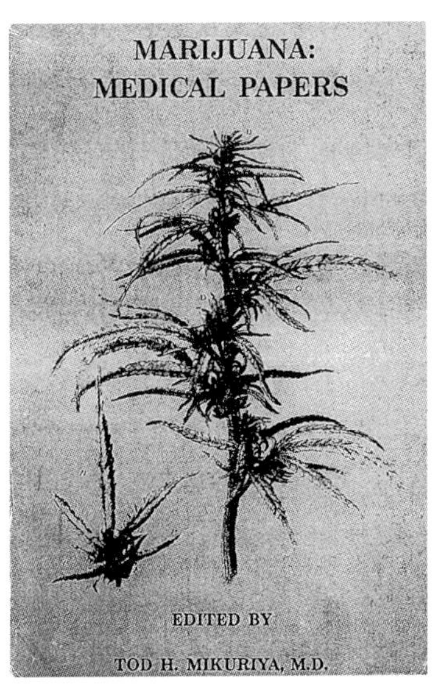

1982a *Marijuana and Health*. Washington, D.C.: National Academy Press.
1982b »Hashish in Islam 9th to 18th Century« *Bulletin of the New York Academy of Medicine* 58(9): 814–831.
National Academy of Sciences Institute of Medicine
1982 *Marijuana and Health*. Washington, D.C.: National Academy Press.
Neumann, Nicolaus (Hg.)
1970 *Hasch und andere Trips*. Hamburg: Konkret Verlag.
Neumeyer, Jürgen (Hg.)
1996 *Cannabis*. [München]: Packeispresse Verlag Hans Schickert.
Novak, William
1980 *High Culture: Marijuana in the Lives of Americans*. New York: Alfred A. Knopf.
O'Shaughnessy, W. B.
[1839] »On the Preparation of the Indian Hemp or Gunja« in: T. Mikuriya (Hg.), *Marijuana: Medical Papers 1839–1972*, S. 3–30, Oakland: Medi-Comp Press.
Ohsawa, George, Herman Aihara und Fred Pulver
1985 *Rauchen, Marihuana und Drogen*. Holthausen, Münster: Verlag Mahajiva.
Ott, Jonathan
1985 *Chocolate Addict*. Vashon, WA: Nautral Products Co.
1993 *Pharmacotheon*. Kennewick, WA: Natural Products Co.
1995 *The Age of Entheogens and The Angels' Dictionary*. Kennewick, WA: Natural Products Co.
1997 *Pharmacophilia or The Natural Paradises*. Kennewick, WA: Natural Products Co.
Ovadia, H., A. Wohlman, R. Mechoulam und J. Weidenfeld
1995 »Characterization of the Hypothermic Effect of the Synthetic Cannabinoid HU-210 in the Rat. Relation to the Adrenergic System and Endogenous Pyrogens« *Neuropharmacology* 34(2): 175–180.
Pelt, Jean-Marie
1983a *Pflanzenmedizin*. Düsseldorf, Wien: Econ.
1983b *Drogues et plantes magiques*. Paris: Fayard.
Petersen, R. C. (Hg.)
1976 *Marijuana Research Findings: 1976*. Rockville, Maryland: NIDA Research Monograph 14.
Pieper, Werner (Hg.)
[1997] *Die Grüne Hilfe Fibel* (2. verbesserte Aufl.). Löhrbach: Werner Pieper's Medienexperimente (Edition Rauschkunde).
Pliess, Rainer
1993 »Hanf als neues Heilmittel« *Integration* 4: 67–69.
Pollak, Kurt
1978 *Die Heilkunst der frühen Hochkulturen*. Wiesbaden: Löwit.
Rätsch, Christian
1990a *Pflanzen der Liebe*. Bern, Stuttgart: Hallwag (ab 1995 Aarau: AT Verlag).
1990b *Die »Orientalischen Fröhlichkeitspillen« und verwandte psychoaktive Aphrodisiaka*. Berlin: VWB.
1991a »Ethnomedizinische Aspekte von Cannabis« in R. Liggenstorfer (Hg.), *Neue Wege in der Drogenpolitik*, S. 144–151, (Solothurn): Nachtschatten Verlag.
1991b *Von den Wurzeln der Kultur: Die Pflanzen der Propheten*. Basel: Sphinx
1991c »De Hola Herb – Vom Hanf in der Bibel« in: R. Ranke-Rippchen, *Das Böse Bibel Buch*, S. 101–104, Löhrbach: *Der Grüne Zweig* 145.
1991d *Indianische Heilkräuter* (2. verb. Aufl.). München: Diederichs.
1992 *Hanf als Heilmittel: Eine ethnomedizinische Bestandsaufnahme*. Löhrbach: Werner Pieper's MedienXperimente und Solothurn: Nachtschatten Verlag (Joint Venture). (4., aktualisierte Aufl. 1995)
1994 »Der Nektar der Heilung« *Dao* 4/94: 44–46.
1995a »Get High Beyond Style! Hanf, Musik und Kultur« in: Haag: 179–189.
1995b »BIOROHSTOFF HANF 1995: Internationales Technisch-wissenschaftliches Symposium und Produkt- und Technologieschau 2.–5. März – Frankfurt a.M./Messe *Curare* 18(1): 231–233.
1996a »Die Hanfkultur – Eine kulturanthropologische Betrachtung« *Jahrbuch des Europäischen Collegiums für Bewußtseinsstudien* 1995: 113–146.
1996b »Die Pflanze der Götter« *Esotera* 6/96: 52–57.
1996c »Hanf als Heilmittel: Ethnomedizinische Befunde« in: Jürgen Neumeyer (Hg.), *Cannabis*, S. 72–87, (München): Packeispresse Verlag Hans Schickert.
1996d *Urbock: Bier Jenseits von Hopfen und Malz*. Aarau: AT Verlag.
1996e *Räucherstoffe – Der Atem des Drachen*. Aarau: AT Verlag.
1997 *Steine der Schamanen: Kristalle, Fossilien und die Landschaften des Bewußtseins*. München: Diederichs Verlag (Gelbe Reihe Magnum).
1998 *Enzyklopädie der psychoaktiven Pflanzen*. Aarau: AT Verlag.
Rathbun, Mary und Dennis Peron
1993 *Brownie Mary's Marijuana Cookbook and Dennis Peron's Recipe for Social Change*. San Francisco: Trail of Smoke Publishing Co.

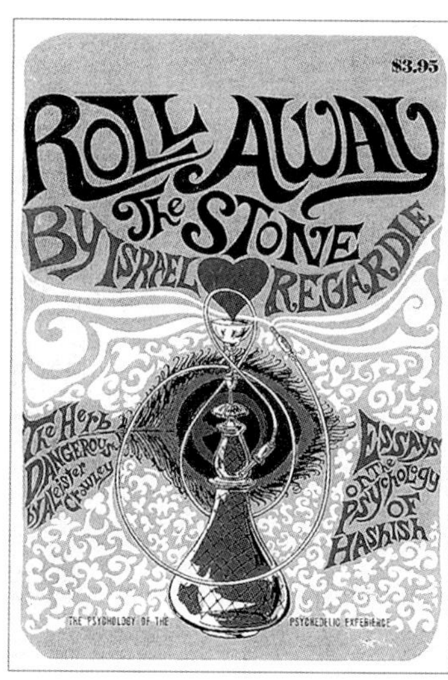

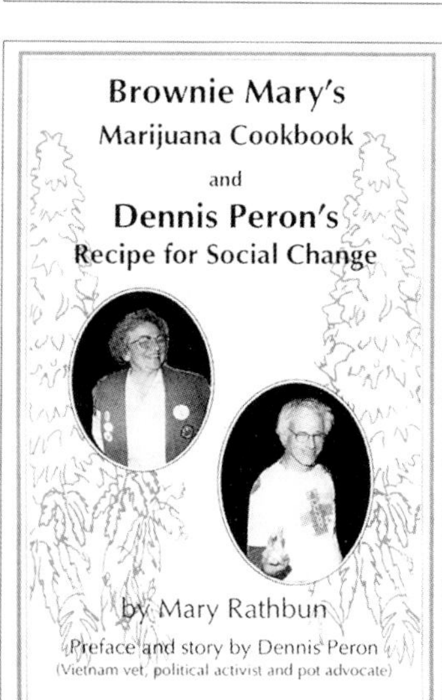

Regardie, Israel
1968 *Roll Away the Stone*. Saint Paul, Minn.: Llewellyn (enthält den gesamten Text »The Herb Dangerous« von Aleister Crowley; vgl. Hoye 1974).
Reininger, W.
1941 »Haschisch« *Ciba Zeitschrift* 7(80): 2765–2795.
1968 »Remnants from Prehistoric Times« in: G. Andrews und S. Vinkenoog (Hg.), *The Book of Grass*, S. 14–15, New York: Grove Press.
Reuband, Karl-Heinz et al.
1976 *Rauschmittelkonsum*. Wiesbaden: Akademische Verlagsgesellschaft.
Rippchen, Ronald (Hg.)
1992 *Das Recht auf Rausch: Materialien zur Haschischdiskussion*. Löhrbach: Werner Pieper's Medienexperimente (Der Grüne Zweig 147) (enthält den Lübecker Gerichtsbeschluss).
[1994] *Das Haschisch-Urteil*. Löhrbach: Werner Pieper's Medienexperimente (Edition Rauschkunde).
[1996] *Mein Urin gehört mir*. Löhrbach: Edition Rauschkunde.
Robinson, Rowan
1996 *Hanf: Droge, Heilmittel, Mode, Faser*. Köln: VGS.
Robinson, Victor
1930 *An Essay on Hasheesh*. New York: Dingwall-Rock.
Römpp, Hermann
1950 *Chemische Zaubertränke*. (5. verb. Aufl.) Stuttgart: Kosmos Franckh'sche Verlagsbuchhandlung.
Roffman, Roger A.
1982 *Marijuana as Medicine*. Seattle: Madrona.
Rosenthal, Ed
1984 *Marijuana Beer*. Berkeley: And/Or Press.
1990 *Marijuana Questions? Ask Ed: The Encyclopedia of Marijuana*. San Francisco: Quick American Publishing Company.
1991 *Closet Cultivator*. San Francisco: Last Gasp.
1994 (Hg.), *Hemp Today*. Oakland, CA: Quick American Archives.
1996 *Marijuana Beer*. (überarb. Aufl.) Oakland: Quick American Archives.
Rosevear, John
1967 *Pot: A Handbook of Marihuana*. New York: Lancer Books.
Roth, Lutz, Max Daunderer und Kurt Kormann
1994 *Giftpflanzen – Pflanzengifte* (4. Aufl.). München: ecomed.
Rubin, Vera (Hg.)
1975 *Cannabis and Culture*. The Hague: Mouton.
Sagunski, Horst, Eva-Susanne Lichtner und Corinna Hembd
1996 *Hanf: Das Praxisbuch*. München: Ludwig Verlag.
Samorini, Giorgio
1998 *Halluzinogene im Mythos*. Solothurn: Nachtschatten Verlag.
Santler, Helmut
1995 »Hanf als Medizin« *HanfBlatt* Nr. 9 Juli '95: 8–13.
Scherer, Sebastian und Irmgard Vogt (Hg.)
1989 *Drogen und Drogenpolitik*. Frankfurt a.M., New York: Campus.
Scheuch, Erwin K.
1970 *Haschisch und LSD als Modedrogen*. Osnabrück: Verlag A. Fromm.
Schmidt, Stephan
1992 »Cannabis« in: *Hagers Handbuch der pharmazeutischen Praxis* (5. Aufl.) Bd. 4: 640–655, Berlin: Springer.
Schneider, Wolfgang
1984 *Biographie und Lebenswelt von Langzeitcannabiskonsumenten: Eine ereignisbezogene Deutungsaktanalyse im Vergleich*. Berlin: EXpress.
1995 (unter Mitarbeit von Wolfgang Haves) *Risiko Cannabis? Bedingungen und Auswirkungen eines kontrollierten, sozial-integrierten Gebrauchs von Haschisch und Marihuana*. Berlin: VWB.
Schmidbauer, Wolfgang und Jürgen vom Scheidt
1997 *Handbuch der Rauschdrogen* (8., ergänzte und erweiterte Neuauflage). München: Nymphenburger.
Schultes, Richard Evans
1973 »Man and Marijuana« *Natural History* (Aug.–Sept.) 82(7): 58–64.
1976 *Hallucinogenic Plants*, Racine, Wisc.: Western Publishing.
Schultes, Richard E. und Albert Hofmann
1980 *The Botany and Chemistry of Hallucinogens*. (Revised and enlarged Edition) Springfield, Ill.: Charles C. Thomas.
1995 *Pflanzen der Götter*. Aarau: AT Verlag.
1998 *Pflanzen der Götter: Die magischen Kräfte der bewusstseinserweiternden Gewächse* (revidiert von Christian Rätsch). Aarau: AT Verlag.

MARIJUANA
as MEDICINE
ROGER A.
ROFFMAN

Foreword by Sidney Cohen, M.D

VERA RUBIN EDITOR

Cannabis
and
Culture

MOUTON

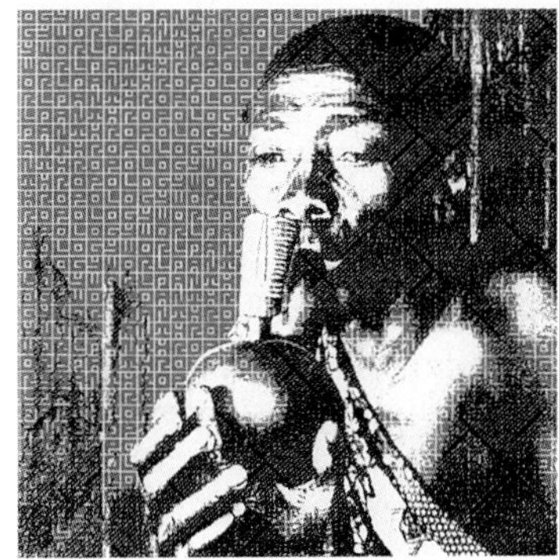

SCHULTES, Richard E., William M. KLEIN, Timothy PLOWMAN und Tom E. LOCKWOOD
1975 »Cannabis: An Example of Taxonomic Neglect« in: V. RUBIN (Hg.), *Cannabis and Culture*, S. 21–38, The Hague: Mouton.

SEGELMAN, Alvin, R. Duane SOFIA und Florence H. SEGELMAN
1975 »Cannabis sativa L. (Marihuana): VI. Variations in Marihuana Preparations and Usage – Chemical and Pharmacological Consequences« in: V. RUBIN (Hg.), *Cannabis and Culture*, S. 269–291, The Hague: Mouton.

SEYFRIED, Gerhard und Matthias BRÖCKERS
1996 *Hanf im Glück: Das Hohe Lied vom hehren Hanf.* Frankfurt a.M.: Zweitausendeins.

SHARMA, G. K.
1977a »Cannabis Folklore in the Himalayas« *Botanical Museum Leaflets*, Harvard University, Vol. 25(7): 203–215.
1977b »Ethnobotany and Its Significance for Cannabis Studies in the Himalayas« *Journal of Psychedelic Drugs* 9(4): 337–339.

SHIK, J. Fred E., David E. SMITH und Frederick H. MEYERS
1968 »Use of Marijuana in the Haight-Ashbury Subculture« *Journal of Psychedelic Drugs* 1(2): 49–66.

SIEGEL, Ronald K.
1995 *Rauschdrogen: Sehnsucht nach dem Künstlichen Paradies.* Frankfurt a.M.: Eichborn.

SILVER, Gary (Hg.) und Michael ALDRICH (Text)
1979 *The Dope Chronicles 1850–1950.* New York etc.: Harper und Row.

SIMMONS, J. L.
1967 *Marihuana: Myths and Realities.* North Hollywood, CA: Brandon House.

SMITH, David E.
1968 »Acute and Chronic Toxicity of Marijuana« *Journal of Psychedelic Drugs* 2(1): 37–47.
1970 (Hg.), *The New Social Drug: Cultural, Medical, and Legal Perspectives on Marijuana.* Englewood Cliffs, N. J.: Prentice-Hall.

SOLOMON, David (Hg.)
1966 *The Marihuana Papers.* Indianapolis etc: Bobbs-Merrill.

SPINGER, Alfred
1980 »Zur Kulturgeschichte des Cannabis in Europa« *Kriminalsoziologische Bibliographie* 26–27.
1982 »Zur Kultur und Zeitgeschichte des Cannabis« in: W. BURIAN und I. EISENBACH-STANGL (Hg.), *Haschisch: Prohibition oder Legalisierung*, S. 34–43, Weinheim, Basel: Beltz.

STAFFORD, Peter
1980 *Cannabis: Haschisch und Marihuana.* Markt Erlbach: Raymond Martin Verlag.
1983 *Psychedelics Encyclopedia.*(Revised Edition). Los Angeles: Tarcher.

STARKS, Michael
1981 *Marihuana Potenz.* Linden: Volksverlag.

STONE MOUNTAIN (Pseudonym)
1970 *Pot Art: Marijuana Reading Matter.* Tucson, AZ: Apocryph Press.

TÄSCHNER, Karl-Ludwig
1979 *Das Cannabis-Problem: Die Kontroverse um Haschisch und Marihuana aus medizinisch-soziologischer Sicht.* Wiesbaden: Akademische Verlagsanstalt.
1981a »Das Haschischproblem aus klinischer Sicht« *Deutsches Ärzteblatt* Heft 4 vom 22.1.81: 126–129.
1981b *Haschisch: Traum und Wirklichkeit.* Wiesbaden: Akademische Verlagsanstalt (gekürzte Fassung von TÄSCHNER 1979).

TART, Charles
1971 *On Being Stoned: A Psychological Study of Marijuana Intoxication.* Palo Alto, CA: Science and Behavior Books.

TOSSMANN, H. P.
1987 *Haschischabhängigkeit? Lebensgeschichten von Drogenkonsumenten.* Frankfurt a.M.: Fischer TB.

TOUW, Mia
1981 »The Religious and Medicinal Uses of Cannabis in China, India and Tibet« *Journal of Psychoactive Drugs* 13(1): 23–34.

TREBACH, Arnold S. und James A. INCIARDI
1993 *Legalize It? Debating American Drug Policy.* Washington, D.C.: The American University Press.

TURNER, D.M.
1997 *Der psychedelische Reiseführer.* Solothurn: Nachtschatten Verlag. (Übersetzt von Claudia MÜLLER-EBELING.)

WAGNER, Hildebert
1970 *Rauschgift-Drogen.* (2. Aufl.) Berlin usw.: Springer (Verständliche Wissenschaft, Bd. 99).
1985 *Pharmazeutische Biologie: Drogen und ihre Inhaltsstoffe.* (3. Aufl.) Stuttgart, New York: G. Fischer.

WASKOW, Frank (herausgegeben vom Katalyse-Institut)
1995 *Hanf und Co. – Die Renaissance der heimischen Faserpflanzen.* Göttingen: Verlag Die Werkstatt/AOL-Verlag.

WEIL, Andrew
1972 *The Natural Mind.* Boston: Houghton Mifflin.
1976 *The Natural Mind.* Boston: Houghton Mifflin (dt. *Das erweiterte Bewußtsein*, Stuttgart: dva).
1980 *The Marriage of the Sun and Moon.* Boston: Houghton Mifflin.
1986 *The Natural Mind* (Revised Edition). Boston: Houghton Mifflin.
1988 *Health and Healing.* Boston: Houghton Mifflin.
1991 *Was uns gesund macht.* Weinheim, Basel: Beltz (Psychologie Heute Taschenbuch).
WEIL, Andrew und Winifred ROSEN
1993 *Chocolate to Morphin: Understanding Mind-Active Drugs* (Revised und Updated). Boston/New York: Houghton Mifflin.
WEIL, A. T., N. E. ZINBERG und J. M. NELSON
1968 »Clinical and Psychological Effects of Marijuana in Man« *Science* 162 (13. Dezember 1968), S. 1234.
WHEELWRIGHT, Edith Grey
1974 *Medicinal Plants and Their History.* New York: Dover.
WOGGON, B.
1974 *Haschisch – Konsum und Wirkung.* Berlin: Springer.
WOLKE, William (Hg.)
1995 *Cannabis Handbuch* (Überarbeitete Ausgabe). Markt Erlbach: Raymond Martin Verlag.
WOLSTENHOLME, Gordon und Julie KNIGHT (Hg.)
1965 *Hashish: Its Chemistry and Pharmacology.* London: Churchill (CIBA Foundation Study Group No. 21).
ZINBERG, Norman E.
1984 *Drug, Set, and Setting.* New Haven, London: Yale University Press.
ZINBERG, N.E. und A.T. WEIL
1976 »A Comparison of Marijuana Users and Non-Users« *Nature* 266: 119–123.

Aktuelle Hanfmagazine

grow!
Dienstälteste Zeitschrift am Kiosk, erscheint seit 1995 alle zwei Monate. www.grow.de

THCene
Fing 2004 als „Grass Times Magazin" an, seit 2006 THCene. Erscheint alle zwei Monate. www.thcene.de

Soft Secrets
Dienstälteste kostenlose Zeitschrift aus Holland. Erscheint in acht Sprachen und zwölf Ländern. Erhältlich im Head- und Growshop.
www.cannabis.info

Hanf Journal
Kostenlose Hanfzeitung aus Berlin. Erscheint seit 2000 monatlich
www.hanfjournal.de

Legalize it!
Schweizer Cannabisfolder im Din-A-4-Format. Erscheint seit 1995 alle drei Monate.
www.hanflegal.ch

Medijuana
Kostenloses Magazin. Erscheint alle zwei Monate.
www.medijuana.eu

Hemp Five
Hanfige und Schwester-Publikation des Mushroom Magazins aus Hamburg.
www.mushroom-magazine.com

Highway
Neuling unter den Hanfmagazinen, erscheint seit Februar 2016 alle zwei Monate.
www.highway-magazin.de

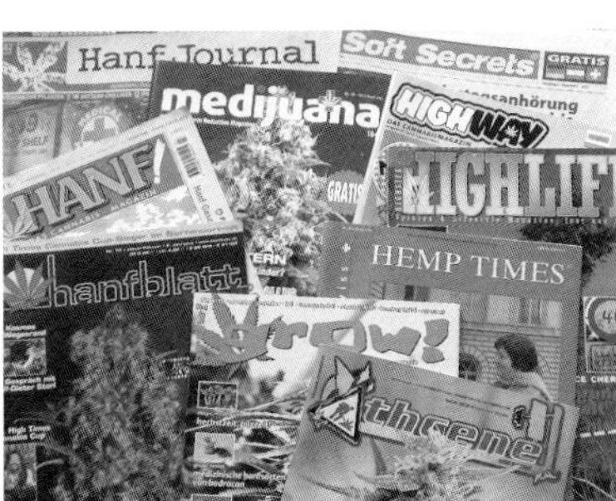

© Lucy's Rausch, Foto Markus Berger

Ergänzende Bibliographie zur 1. Buch-Auflage (1998)

Zusammengestellt von Markus Berger

An dieser Stelle präsentieren wir eine Ergänzung der Bibliografie um wichtige und interessante, wissenschaftliche und populärwissenschaftliche Literatur rund um Hanf als Medizin. Aufgrund der aktuellen Entwicklungen (Legalisierung von Cannabis in zahlreichen US-Bundesstaaten und Uruguay sowie zunehmende Akzeptanz von Cannabis- und Cannabinoidmedizin in diversen Ländern etc.) steigt auch die Zahl der Publikationen zum Thema in geradezu rasanter Weise stetig an. Die nachfolgende bibliografische Ergänzung versteht sich deshalb als repräsentative Auswahl.

Agurell, Stig, William L. Dewey und Robert E. Willette (1984), Cannabinoids – Chemical, Pharmacologic and Therapeutic Aspects, London/Oxford/Boston/New York/San Diego: Academic Press Inc.

Backes, Michael (2014), Cannabis Pharmacy: The Practical Guide to Medical Marijuana, Black Dog & Leventhal

Beißwenger, Klaus-Dieter (1997), Cannabis als Medizin, Berlin: Deutsche Aids-Hilfe

Bruining, Wernard (2013), Hanf heilt: Die Wiederentdeckung einer uralten Volksmedizin, MobiWell Verlag

Cervantes, Jorge (2015), The Cannabis Encyclopedia: The Definitive Guide to Cultivation & Consumption of Medical Marijuana, Van Patten Publishers

Converse, Meredith K. (2014), Medical Cannabis: A Balanced, Evidence Based Look Beyond the Propaganda, Digital Delta Publishing

Di Marzo, Vincenzo (2014), Cannabinoids, New York: John Wiley & Sons

Ditchfield, Jeff und Mel Thomas (2014), The Medical Cannabis Guidebook: The Definitive Guide To Using and Growing Medicinal Marijuana, Green Candy Press

Fankhauser, Manfred (2003), Haschisch als Medikament: Zur Bedeutung von Cannabis sativa in der westlichen Medizin, Schweizerische Gesellsch. f. Gesch. d. Pharmazie

Fattore, Liana (2015), Cannabinoids in Neurologic and Mental Disease, London/Oxford/Boston/New York/San Diego: Academic Press Inc.

Grotenhermen, Franjo (Hrsg.) (2004), Cannabis und Cannabinoide. Pharmakologie, Toxikologie und therapeutisches Potential, Göttingen: Hans Huber

Grotenhermen, Franjo (2015), Hanf als Medizin, Solothurn: Nachtschatten Verlag

Grotenhermen, Franjo und R. Saller (1999), Cannabis und Cannabionoide in der Medizin: "Forschende Komplementärmedizin", Basel: S. Karger

Grotenhermen, Franjo und Britta Reckendrees (2012), Die Behandlung mit Cannabis und THC, 5. Aufl., Solothurn: Nachtschatten Verlag

Grotenhermen, Franjo, Markus Berger und Kathrin Gebhardt (2015), Cannabidiol CBD, Solothurn: Nachtschatten Verlag

Guy, Geoffrey, Brian A. Whittle und Philip J. Robson (2004), Medicinal Uses of Cannabis and Cannabinoids, London: Pharmaceutical Press

Hazekamp, Arno (2007), Cannabis. Extracting the Medicine, Diplomarbeit, Department of Pharmacognosy, (IBL), Faculty of Science, Leiden University

Joy, Janet und National Research Council und Institute of Medicine (1999), Marijuana and Medicine: Assessing the Science Base, Natl Academy Press

Karus, Michael (2003), Hanfsamen und Hanföl als Lebens- und Heilmittel. Ein Ratgeber, Hürth/Göttingen: nova-Institut/Die Werkstatt

Lambert, Didier M. (2009), Cannabinoids in Nature and Medicine, Weinheim: Wiley-VCH

McGill, Jenna (2014), Cannabis Oil: Ideal Solutions for using Medical Marijuana for Health, Cancer, Skin, and Other Ailments, JMW Publishing Company

Mechoulam, Raphael (2005), Cannabinoids as Therapeutics (Milestones in Drug Therapy), Basel: Birkhäuser Verlag

Michka (Pseudonym) (2015), Medical Cannabis - From Marijuana to Synthetic Cannabinoids, Paris: Edition Mama

Miller, Damien (2016), Growing Cannabis: The Medical Marijuana Patient's Guide to Growing Cannabis Indoors, CreateSpace Independent Publishing Platform

Onaivi, Emmanuel S. (2005), Marijuana and Cannabinoid Research: Methods and Protocols (Methods in Molecular Medicine), New York: Humana Press

Parsons, Loren und Matthew Hill (2015), Endocannabinoids (International Review of Neurobiology), London/Oxford/Boston/New York/San Diego: Academic Press Inc.

Pertwee, Roger G. (2014), Handbook of Cannabis, Oxford University Press

Pertwee, Roger G. (2015), Endocannabinoids (Handbook of Experimental Pharmacology), Berlin: Springer

Rabinski, Gooey (2015), Understanding Medical Marijuana: The State of Medicinal Cannabis in the United States, Selbstverlag (Amazon Kindle Edition)

Radbruch, Lukas und Friedemann Nauck (2005), Cannabinoide in der Medizin, Bremen/London/Boston: Uni-Med Verlag

Rätsch, Christian und Georg Martius (1996), Pharmakologisch-medizinische Studien über den Hanf (Ethnomedizin und Bewusstseinsforschung. Historische Materialien), Berlin: VWB

Reggio, Patricia H. (2009), The Cannabinoid Receptors, New York: Humana Press

Russo, Ethan (2002), Cannabis and Cannabinoids: Pharmacology, Toxicology, and Therapeutic Potential, London: Routledge

Russo, E., Grotenhermen, F. (Hrsg.) (2006), The Handbook of Cannabis Therapeutics: From Bench to Bedside, Binghamton/New York: Haworth Press

Ryder Management (2014), Cannabinoids and Terpenes: The Medicinal Benefits of Cannabis, CreateSpace Independent Publishing Platform

Ryder Management (2015), Cannabis Medicine: What You Need to Know, Ryder Management Inc.

Simpson, Rick (o. J.), Natures Answer For Cancer, Amazon Kindle Edition

Sircus, Marc (2015), Das medizinische Marihuana, Jim Humble Verlag

White, Shelley M. (2015), Cannabis for Lyme Disease & Related Conditions: Scientific Basis and Anecdotal Evidence for Medicinal Use, BioMed Publishing Group

Stichwortverzeichnis

Zum Autor
Dr. phil. Christian Rätsch

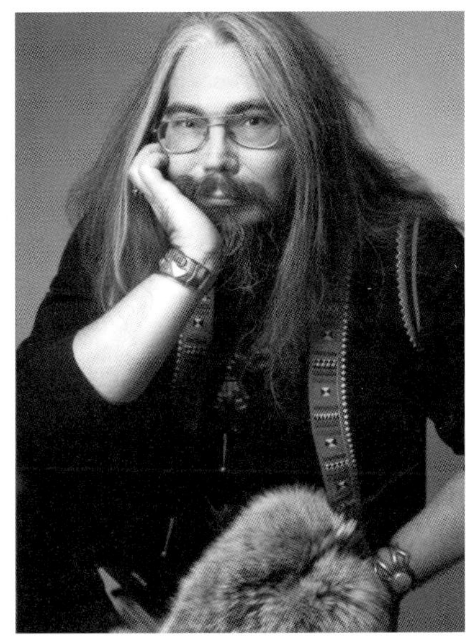

Dr. phil. Christian Rätsch geboren 1957, ist Altamerikanist und Ethnopharmakologe. Er lebte drei Jahre mit den Lakandonenindianern im mexikanischen Regenwald und bereist seither viele Orte in der äusseren und der innneren Welt. Seit zwanzig Jahren erforscht er den ethnomedizinischen und rituellen Gebrauch von Pflanzen, besonders die kulturelle Nutzung psychaktiver Pflanzen im Schamanismus. In vielen Büchern hat er das traditionelle Wissen der Pflanzenkunde veröffentlicht (z. B. »Pflanzen der Liebe«, »Indianische Heilkräuter«, »Urbock – Bier jenseits von Hopfen und Malz«, »Heilkräuter der Antike«, »Räucherstoffe – Der Atem des Drachen«). Er ist ethnologischer Beirat des Europäischen Collegiums für Bewusstseinsstudien (ECBS) und Mitglied im Vorstand der Arbeitsgemeinschaft für Ethnomedizin (AGEM). Er gibt die Schriftenreihe Ethnomedizin und Bewußtseinsforschung heraus.

swisscannabis

Aus dem Alltag nicht mehr wegzudenken!

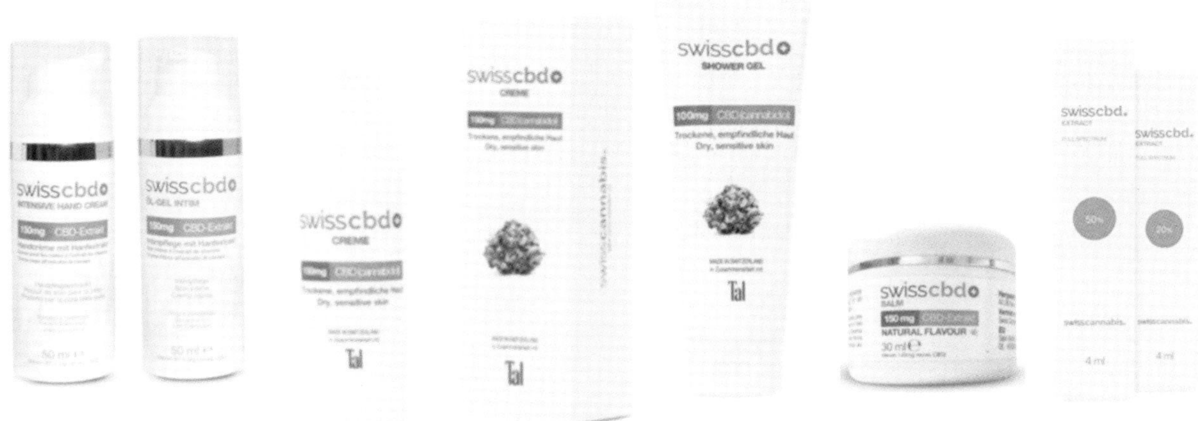

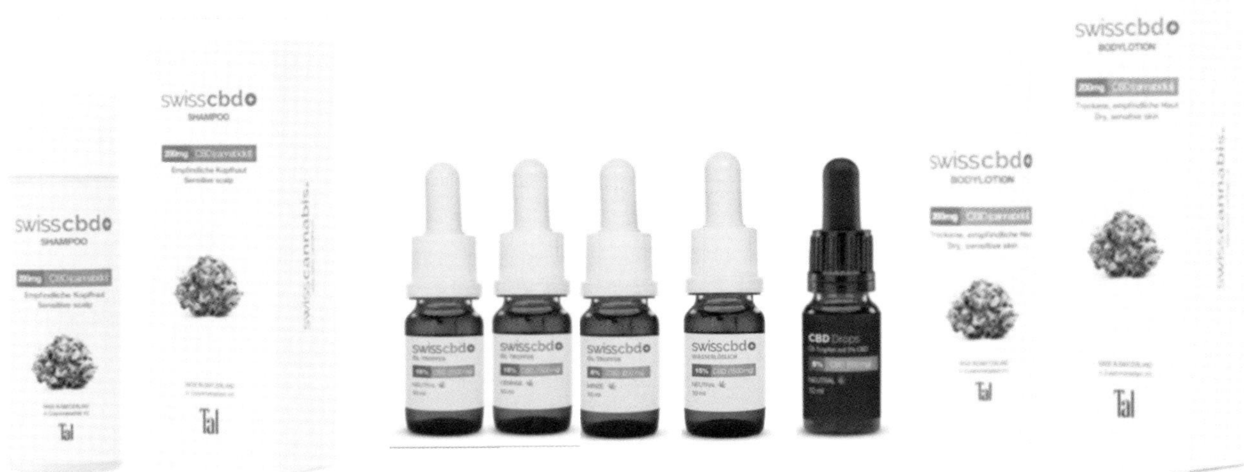

www.swiss-cannabis.ch

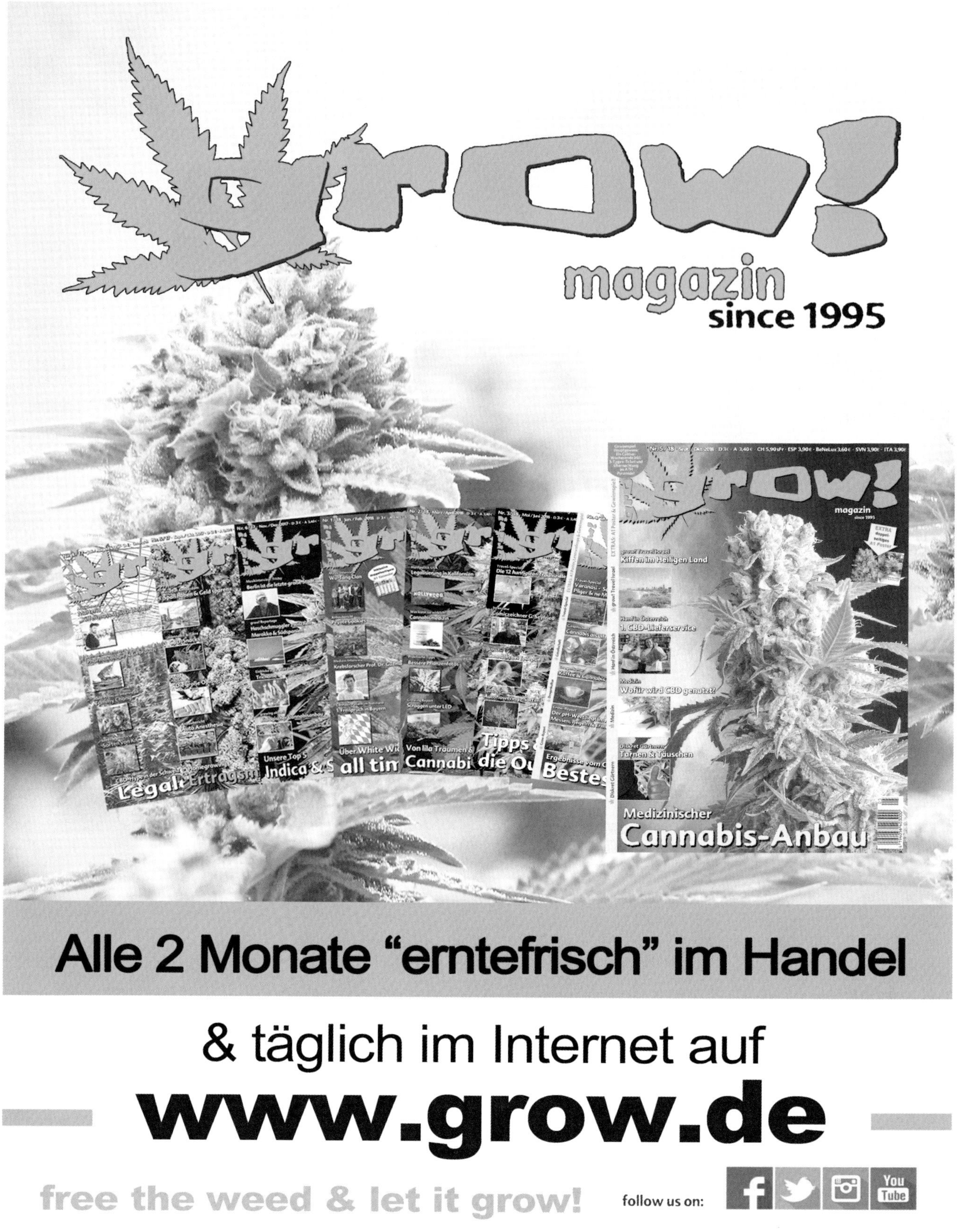

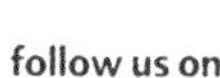
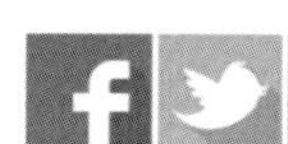
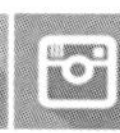
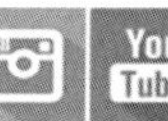
You
Tube

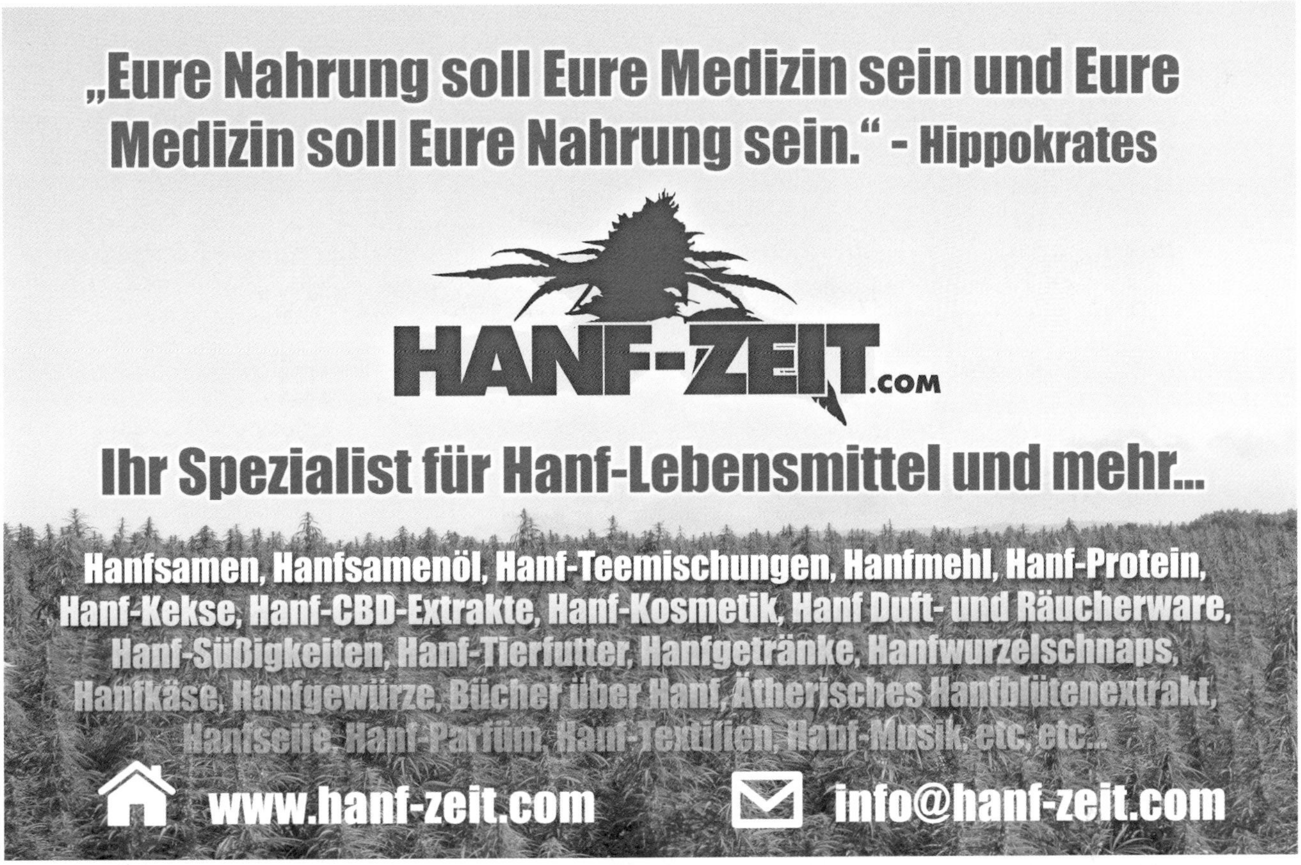

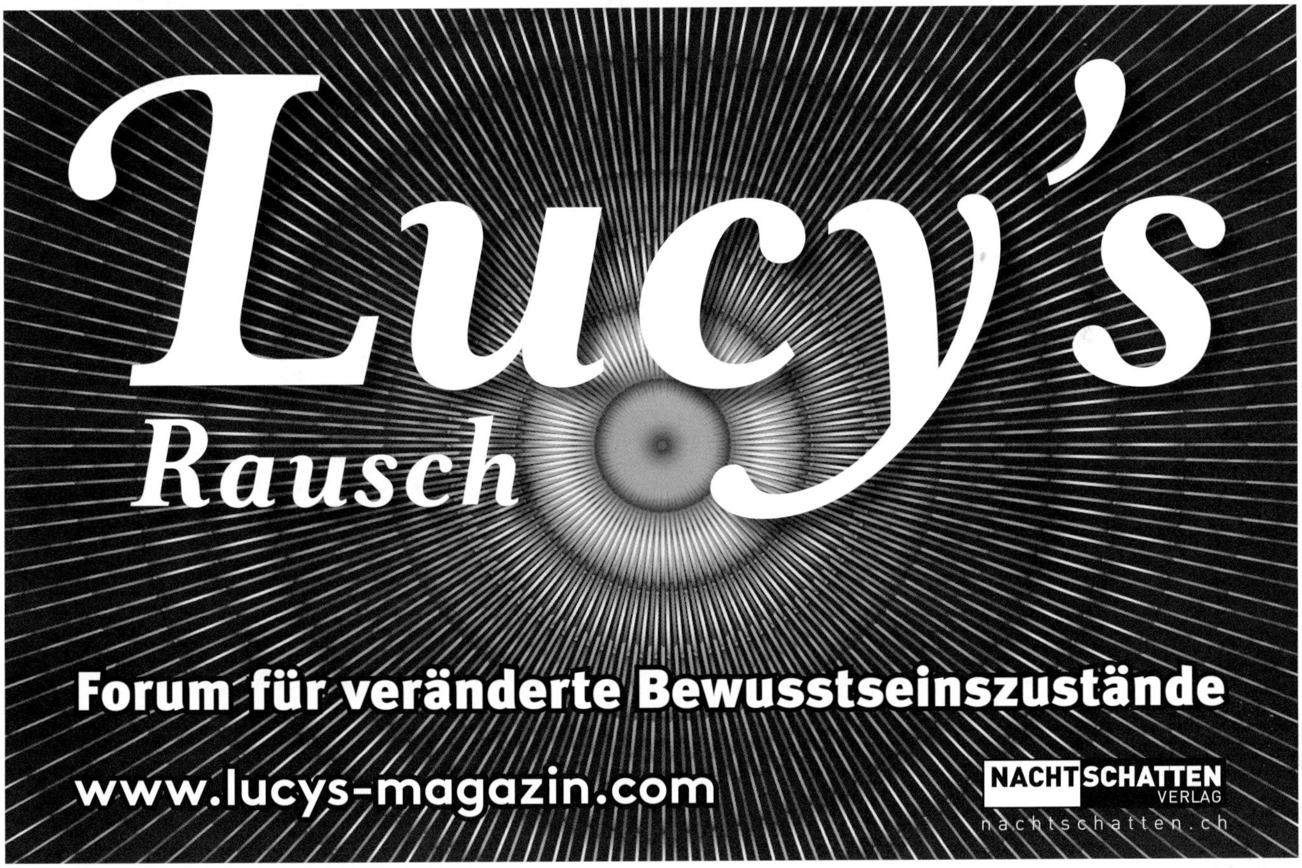

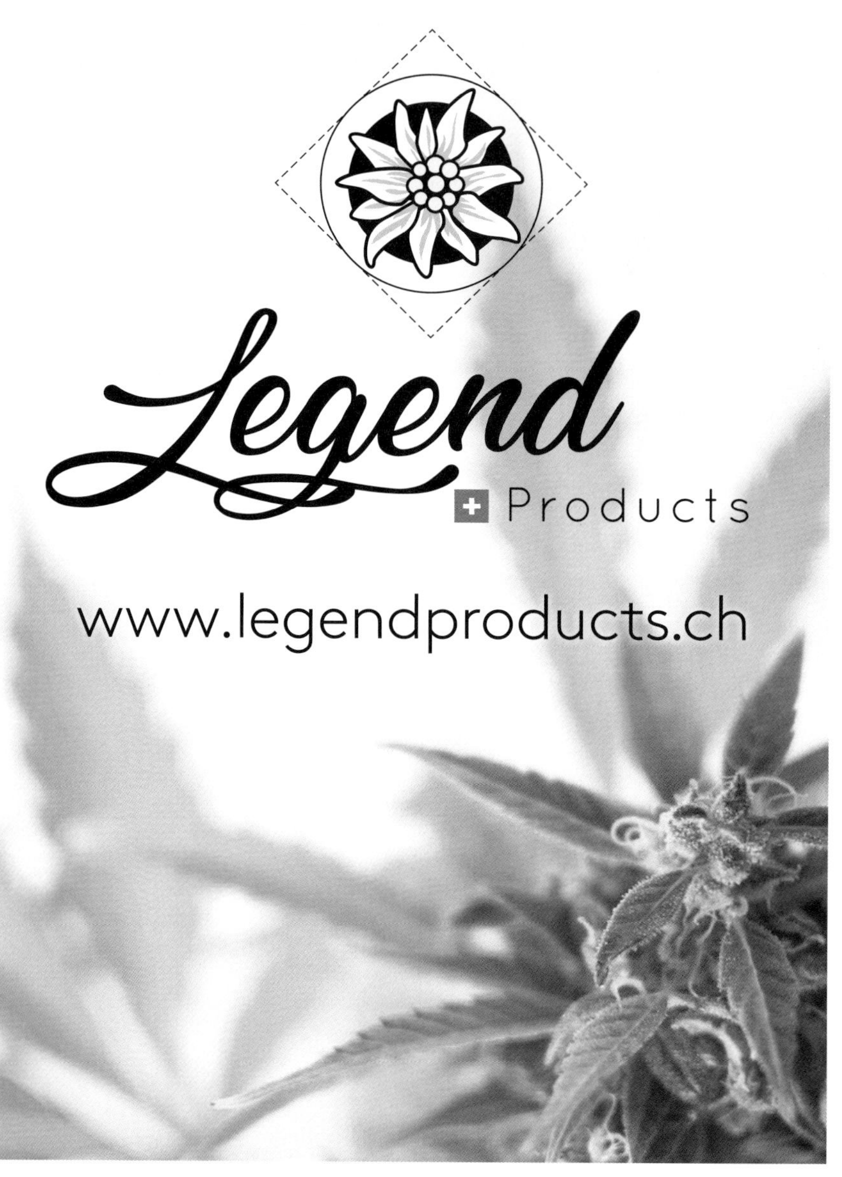
Legend
Products
www.legendproducts.ch